スタンダード薬学シリーズⅡ 7

臨床薬学

Ⅰ. 臨床薬学の基礎および
処方箋に基づく調剤

編　集
日本薬学会・日本薬剤師会
日本病院薬剤師会・日本医療薬学会

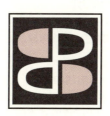

東京化学同人

薬剤師として求められる基本的な資質

　豊かな人間性と医療人としての高い使命感を有し，生命の尊さを深く認識し，生涯にわたって薬の専門家としての責任をもち，人の命と健康な生活を守ることを通して社会に貢献する．

　6年卒業時に必要とされている資質は以下のとおりである．

【① 薬剤師としての心構え】
医療の担い手として，豊かな人間性と，生命の尊厳について深い認識をもち，薬剤師の義務および法令を遵守するとともに，人の命と健康な生活を守る使命感，責任感および倫理感を有する．

【② 患者・生活者本位の視点】
患者の人権を尊重し，患者およびその家族の秘密を守り，常に患者・生活者の立場に立って，これらの人々の安全と利益を最優先する．

【③ コミュニケーション能力】
患者・生活者，他職種から情報を適切に収集し，これらの人々に有益な情報を提供するためのコミュニケーション能力を有する．

【④ チーム医療への参画】
医療機関や地域における医療チームに積極的に参画し，相互の尊重のもとに薬剤師に求められる行動を適切にとる．

【⑤ 基礎的な科学力】
生体および環境に対する医薬品・化学物質等の影響を理解するために必要な科学に関する基本的知識・技能・態度を有する．

【⑥ 薬物療法における実践的能力】
薬物療法を主体的に計画，実施，評価し，安全で有効な医薬品の使用を推進するために，医薬品を供給し，調剤，服薬指導，処方設計の提案等の薬学的管理を実践する能力を有する．

【⑦ 地域の保健・医療における実践的能力】
地域の保健，医療，福祉，介護および行政等に参画・連携して，地域における人々の健康増進，公衆衛生の向上に貢献する能力を有する．

【⑧ 研 究 能 力】
薬学・医療の進歩と改善に資するために，研究を遂行する意欲と問題発見・解決能力を有する．

【⑨ 自 己 研 鑽】
薬学・医療の進歩に対応するために，医療と医薬品を巡る社会的動向を把握し，生涯にわたり自己研鑽を続ける意欲と態度を有する．

【⑩ 教 育 能 力】
次世代を担う人材を育成する意欲と態度を有する．

刊 行 の 趣 旨

　2006 年に始まった薬学部 6 年制教育は，2002 年に作成された薬学教育モデル・コアカリキュラム（以下，コアカリ）を全大学共通の教育基準として実施されています．その学習内容を具体的に記載した，"日本薬学会編 スタンダード薬学シリーズ"はコアカリの"学習者（学生）主体"の"どこまで到達すべきか"を示した到達目標（GIO/SBOs）に準拠する新たなスタイルの教科書として，6 年制教育の発展に一定の役割を果たしてきました．

　しかしながら，およそ 10 年経過し，その間にコアカリの到達目標（GIO/SBOs）に関して，薬剤師教育の"コア"としての適切性や難易度上の疑問，最新の科学や医療の知識・技術の進歩および薬事法などの法規範改正に対応する内容への見直しの要望，また，実務実習コアカリについて現在の医療現場での指導に不向きな SBO の修正や事前学習，薬局実習，病院実習の 3 編に分かれていることによる内容の重複や薬剤師の職能の全体像の理解がしにくいとの意見，など多くの問題が顕在化してきました．

　これらの問題を解決するために，2013 年 12 月，文部科学省の"薬学系人材養成の在り方に関する検討会（座長 永井良三）"は，大学や現場薬剤師の意見を聞きながらコアカリを改訂しました．その意義は，6 年制薬剤師教育のコアカリキュラムとしたことで，新たに卒業時までに到達すべき目標として"薬剤師として求められる基本的な資質"（左ページ）を制定し，その学習のために大項目，中項目，小項目の GIO/SBOs を勉強するという学習成果基盤型の編成としたことです．大項目は，A 基本事項，B 薬学と社会，C 薬学基礎，D 衛生薬学，E 医療薬学，F 薬学臨床，G 薬学研究の 7 項目です．A と B は薬剤師に関わる基本事項を 6 年継続的に履修する，C〜E は薬剤師職能に必要な医薬品の薬学的ケアの基盤となる科学の基本であり，F との関連付けで履修する，F は薬剤師に必須な薬局，病院の実務を統括的に履修する，G 薬学研究 は薬剤師に必要な科学力と研究能力の醸成のため履修する，などに配慮して学習すると効果的な成果が得られるように工夫されています．

　本教科書シリーズは，"スタンダード薬学シリーズ II"として，今般の改訂コアカリに沿った内容で編集されています．特に"第 7 巻 臨床薬学"の巻は日本薬学会，日本薬剤師会，日本病院薬剤師会，日本医療薬学会の 4 団体による共編として，大学，薬局，病院の密な連携のうえに立って実習ができるよう配慮いたしました．

　新規の教科書シリーズが，生涯にわたり自ら課題を探究していく能力を身に付けられるような学習指針となり，それにより学生が安全で適切な薬物療法に責任をもち，地域の保健福祉をはじめ社会貢献できる人材として育つことを期待します．

　本教科書シリーズ刊行にあたり，出版にご尽力をいただいた株式会社東京化学同人編集部の住田六連氏をはじめ編集部の方々に厚くお礼を申し上げます．

　　2017 年 9 月

　　　　　　　　　　　　　　　　　　　　　　　　　市 川 　 厚

序に替えて——本書の学び方

スタンダード薬学シリーズⅡ "第7巻 臨床薬学"は，下記の3分冊より成り，薬学教育モデル・コアカリキュラム（平成25年度改訂版）の "F 薬学臨床"の領域を修得する教科書として，以下の方針で編さんした．

第Ⅰ分冊　臨床薬学の基礎および処方箋に基づく調剤
第Ⅱ分冊　薬物療法の実践
第Ⅲ分冊　チーム医療および地域の保健・医療・福祉への参画

1) 学習成果基盤型教育（outcome-based education）

薬学教育モデル・コアカリキュラムでは，薬学部6年卒業時に必要とされる資質として "薬剤師として求められる基本的な資質"が示されている（とびら裏参照）． "F 薬学臨床"では，この提示された資質がどの程度身に付いたか実際の臨床現場で確認し，さらにその資質を高めることが求められる．したがって，薬学臨床の領域は，他の領域の知識修得を主とした学習とは少し異なり，将来，医療，保健，福祉などの分野で社会に貢献する薬剤師として活躍するための基本的な知識・技能・態度，そして実践的な問題解決能力修得を目指す領域である．

"F 薬学臨床"では，ただ知識を学んだというだけでなく，薬剤師として実際に臨床で対応できる資質が身に付いたという成果・結果（outcome）を目指して，大学そして病院・薬局での実務実習を行う．本書では，薬剤師業務の意義とあるべき姿を解説し，学生諸君が "薬剤師として求められる基本的な資質"がどの程度身に付いたかを確認しながら学習を進められることを目指して編集されている．

2) 薬剤師としての臨床での実践的能力を身に付ける

"F 薬学臨床"の領域は，薬学教育モデル・コアカリキュラムの "A 基本事項"，"B 薬学と社会"，"C 薬学基礎"，"D 衛生薬学"を学び，"E 医療薬学"でそれらの知識を統合して薬物療法の知識を幅広く学んできた後に，実際の臨床現場でそれらの知識や技能などをどのように患者や地域住民，社会の中で活用していくかを学ぶ領域である．

"薬学臨床"では，大学で学んできた基礎的な知識，医療的な知識を総合して，個々の症例や事例に合わせてどのように考え，対応すべきかの考察方法や，その対応を可能にする総合的な技能や態度（パフォーマンス）を身に付けることが主要な学習となる．

大学では，標準的な処方や，症例，事例などに基づくシミュレーションによる学習を行うことで，病院・薬局での実務実習での臨床学習に対応できる能力を身に付ける．病院・薬局での実務実習では，幅広く薬剤師業務を体験する中で，大学で学んだことを基本に，さらに実践的な臨床対応能力を身に付けることが目標である．

本書 "臨床薬学"では，"第Ⅰ分冊 臨床薬学の基礎および処方箋に基づく調剤"で，薬剤師業務を行うための重要な心構え，実際の病院・薬局業務の基礎事項をまず確認し，薬局や病院で処方箋調剤を行うための基本的技能，処方監査，服薬指導，医薬品の供給と管理，調剤を行ううえでの安全管理について学ぶ．第Ⅰ分冊では，薬剤師が患者から処方箋

を受け取り，適切で安全な医薬品の調製を行って，患者に適した服用についての指導を行う基本的なプロセスを詳細に解説している．

"第Ⅱ分冊 薬物療法の実践"では，第Ⅰ分冊で学んだ基本的プロセスをさらに深め，個々の患者，症例，事例に合わせた薬学的管理に必要な医薬品情報，処方設計，薬物療法の有効性や副作用などの評価について，どのように情報を収集し，それをどのように活用するかについて具体的に解説している．

"第Ⅲ分冊 チーム医療および地域の保健・医療・福祉への参画"では，第Ⅰ・第Ⅱ分冊で学んだ知識・技能・態度を統合して，薬剤師業務の中でますます重要性を増している，チーム医療，地域連携，在宅支援，セルフメディケーションなどの現場で薬剤師がどのように活動すべきかを解説し，災害時における薬剤師の活動についても基本的な対応について説明している．

第Ⅰ分冊から第Ⅲ分冊まで，薬剤師として臨床での実践的能力を身に付けるプロセスに従って解説を行っているので，個別のSBOや章立てにこだわることなく，臨床準備教育そして実務実習を行う中で，適宜，必要な項目を振り返りながら学習を進めてほしい．

3) 薬学教育モデル・コアカリキュラムのSBOはチェックポイント

本書では，基本的にモデル・コアカリキュラムの"F 薬学臨床"の項目に従って解説を行っているが，"F 薬学臨床"で提示されているSBOは，他の領域のように明確に分類された知識の到達目標と違い，相互に重複した内容を含んでおり，技能や態度の目標がほとんどであるため，その到達の深さも実習を行う医療現場や実習内容などによって変わってくる．

したがって本書"臨床薬学"では，上記のように，薬学生が臨床での実践的能力を身に付けるプロセスに従ってモデル・コアカリキュラムを整理して解説を行っている．学習を進めるにあたっては，本書の解説がどのSBOの内容にあたるのか目次の後の別表（p.xvii）を参考にしていただきたい．章によっては重複したSBOの内容を含むこともあるが，それは，そのSBOが薬剤師業務の多くの部分に関係する目標であり，学習が進めば，同じSBOでもその修得の度合いは深くなると思われるので，学習を進めていきながら，その関連SBOがしっかりと学習できているか何度もチェックしてほしい．

さらに，本書"臨床薬学"では，"医療薬学"などすでに他の領域で学んだ知識を再確認する必要もあるため，重要な項目については重複して記載しているが，その場合は他の領域の分冊を再度参考にして確実に身に付けていただきたい．

また，薬学生の学習を支援するため，同じ別表に2016年に提示された"新薬剤師国家試験出題基準"の小項目例示と，本書の各章との対応を併記した．卒業時までの学習の参考としていただきたい．

なお，モデル・コアカリキュラムでは，大学で学ぶべきSBOを 前）で示しているが，本書では，大学で学ぶ内容は知識の部分とシミュレーションでの学習であり，臨床現場での対応準備学習であることから，なるべく臨床対応の具体的な解説を心がけている．本書では，前）を特に区別して表記していないが，大学の学習では本書"臨床薬学"をすべて

一度学習してから実務実習に臨んでほしい．そうすることで，実務実習で，実際の患者，来局者，医療スタッフと対応しながら，本書に解説されている内容の理解をさらに深め，臨床の実践的能力を高めることができると考えている．

2017 年 9 月

編集委員を代表して　鈴　木　匡

"第7巻　臨床薬学"　編集委員会

木 内 祐 二　　昭和大学医学部 教授, 医学博士

木 津 純 子　　特定非営利活動法人薬学共用試験センター 顧問, 薬学博士

鈴 木　　匡*　　名古屋市立大学大学院薬学研究科 教授, 薬学博士

千 堂 年 昭　　岡山大学病院薬剤部 薬剤部長, 薬学博士

永 田 泰 造　　公益社団法人日本薬剤師会 常務理事

政 田 幹 夫　　大阪薬科大学 学長, 薬学博士

松 下　　良　　金沢大学医薬保健研究域薬学系 教授, 博士(薬学)

松 原 和 夫　　京都大学医学部附属病院薬剤部 教授, 医学博士

山 本 康 次 郎　群馬大学大学院医学系研究科 教授, 博士(薬学)

渡 邊 大 記　　公益社団法人日本薬剤師会 常務理事

(＊　編集責任)

† 本シリーズ全体の編集は, 下記の編集委員会で行った.

スタンダード薬学シリーズⅡ　編集委員会

総監修　市 川　　厚　　武庫川女子大学薬学部 教授, 薬学博士

編集委員　赤 池 昭 紀　　和歌山県立医科大学 客員教授, 薬学博士

　　　　　伊 藤　　喬　　昭和大学薬学部 教授, 薬学博士

　　　　　入 江 徹 美　　熊本大学大学院生命科学研究部 教授, 薬学博士

　　　　　太 田　　茂　　広島大学大学院医歯薬保健学研究科 教授, 薬学博士

　　　　　奥　　直 人　　静岡県立大学薬学部 教授, 薬学博士

　　　　　鈴 木　　匡　　名古屋市立大学大学院薬学研究科 教授, 薬学博士

　　　　　中 村 明 弘　　昭和大学薬学部 教授, 薬学博士

第7巻 臨床薬学
I. 臨床薬学の基礎および処方箋に基づく調剤

執 筆 者

石 﨑 純 子	金沢大学医薬保健研究域薬学系 准教授, 博士(薬学)	[§4・1]
伊 東 明 彦	明治薬科大学薬学部 教授, 博士(薬学)	[§8・2]
江 角 悟	岡山大学病院薬剤部 薬剤主任, 博士(医学)	[§5・2]
生 出 泉 太 郎	有限会社おいで薬局 代表取締役	[§2・3]
大 柳 賀 津 夫	北陸大学薬学部 准教授, 博士(薬学)	[§4・1]
岡 村 昇	武庫川女子大学薬学部 教授, 博士(薬学)	[§8・1]
北 原 隆 志	長崎大学病院薬剤部 准教授, 博士(薬学)	[§11・3]
小 林 江 梨 子	千葉大学大学院薬学研究院 准教授, 博士(薬学)	[§8・3]
崔 吉 道	金沢大学附属病院薬剤部 教授, 博士(薬学)	[§5・3]
佐 藤 英 治	福山大学薬学部 教授, 博士(薬学)	[§9・1]
佐 藤 信 範	千葉大学大学院薬学研究院 教授, 薬学博士	[§8・3]
嶋 田 努	金沢大学附属病院薬剤部 准教授, 博士(薬学)	[§5・1]
菅 幸 生	金沢大学医薬保健研究域薬学系 准教授, 博士(薬学)	[§5・4]
杉 浦 宗 敏	東京薬科大学薬学部 教授, 博士(薬学)	[§10・1]
鈴 木 匡	名古屋市立大学大学院薬学研究科 教授, 薬学博士	[§1・1]
千 堂 年 昭	岡山大学病院薬剤部 薬剤部長, 薬学博士	[§5・2]
土 屋 文 人	国際医療福祉大学薬学部 特任教授	[§11・6, §11・7]
寺 島 朝 子	城西国際大学薬学部 准教授, 博士(臨床薬学)	[§8・3]
寺 町 ひ と み	岐阜薬科大学薬学部 教授, 博士(薬学)	[§4・2]
中 島 宏 昭	公益財団法人世田谷区保健センター 所長, 医学博士	[§2・1]
名 倉 弘 哲	岡山大学大学院医歯薬学総合研究科 教授, 博士(薬学)	[§1・2]
野 田 幸 裕	名城大学薬学部 教授, 博士(医学)	[§3・1, §7・2]
長 谷 川 洋 一	名城大学薬学部 教授, 博士(薬学)	[§6・1]
古 川 裕 之	山口大学大学院医学研究科 教授, 博士(薬学)	[§11・1, §11・2]
益 山 光 一	東京薬科大学薬学部 教授, 博士(医学)	[§4・3]
松 原 和 夫	京都大学医学部附属病院薬剤部 教授, 医学博士	[§11・4, §11・5]
松 元 一 明	慶應義塾大学薬学部 教授, 博士(薬学)	[§8・4, §8・5]
村 井 ユ リ 子	東北医科薬科大学薬学部 教授, 博士(薬学)	[§7・1]
村 川 公 央	岡山大学病院薬剤部 副薬剤部長	[§5・2]
百 瀬 泰 行	国際医療福祉大学薬学部 教授, 博士(医学)	[§9・2]
山 本 崇	京都大学医学部附属病院医療安全管理部 助教, 博士(薬学)	[§11・4, §11・5]
吉 見 陽	名城大学薬学部 助教, 博士(医学)	[§3・1, §7・2]
渡 邊 真 知 子	帝京大学薬学部 教授, 博士(薬学)	[§2・2]

(五十音順, [ ] は執筆担当箇所)

目　　次

第 7 巻　臨 床 薬 学
Ⅰ. 臨床薬学の基礎および処方箋に基づく調剤

第Ⅰ部　臨床薬学の基礎
Ⅰ-A　早期臨床体験

第 1 章　早期臨床体験と一次救命処置 F(1)① ……………………………………… 2
1・1　病院・薬局での薬剤師業務, 地域の保健・福祉に貢献する薬剤師の活動を
　　　見聞し, その体験から薬剤師業務の重要性や課題について討議する ……………… 2
1・2　一次救命処置 (心肺蘇生, 外傷対応など) について説明し,
　　　シミュレーターを用いて実施できる ……………………………………………………… 6

Ⅰ-B　臨床における心構え

第 2 章　臨床現場で学ぶための準備 F(1)② ………………………………………… 11
2・1　医療の担い手が守るべき規範を遵守する ………………………………………… 11
2・2　個人情報・自己決定権への配慮を実践する ……………………………………… 16
2・3　薬剤師の社会貢献の重要性を知る ………………………………………………… 21

第 3 章　臨床現場で学ぶ心構え F(1)② …………………………………………… 26
3・1　病院・薬局実務実習での心構え …………………………………………………… 26

Ⅰ-C　臨床実習の基礎

第 4 章　薬剤師業務の概要と社会との関連 F(1)③ ……………………………… 30
4・1　病院・薬局の薬剤師業務全体の流れと薬剤師の関わりを概説できる ……………… 30
4・2　薬局における薬剤師業務について関わることができる ……………………………… 40
4・3　薬剤師に関わる社会保障制度 (医療, 福祉, 介護) の概略を説明できる …………… 48

第 5 章　入院患者に対する薬剤師業務と薬学的管理の概要 F(1)③ …………… 55
5・1　病院薬剤部門と医療スタッフの関わりを概説できる ……………………………… 55
5・2　入院治療において患者の医療に継続的に関わることができる ……………………… 66
5・3　入院患者における専門的な薬学的管理を説明できる ……………………………… 73
5・4　外来化学療法における適切な薬学的管理について説明できる ……………………… 85

・本書の第Ⅰ部および第Ⅱ部は, 薬学教育モデル・コアカリキュラム (平成 25 年度改訂版) の F(1), (2) に
　それぞれ対応する. 詳しい対応を xvii ページに示した.
・章見出し後ろの F(1)① などは, コアカリとの対応を示す.

第Ⅱ部　処方箋に基づく調剤

第6章　調剤業務の基本事項 F(2)① ……… 92
6・1　法的根拠に基づいて調剤業務を実践する ……… 92

第7章　処方箋と疑義照会 F(2)② ……… 103
7・1　処方箋の記載事項が適切か判断し，疑義照会を実践する ……… 103
7・2　薬歴・患者の状態から適切に疑義照会を実践する ……… 112

第8章　処方箋に基づく医薬品の調製 F(2)③ ……… 124
8・1　処方箋に従って計数・計量調剤ができる ……… 124
8・2　配合変化の理由と回避方法を説明できる ……… 134
8・3　後発医薬品を適切に選択できる ……… 141
8・4　注射剤調剤を実践する ……… 148
8・5　調剤した薬の監査を実践する ……… 161

第9章　患者・来局者応対，服薬指導，患者教育 F(2)④ ……… 165
9・1　患者・来局者から情報を収集し，服薬指導を実践する ……… 165
9・2　収集した患者情報を適切に記録する ……… 182

第10章　医薬品の供給と管理 F(2)⑤ ……… 191
10・1　適正に医薬品を供給し管理できる ……… 191

第11章　安全管理 F(2)⑥ ……… 200
11・1　薬物治療を受けている患者のリスクを最小化するために，
　　　　RMP を有効に活用できる能力を身に付ける ……… 200
11・2　ハイリスク薬の安全管理を実践できる ……… 207
11・3　感染管理の基本から応用までを実践する ……… 213
11・4　インシデント・アクシデントの事例解析ができる．これらの回避策や
　　　　対処法を提案できる ……… 223
11・5　調剤に関するエラーおよびエラー防止対策について説明できる ……… 232
11・6　処方システムについて概説できる ……… 244
11・7　施設内の安全管理指針を遵守する ……… 248

索　　引 ……… 251

コラム目次

コラム 1　多職種（専門職）連携教育と薬学教育 解説 ……………… 3
コラム 2　Aging in Place と地域包括ケアシステム トピックス ………… 5
コラム 3　患者収容後のプライマリーサーベイと
　　　　　　　　　　　　セカンダリーサーベイ 解説 ……………… 8
コラム 4　プライバシー 解説 ……………………………………… 18
コラム 5　薬剤師綱領 解説 ………………………………………… 22
コラム 6　公認スポーツファーマシスト認定制度 トピックス ………… 23
コラム 7　薬剤師によるトリアージ業務 解説 …………………… 24
コラム 8　地域包括ケアシステム 解説 …………………………… 41
コラム 9　薬局の種類 解説 ………………………………………… 41
コラム 10　登録販売者 解説 ……………………………………… 42
コラム 11　基準薬局 解説 ………………………………………… 43
コラム 12　POS に基づいた SOAP 形式登録 解説 ……………… 45
コラム 13　セルフメディケーションの推進 トピックス …………… 47
コラム 14　健康サポート薬局 解説 ……………………………… 47
コラム 15　社会保険とは 解説 …………………………………… 48
コラム 16　意思疎通をとりにくい患者への対応 解説 …………… 67
コラム 17　レジメン 解説 ………………………………………… 67
コラム 18　救急外来トリアージレベル 発展 …………………… 74
コラム 19　さまざまな集中治療室（ICU, HCU, CCU, NICU） 発展 ………… 75
コラム 20　がん専門薬剤師 トピックス …………………………… 89
コラム 21　薬剤師外来（がん薬物療法） トピックス ……………… 90
コラム 22　"調剤の場"の広がり トピックス …………………… 104
コラム 23　処方と分量，用法・用量の記載について 解説 ……… 106
コラム 24　プロトコールに基づく処方変更 発展 ……………… 111
コラム 25　思い込みに注意しよう トピックス ………………… 142
コラム 26　薬剤料≠薬価であることに注意！ トピックス ……… 144
コラム 27　"市販直後調査"と"製造販売後調査" 解説 ………… 203
コラム 28　情報階層化に基づく"概要付き RMP"の利用 解説 … 205
コラム 29　滅菌と消毒 解説 ……………………………………… 219
コラム 30　医療事故と医療過誤について 解説 ………………… 223
コラム 31　2 チャレンジルール 解説 …………………………… 233
コラム 32　リンゲルマン・ラタネの社会的怠慢理論 解説 …… 242
コラム 33　HPKI 電子証明書 解説 ……………………………… 244

＊　コラムは以下の 3 種類に区別した．

解説　語句説明のうち，欄外に配置するには長すぎるもの．

発展　コアカリの範囲外だが，知っておいてほしい内容．

トピックス　現在，話題・問題になっていることなど．

"第7巻 臨床薬学 I～III" 全体の構成とコアカリ[a]，国試出題基準[b] との対応

第 I 分冊　臨床薬学の基礎および処方箋に基づく調剤〔F(1)，F(2)〕

目　次	対応SBO[c]	モデル・コアカリキュラム F 薬学臨床	新薬剤師国家試験出題基準（小項目 例示）
第 I 部　臨床薬学の基礎			
I-A　早期臨床体験			
第1章　早期臨床体験と一次救命処置			
1・1　病院・薬局での薬剤師業務，地域の保健・福祉に貢献する薬剤師の活動を見聞し，その体験から薬剤師業務の重要性や課題について討議する	F(1)①1 F(1)①2	患者・生活者の視点に立って，様々な薬剤師の業務を見聞し，その体験から薬剤師業務の重要性について討議する．（知識・態度） 地域の保健・福祉を見聞した具体的体験に基づきその重要性や課題を討議する．（知識・態度）	
1・2　一次救命処置（心肺蘇生，外傷対応など）について説明し，シミュレーターを用いて実施できる	F(1)①3	一次救命処置（心肺蘇生，外傷対応等）を説明し，シミュレータを用いて実施できる．（知識・技能）	一次救命処置（心肺蘇生，外傷対応等）について説明できる．
I-B　臨床における心構え			
第2章　臨床現場で学ぶための準備			
2・1　医療の担い手が守るべき規範を遵守する	F(1)②1 F(1)②4	前）医療の担い手が守るべき倫理規範や法令について討議する．（態度） 医療の担い手が守るべき倫理規範を遵守し，ふさわしい態度で行動する．（態度）	患者・家族・生活者の心身の状態や多様な価値観に配慮した関わり方について説明できる． 様々な死生観・価値観・信条等を受容することの重要性について個々の場面に合わせて説明できる． 常に患者・生活者の視点に立ち，医療の担い手としてふさわしい行動ができる． 医療の担い手が守るべき倫理規範を遵守し，ふさわしい態度で行動できる．
2・2　個人情報・自己決定権への配慮を実践する	F(1)②2 F(1)②5 F(1)②6 F(1)②7	前）患者・生活者中心の医療の視点から患者・生活者の個人情報や自己決定権に配慮すべき個々の対応ができる．（態度） 患者・生活者の基本的権利，自己決定権について配慮する．（態度） 薬学的管理を実施する際に，インフォームド・コンセントを得ることができる．（態度） 職務上知り得た情報について守秘義務を遵守する．（態度）	薬学的管理を実施する際のインフォームド・コンセントについて具体的に説明できる． 患者・生活者中心の医療の視点から患者・生活者の個人情報や自己決定権に配慮すべき個々の対応ができる．
2・3　薬剤師の社会貢献の重要性を知る	F(1)②3	前）患者・生活者の健康の回復と維持，生活の質の向上に薬剤師が積極的に貢献することの重要性を討議する．（態度）	患者・生活者の健康の回復と維持，生活の質の向上に薬剤師が積極的に貢献することの重要性を説明できる．
第3章　臨床現場で学ぶ心構え			
3・1　病院・薬局実務実習での心構え	F(1)② 1～7	F(1)②1～7の詳細は上記（第2章）参照．	

a）薬学教育モデル・コアカリキュラム（平成25年度改訂版）．
b）新薬剤師国家試験出題基準（2016年提示）．
c）**対応SBO** の F(1)①1などはコアカリとの対応を示す．

（つづく）

xviii　第 I 分冊 (つづき)

目　次	対応SBO	モデル・コアカリキュラム　F 薬学臨床	新薬剤師国家試験出題基準 （小項目　例示）
I-C　臨床実習の基礎			
第 4 章　薬剤師業務の概要と社会との関連			
4・1　病院・薬局の薬剤師業務全体の流れと薬剤師の関わりを概説できる	F(1)③1	前）病院・薬局における薬剤師業務全体の流れを概説できる.	医薬品の適正使用における薬剤師の役割とファーマシューティカルケアについて説明できる.　　＊§5・1 も見よ 保険調剤における薬剤師業務を具体的に説明できる.
	F(1)③2	前）病院・薬局で薬剤師が実践する薬学的管理の重要性について説明できる.	
	F(1)③13	保険評価要件を薬剤師業務と関連付けて概説することができる.	
4・2　薬局における薬剤師業務について関わることができる	F(1)③14	薬局における薬剤師業務の流れを相互に関連付けて説明できる.	健康管理, 疾病予防, セルフメディケーション及び公衆衛生における薬剤師の役割について説明できる. 　　＊第Ⅲ分冊　第 9 章も見よ
	F(1)③15	来局者の調剤に対して, 処方せんの受付から薬剤の交付に至るまで継続して関わることができる.（知識・態度）	
4・3　薬剤師に関わる社会保障制度（医療, 福祉, 介護）の概略を説明できる	F(1)③5	前）薬剤師の関わる社会保障制度（医療, 福祉, 介護）の概略を説明できる.〔B(3)①参照〕	現代社会が抱える課題（少子・超高齢社会等）に対して, 薬剤師が果たすべき役割を説明できる.
第 5 章　入院患者に対する薬剤師業務と薬学的管理の概要			
5・1　病院薬剤部門と医療スタッフの関わりを概説できる	F(1)③3	前）病院薬剤部門を構成する各セクションの業務を列挙し, その内容と関連を概説できる.	医薬品の適正使用における薬剤師の役割とファーマシューティカルケアについて説明できる.　　＊§4・1 も見よ 病院に所属する医療スタッフの職種名を列挙し, その業務内容を具体的に説明できる. 病院における薬剤部門の位置づけと業務の流れについて他部門と関連づけて説明できる.
	F(1)③4	前）病院に所属する医療スタッフの職種名を列挙し, その業務内容を相互に関連付けて説明できる.	
	F(1)③6	病院における薬剤部門の位置付けと業務の流れについて他部門と関連付けて説明できる.	
5・2　入院治療において患者の医療に継続的に関わることができる	F(1)③7	代表的な疾患の入院治療における適切な薬学的管理について説明できる.	
	F(1)③8	入院から退院に至るまで入院患者の医療に継続して関わることができる.（態度）	
5・3　入院患者における専門的な薬学的管理を説明できる	F(1)③9	急性期医療（救急医療・集中治療・外傷治療等）や周術期医療における適切な薬学的管理について説明できる.	急性期医療（救急医療・集中治療・外傷治療等）や周術期医療における適切な薬学的管理について説明できる. 周産期医療や小児医療における適切な薬学的管理について説明できる. 終末期医療や緩和ケアにおける適切な薬学的管理について説明できる.
	F(1)③10	周産期医療や小児医療における適切な薬学的管理について説明できる.	
	F(1)③11	終末期医療や緩和ケアにおける適切な薬学的管理について説明できる.	
5・4　外来化学療法における適切な薬学的管理について説明できる	F(1)③12	外来化学療法における適切な薬学的管理について説明できる.	外来化学療法における適切な薬学的管理について説明できる.

第Ⅱ部　処方箋に基づく調剤

目　次	対応SBO	モデル・コアカリキュラム　F 薬学臨床	新薬剤師国家試験出題基準 （小項目　例示）
第 6 章　調剤業務の基本事項			
6・1　法的根拠に基づいて調剤業務を実践する	F(2)①1	前）調剤業務に関わる事項（処方せん, 調剤録, 疑義照会等）の意義や取扱いを法的根拠に基づいて説明できる.	
	F(2)①2	調剤業務に関わる法的文書（処方せん, 調剤録等）の適切な記載と保存・管理ができる.（知識・技能）	
	F(2)①3	法的根拠に基づき, 一連の調剤業務を適正に実施する.（技能・態度）	
	F(2)①4	保険薬局として必要な条件や設備等を具体的に関連付けて説明できる.	
第 7 章　処方箋と疑義照会			
7・1　処方箋の記載事項が適切か判断し, 疑義照会を実践する	F(2)②1	前）代表的な疾患に使用される医薬品について効能・効果, 用法・用量, 警告・禁忌, 副作用, 相互作用を列挙できる.	処方箋の記載事項（医薬品名, 分量, 用法・用量等）が適切であるか確認できる.

（つづく）

第 I 分冊 (つづき)   xix

目　次	対応SBO	モデル・コアカリキュラム F 薬学臨床	新薬剤師国家試験出題基準 （小項目 例示）
7・1（つづき）	F(2)②2	前）処方オーダリングシステムおよび電子カルテについて概説できる．　　＊第11章を見よ	処方箋の監査の意義，その必要性と注意点について説明できる．
	F(2)②3	前）処方せんの様式と必要記載事項，記載方法について説明できる．	注射薬処方箋の記載事項（医薬品名，分量，投与速度，投与ルート等）が適切であるか確認できる．
	F(2)②4	前）処方せんの監査の意義，その必要性と注意点について説明できる．	
	F(2)②5	前）処方せんを監査し，不適切な処方せんについて，その理由が説明できる．	
	F(2)②6	前）処方せん等に基づき疑義照会ができる．（技能・態度）	
	F(2)②7	処方せんの記載事項（医薬品名，分量，用法・用量等）が適切であるか確認できる．（知識・技能）	
	F(2)②8	注射薬処方せんの記載事項（医薬品名，分量，投与速度，投与ルート等）が適切であるか確認できる．（知識・技能）	
	F(2)②9	処方せんの正しい記載方法を例示できる．（技能）	
7・2　薬歴・患者の状態から適切に疑義照会を実践する	F(2)②10	薬歴，診療録，患者の状態から処方が妥当であるか判断できる．（知識・技能）	薬歴，診療録，患者の状態等から処方が妥当であるか判断できる．
	F(2)②11	薬歴，診療録，患者の状態から判断して適切に疑義照会ができる．（技能・態度）	薬歴，診療録，患者の状態等から判断して適切に疑義照会ができる．

第8章　処方箋に基づく医薬品の調製

目　次	対応SBO	モデル・コアカリキュラム F 薬学臨床	新薬剤師国家試験出題基準 （小項目 例示）
8・1　処方箋に従って計数・計量調剤ができる	F(2)③1	前）薬袋，薬札（ラベル）に記載すべき事項を適切に記入できる．（技能）	薬袋，薬札（ラベル）に記載すべき事項を適切に記入できる．
	F(2)③2	前）主な医薬品の成分（一般名），商標名，剤形，規格等を列挙できる．	処方箋に従って計数・計量調剤ができる．
	F(2)③3	前）処方せんに従って，計数・計量調剤ができる．（技能）	錠剤の粉砕及びカプセル剤の開封の可否を判断できる．
	F(2)③9	主な医薬品の一般名・剤形・規格から該当する製品を選択できる．（技能）	一回量（一包化）調剤の必要性を判断できる．
	F(2)③11	処方せんに従って計数・計量調剤ができる．（技能）	特別な注意を要する医薬品（劇薬・毒薬・麻薬・向精神薬・抗悪性腫瘍薬等）の調剤と適切な取扱いができる．
	F(2)③12	錠剤の粉砕，およびカプセル剤の開封の可否を判断し，実施できる．（知識・技能）	
	F(2)③13	一回量（一包化）調剤の必要性を判断し，実施できる．（知識・技能）	
	F(2)③18	特別な注意を要する医薬品（劇薬・毒薬・麻薬・向精神薬・抗悪性腫瘍薬等）の調剤と適切な取扱いができる．（知識・技能）	
8・2　配合変化の理由と回避方法を説明できる	F(2)③5	前）代表的な注射剤・散剤・水剤等の配合変化のある組合せとその理由を説明できる．	注射剤・散剤・水剤等の配合変化に関して実施されている回避方法を列挙できる．
	F(2)③15	注射剤・散剤・水剤等の配合変化に関して実施されている回避方法を列挙できる．	
8・3　後発医薬品を適切に選択できる	F(2)③4	前）後発医薬品選択の手順を説明できる．	適切な手順で後発医薬品を選択できる．
	F(2)③10	適切な手順で後発医薬品を選択できる．（知識・技能）	
8・4　注射剤調剤を実践する	F(2)③6	前）無菌操作の原理を説明し，基本的な無菌操作を実施できる．（知識・技能）	注射処方箋に従って注射薬調剤ができる．
	F(2)③7	前）抗悪性腫瘍薬等の取扱いにおけるケミカルハザード回避の基本的手技を実施できる．（技能）	無菌操作の原理とその基本的な操作について具体的に説明できる．
	F(2)③14	注射処方せんに従って注射薬調剤ができる．（技能）	注射剤（高カロリー輸液等）の無菌的混合操作について具体的に説明できる．
	F(2)③16	注射剤（高カロリー輸液等）の無菌的混合操作を実施できる．（技能）	抗悪性腫瘍薬等の取扱いにおけるケミカルハザード回避の手技を具体的に説明できる．
	F(2)③17	抗悪性腫瘍薬などの取扱いにおけるケミカルハザード回避の手技を実施できる．（知識・技能）	
8・5　調剤した薬の監査を実践する	F(2)③8	前）処方せんに基づき調剤された薬剤の監査ができる．（知識・技能）	調製された薬剤の適切な鑑査について具体的に説明できる．
	F(2)③19	調製された薬剤に対して，監査が実施できる．（知識・技能）	

(つづく)

xx 第I分冊 (つづき)

目　次	対応SBO	モデル・コアカリキュラム F 薬学臨床	新薬剤師国家試験出題基準 (小項目 例示)
第9章　患者・来局者応対, 服薬指導, 患者教育			
9・1　患者・来局者から情報を 収集し, 服薬指導を実践する	F(2)④1	前) 適切な態度で, 患者・来局者と応対できる. (態度)	患者・来局者の病状や背景に配慮し, 医薬品を安全かつ有効に使用するため の服薬指導や患者教育ができる.
	F(2)④2	前) 妊婦・授乳婦, 小児, 高齢者などへの応対や 服薬指導において, 配慮すべき事項を具体的に列 挙できる.	代表的な疾患において注意すべき生活 指導項目を列挙できる.
	F(2)④3	前) 患者・来局者から, 必要な情報(症状, 心理 状態, 既往歴, 生活習慣, アレルギー歴, 薬歴, 副作用歴等)を適切な手順で聞き取ることができ る.(知識・態度)	患者・来局者に使用上の説明が必要な 製剤(眼軟膏, 坐剤, 吸入剤, 自己注 射剤等)の取扱い方法を説明できる.
	F(2)④4	前) 患者・来局者に, 主な医薬品の効能・効果, 用法・用量, 警告・禁忌, 副作用, 相互作用, 保管 方法等について適切に説明できる.(技能・態度)	医師の治療方針を理解した上で, 患者 への適切な服薬指導を実施する.
	F(2)④5	前) 代表的な疾患において注意すべき生活指導項 目を列挙できる.	妊婦・授乳婦, 小児, 高齢者等特別な 配慮が必要な患者への服薬指導におい て, 適切な応対ができる.
	F(2)④6	前) 患者・来局者に使用上の説明が必要な製剤 (眼軟膏, 坐剤, 吸入剤, 自己注射剤等)の取扱 い方法を説明できる.(技能・態度)	お薬手帳, 健康手帳, 患者向け説明書 等を使用した服薬指導ができる.
	F(2)④9	患者・来局者に合わせて適切な応対ができる. (態度)	
	F(2)④10	患者・来局者から, 必要な情報(症状, 心理状態, 既往歴, 生活習慣, アレルギー歴, 薬歴, 副作用 歴等)を適切な手順で聞き取ることができる. (知識・態度)	
	F(3)①6	患者・来局者および種々の情報源(診療録, 薬 歴・指導記録, 看護記録, お薬手帳, 持参薬等) から, 薬物療法に必要な情報を収集できる.(技 能・態度)　　　　＊ 第II分冊 第1章も見よ	
	F(2)④11	医師の治療方針を理解した上で, 患者への適切な 服薬指導を実施する.(知識・態度)	
	F(2)④12	患者・来局者の病状や背景に配慮し, 医薬品を安 全かつ有効に使用するための服薬指導や患者教育 ができる.(知識・態度)	
	F(2)④13	妊婦・授乳婦, 小児, 高齢者等特別な配慮が必要 な患者への服薬指導において, 適切な応対ができ る.(知識・態度)	
	F(2)④14	お薬手帳, 健康手帳, 患者向け説明書等を使用し た服薬指導ができる.(態度)	
9・2　収集した患者情報を適切 に記録する	F(2)④7	前) 薬歴・診療録の基本的な記載事項とその意 義・重要性について説明できる.	収集した患者情報を薬歴や診療録等に 適切に記録することができる.
	F(2)④8	前) 代表的な疾患の症例についての患者応対の内 容を適切に記録できる.(技能)	患者の薬物治療上の問題点を列挙し, 適切な評価と薬学的管理の立案を行 い, SOAP 形式等で適切に記録できる.
	F(3)④3	前) 代表的な疾患の症例における薬物治療上の問 題点を列挙し, 適切な評価と薬学的管理の立案を 行い, SOAP 形式等で記録できる.(知識・技能) 　　　　　　　　　＊ 第II分冊 第3章も見よ	
	F(3)④12	患者の薬物治療上の問題点を列挙し, 適切な評価 と薬学的管理の立案を行い, SOAP 形式等で適切 に記録する.(知識・技能) 　　　　　　　　　＊ 第II分冊 第3章も見よ	
	F(2)④15	収集した患者情報を薬歴や診療録に適切に記録す ることができる.(知識・技能)	
第10章　医薬品の供給と管理			
10・1　適正に医薬品を供給し 管理できる	F(2)⑤1	前) 医薬品管理の意義と必要性について説明でき る.	医薬品管理の流れを説明できる.
	F(2)⑤2	前) 医薬品管理の流れを概説できる.	医薬品の品質に影響を与える因子と保 存条件を説明できる.
	F(2)⑤3	前) 劇薬, 毒薬, 麻薬, 向精神薬および覚醒剤原 料等の管理と取扱いについて説明できる.	医薬品の供給・保管・廃棄について適 切に実施できる.
	F(2)⑤4	前) 特定生物由来製品の管理と取扱いについて説 明できる.	医薬品の適切な在庫管理を実施でき る.
	F(2)⑤5	前) 代表的な放射性医薬品の種類と用途, 保管管 理方法を説明できる.	医薬品の適正な採用と採用中止の流れ について説明できる.

(つづく)

第 I 分冊（つづき）

目　次	対応SBO	モデル・コアカリキュラム F 薬学臨床	新薬剤師国家試験出題基準 （小項目 例示）
10・1（つづき）	F(2)⑤6	前）院内製剤の意義，調製上の手続き，品質管理などについて説明できる．	劇薬・毒薬・麻薬・向精神薬及び覚せい剤原料の適切な管理と取扱いができる．
	F(2)⑤7	前）薬局製剤・漢方製剤について概説できる．	特定生物由来製品の適切な管理と取扱いができる．
	F(2)⑤8	前）医薬品の品質に影響を与える因子と保存条件を説明できる．	代表的な放射性医薬品の種類と用途，保管管理方法を説明できる．
	F(2)⑤9	医薬品の供給・保管・廃棄について適切に実施できる．（知識・技能）	院内製剤の意義，調製上の手続き，品質管理等について説明できる．
	F(2)⑤10	医薬品の適切な在庫管理を実施する．（知識・技能）	薬局製剤（漢方製剤を含む）の取扱いについて説明できる．
	F(2)⑤11	医薬品の適正な採用と採用中止の流れについて説明できる．	
	F(2)⑤12	劇薬・毒薬・麻薬・向精神薬および覚醒剤原料の適切な管理と取扱いができる．（知識・技能）	
	F(2)⑤13	特定生物由来製品の適切な管理と取扱いを体験する．（知識・技能）	

第11章 安全管理

目　次	対応SBO	モデル・コアカリキュラム F 薬学臨床	新薬剤師国家試験出題基準 （小項目 例示）
11・1 薬物治療を受けている患者のリスクを最小化するために，RMP を有効に活用できる能力を身に付ける	F(2)⑥2	前）特にリスクの高い代表的な医薬品（抗悪性腫瘍薬，糖尿病治療薬，使用制限のある薬等）の特徴と注意点を列挙できる．	特にリスクの高い代表的な医薬品（抗悪性腫瘍薬，糖尿病治療薬，使用制限のある薬等）の特徴と注意点を列挙できる．
	F(2)⑥7	前）医薬品のリスクマネジメントプランを概説できる．	
11・2 ハイリスク薬の安全管理を実践できる	F(2)⑥8	特にリスクの高い代表的な医薬品（抗悪性腫瘍薬，糖尿病治療薬，使用制限のある薬等）の安全管理を体験する．（知識・技能・態度）	
11・3 感染管理の基本から応用までを実践する	F(2)⑥4	前）感染予防の基本的考え方とその方法が説明できる．	施設内で衛生的な手洗い，スタンダードプリコーションを実施できる．
	F(2)⑥5	前）衛生的な手洗い，スタンダードプリコーションを実施できる．（技能）	代表的な消毒薬の用途，使用濃度及び調製時の注意点を説明できる．
	F(2)⑥6	前）代表的な消毒薬の用途，使用濃度および調製時の注意点を説明できる．	臨床検体・感染性廃棄物を適切に取扱うことができる．
	F(2)⑥12	施設内で衛生的な手洗い，スタンダードプリコーションを実施する．（技能）	感染予防の基本的考え方とその方法が説明できる．
	F(2)⑥13	臨床検体・感染性廃棄物を適切に取扱うことができる．（技能・態度）	施設内での感染対策（予防，蔓延防止等）について具体的に説明できる．
	F(2)⑥14	院内での感染対策（予防，蔓延防止等）について具体的な提案ができる．（知識・態度）	
11・4 インシデント・アクシデントの事例解析ができる．これらの回避策や対処法を提案できる	F(2)⑥1	前）処方から服薬（投薬）までの過程で誤りを生じやすい事例を列挙できる．	インシデント（ヒヤリハット），アクシデントの事例をもとに，リスクを回避するための具体策と発生後の適切な対処法を実施することができる．
	F(2)⑥3	前）代表的なインシデント（ヒヤリハット），アクシデント事例を解析し，その原因，リスクを回避するための具体策と発生後の適切な対処法を討議する．（知識・態度）	
	F(2)⑥10	施設内のインシデント（ヒヤリハット），アクシデントの事例をもとに，リスクを回避するための具体策と発生後の適切な対処法を提案することができる．（知識・態度）	
11・5 調剤に関するエラーおよびエラー防止対策について説明できる	F(2)⑥9	調剤ミスを防止するために工夫されている事項を具体的に説明できる．	調剤ミスを防止するために工夫されている事項を具体的に説明できる．
11・6 処方システムについて概説できる	F(2)②2	前）処方オーダリングシステムおよび電子カルテについて概説できる．	
11・7 施設内の安全管理指針を遵守する	F(2)⑥11	施設内の安全管理指針を遵守する．（態度）	

第 II 分冊 薬物療法の実践 〔F(3)〕

目　次	対応SBO	モデル・コアカリキュラム F 薬学臨床	新薬剤師国家試験出題基準 （小項目 例示）
第 1 章　患者情報の把握			
1・1　基本的な医療用語・略語	F(3)①1	前）基本的な医療用語，略語の意味を説明できる．	
	F(3)①5	基本的な医療用語，略語を適切に使用できる．（知識・態度）	
1・2　フィジカルアセスメント	F(3)①3	前）身体所見の観察・測定（フィジカルアセスメント）の目的と得られた所見の薬学的管理への活用について説明できる．	基本的な身体所見の観察・測定（フィジカルアセスメント）の目的と得られた所見の薬学的管理への活用について説明できる．
	F(3)①4	前）基本的な身体所見を観察・測定し，評価できる．（知識・技能）	患者の基本的な身体所見を観察・測定・評価し，薬学的管理に活かすことができる．
	F(3)①7	患者の身体所見を薬学的管理に活かすことができる．（技能・態度）	
1・3　薬局での患者情報の収集	F(3)①2	前）患者および種々の情報源（診療録，薬歴・指導記録，看護記録，お薬手帳，持参薬等）から，薬物療法に必要な情報を収集できる．（技能・態度）〔E3(2)①参照〕	患者・来局者及び種々の情報源（診療録，薬歴・指導記録，看護記録，お薬手帳，持参薬等）から，薬物療法に必要な情報を収集できる．
1・4　病院での患者情報の収集	F(3)①6	患者・来局者および種々の情報源（診療録，薬歴・指導記録，看護記録，お薬手帳，持参薬等）から，薬物療法に必要な情報を収集できる．（技能・態度）　　＊第 I 分冊　第 9 章も見よ	患者・来局者から，必要な情報（症状，心理状態，既往歴，生活習慣，アレルギー歴，薬歴，副作用歴等）を適切な手順で聞き取ることができる．
第 2 章　医薬品情報の収集と活用			
2・1　基本的な医薬品情報の収集・整理・加工	F(3)②1	前）薬物療法に必要な医薬品情報を収集・整理・加工できる．（知識・技能）	
2・2　新薬採用時の医薬品情報	F(3)②2	施設内において使用できる医薬品の情報源を把握し，利用することができる．（知識・技能）	
2・3　医療スタッフ・患者の問い合わせ・ニーズに沿った医薬品情報	F(3)②3	薬物療法に対する問い合わせに対し，根拠に基づいた報告書を作成できる．（知識・技能）	医療スタッフ及び患者のニーズに合った医薬品情報が提供ができる．
	F(3)②4	医療スタッフおよび患者のニーズに合った医薬品情報提供を体験する．（知識・態度）	
2・4　臨床現場での医薬品情報の評価・加工	F(3)②5	安全で有効な薬物療法に必要な医薬品情報の評価，加工を体験する．（知識・技能）	
2・5　緊急情報の対処	F(3)②6	緊急安全性情報，安全性速報，不良品回収，製造中止などの緊急情報を施設内で適切に取扱うことができる．（知識・態度）	緊急安全性情報，安全性速報，不良品回収，製造中止等の緊急情報を適切に取扱うことができる．
	F(3)④13	医薬品・医療機器等安全性情報報告用紙に，必要事項を記載できる．（知識・技能）	医薬品・医療機器等安全性情報報告用紙に，必要事項を記載し，報告できる．
第 3 章　処方設計と薬物療法の実践			
3・1　注射・輸液の基本的事項	F(3)③4	前）皮下注射，筋肉内注射，静脈内注射・点滴等の基本的な手技を説明できる．	皮下注射，筋肉内注射，静脈内注射・点滴等の基本的な手技を説明できる．
	F(3)③5	前）代表的な輸液の種類と適応を説明できる．	代表的な輸液の種類と適応を説明できる．
	F(3)③6	前）患者の栄養状態や体液量，電解質の過不足などが評価できる．	
3・2　患者状態の把握と処方設計 3・3　薬局における薬物療法の処方設計 3・4　病院における薬物療法の処方設計 3・5　薬局における薬学的管理の評価と記録 3・6　病院における薬学的管理の評価と記録	F(3)③1	前）代表的な疾患に対して，疾患の重症度等に応じて科学的根拠に基づいた処方設計ができる．	患者の診断名，病態，科学的根拠等から薬物治療方針を確認できる．
	F(3)③2	前）病態（肝・腎障害等）や生理的特性（妊婦・授乳婦，小児，高齢者等）等を考慮し，薬剤の選択や用法・用量設定を立案できる．	患者の状態（疾患，重症度，合併症，肝・腎機能や全身状態，妊婦・授乳婦，小児，高齢者等の生理的特性，遺伝子の特性，心理・希望等）や薬剤の特徴（作用機序や製剤的性質等）に基づき，適切な処方を提案できる．
	F(3)③3	前）患者のアドヒアランスの評価方法，アドヒアランスが良くない原因とその対処法を説明できる．	
	F(3)③7	代表的な疾患の患者について，診断名，病態，科学的根拠等から薬物治療方針を確認できる．	治療ガイドライン等を確認し，科学的根拠に基づいた処方を立案できる．

（つづく）

第 II 分冊 (つづき)

目　次	対応SBO	モデル・コアカリキュラム F 薬学臨床	新薬剤師国家試験出題基準 （小項目　例示）
第3章（つづき）	F(3)③8	治療ガイドライン等を確認し，科学的根拠に基づいた処方を立案できる．	処方設計の提案に際し，薬物投与プロトコルやクリニカルパスを活用できる．
	F(3)③9	患者の状態（疾患，重症度，合併症，肝・腎機能や全身状態，遺伝子の特性，心理・希望等）や薬剤の特徴（作用機序や製剤的性質等）に基づき，適切な処方を提案できる．（知識・態度）	患者のアドヒアランスの評価方法，アドヒアランスが良くない原因とその対処法を説明できる．
	F(3)③10	処方設計の提案に際し，薬物投与プロトコールやクリニカルパスを活用できる．（知識・態度）	アドヒアランス向上のために，処方変更，調剤や用法の工夫が提案できる．
	F(3)③11	入院患者の持参薬について，継続・変更・中止の提案ができる．（知識・態度）	患者の栄養状態や体液量，電解質の過不足等が評価できる．
	F(3)③12	アドヒアランス向上のために，処方変更，調剤や用法の工夫が提案できる．（知識・態度）	入院患者の持参薬について，継続・変更・中止の提案ができる．
	F(3)③13	処方提案に際して，医薬品の経済性等を考慮して，適切な後発医薬品を選択できる．	処方提案に際して，医薬品の経済性等を考慮して，適切な後発医薬品を選択できる．
	F(3)③14	処方提案に際し，薬剤の選択理由，投与量，投与方法，投与期間等について，医師や看護師等に判りやすく説明できる．（知識・態度）	医薬品の効果と副作用について，モニタリングすべき症状と検査所見等を説明できる．
	F(3)④1	前）代表的な疾患に用いられる医薬品の効果，副作用に関してモニタリングすべき症状と検査所見等を具体的に説明できる．	治療薬物モニタリングが必要な医薬品が処方されている患者について，血中濃度測定の提案ができる．
	F(3)④2	前）代表的な疾患における薬物療法の評価に必要な患者情報収集ができる．（知識・技能）	薬物血中濃度の推移から薬物療法の効果，副作用及び相互作用について予測できる．
	F(3)④3	前）代表的な疾患の症例における薬物治療上の問題点を列挙し，適切な評価と薬学的管理の立案を行い，SOAP 形式等で記録できる．（知識・技能） ＊ 第 I 分冊　第9章も見よ	臨床検査値の変化と使用医薬品の関連性を説明できる．
	F(3)④4	医薬品の効果と副作用をモニタリングするための検査項目とその実施を提案できる．（知識・態度）	薬物治療の効果について，患者の症状や検査所見等から評価できる．
	F(3)④5	薬物血中濃度モニタリングが必要な医薬品が処方されている患者について，血中濃度測定の提案ができる．（知識・態度）	副作用の発現について，患者の症状や検査所見等から評価できる．
	F(3)④6	薬物血中濃度の推移から薬物療法の効果および副作用について予測できる．（知識・技能）	薬物治療の効果，副作用の発現，薬物血中濃度等に基づき，医師に対し，薬剤の種類，投与量，投与方法，投与期間等の変更を提案できる．
	F(3)④7	臨床検査値の変化と使用医薬品の関連性を説明できる．	
	F(3)④8	薬物治療の効果について，患者の症状や検査所見等から評価できる．	
	F(3)④9	副作用の発現について，患者の症状や検査所見等から評価できる．	
	F(3)④10	薬物治療の効果，副作用の発現，薬物血中濃度等に基づき，医師に対し，薬剤の種類，投与量，投与方法，投与期間等の変更を提案できる．（知識・態度）	
	F(3)④11	報告に必要な要素（5W1H）に留意して，収集した患者情報を正確に記載できる．（技能）	
	F(3)④12	患者の薬物治療上の問題点を列挙し，適切な評価と薬学的管理の立案を行い，SOAP 形式等で適切に記録する．（知識・技能） ＊ 第 I 分冊　第9章も見よ	

xxiv

第Ⅲ分冊　チーム医療および地域の保健・医療・福祉への参画〔F(4), F(5)〕

目　次	対応 SBO	モデル・コアカリキュラム F 薬学臨床	新薬剤師国家試験出題基準 （小項目　例示）
第Ⅰ部　チーム医療への参画			
第1章　チーム医療の基本的事項			
1・1　チーム医療の基本的事項	F(4)①1	前）チーム医療における薬剤師の役割と重要性について説明できる.	保健，医療における多職種連携協働及びチーム医療の意義について説明できる.
	F(4)①2	前）多様な医療チームの目的と構成，構成員の役割を説明できる.	多職種連携協働に関わる薬剤師，各職種及び行政の役割について説明できる.
	F(4)①3	前）病院と地域の医療連携の意義と具体的な方法（連携クリニカルパス，退院時共同指導，病院・薬局連携，関連施設との連携等）を説明できる.	チーム医療に関わる薬剤師，各職種，患者・家族の役割について説明できる.
			チームワークと情報共有の重要性を理解し，チームの一員としての役割を積極的に果たすことができる.
			チーム医療や地域保健・医療・福祉を担う一員としての責任を自覚した行動ができる.
第2章　チーム医療と薬剤師	F(4)①4	**第2～4章に対応** 薬物療法上の問題点を解決するために，他の薬剤師および医師・看護師等の医療スタッフと連携できる.（態度）	**第2章に対応** 他職種と患者の状態（病状，検査値，アレルギー歴，心理，生活環境等），治療開始後の変化（治療効果，副作用，心理状態，QOL 等）について情報共有の重要性を説明できる.
2・1　チーム医療と薬剤師	F(4)①5	医師・看護師等の他職種と患者の状態（病状，検査値，アレルギー歴，心理，生活環境等），治療開始後の変化（治療効果，副作用，心理状態，QOL 等）の情報を共有する.（知識・態度）	他職種と連携・協力して，患者の最善の治療・ケアが提案できる.
第3章　チーム医療			病院と地域の医療連携の意義と具体的な方法（連携クリニカルパス，退院時共同指導，病院・薬局連携，関連施設との連携等）を説明できる.
3・1　が　ん	F(4)①6	医療チームの一員として，医師・看護師等の医療スタッフと患者の治療目標と治療方針について討議（カンファレンスや患者回診への参加等）する.（知識・態度）	
3・2　高血圧	F(4)①7	医師・看護師等の医療スタッフと連携・協力して，患者の最善の治療・ケア提案を体験する.（知識・態度）	**第3,4章に対応** 医療機関における多様な医療チーム（ICT, NST, 緩和ケアチーム，褥瘡チーム等）の目的と構成，構成員の役割，その中での薬剤師の重要性を説明できる.
3・3　糖尿病	F(4)①8	医師・看護師等の医療スタッフと連携して退院後の治療・ケアの計画を検討できる.（知識・態度）	
3・4　心疾患	F(4)①9	病院内の多様な医療チーム（ICT, NST, 緩和ケアチーム，褥瘡チーム等）の活動に薬剤師の立場で参加できる.（知識・態度）	
3・5　脳血管障害			
3・6　精神神経疾患			
3・7　免疫・アレルギー疾患			
3・8　感染症			
第4章　医療チーム			
4・1　ICT			
4・2　NST			
4・3　緩和ケアチーム			
4・4　褥瘡チーム			
第5章　地域におけるチーム医療			
5・1　地域におけるチーム医療	F(4)②1	前）地域の保健，医療，福祉に関わる職種とその連携体制（地域包括ケア）およびその意義について説明できる.	地域の保健，医療，介護，福祉に関わる職種とその連携体制（地域包括ケア）及びその意義について説明できる.
	F(4)②2	前）地域における医療機関と薬局薬剤師の連携の重要性を討議する.（知識・態度）	地域医療を担う職種間で地域住民に関する情報共有ができる.
	F(4)②3	地域における医療機関と薬局薬剤師の連携を体験する.（知識・態度）	
	F(4)②4	地域医療を担う職種間で地域住民に関する情報共有を体験する.（技能・態度）	

（つづく）

第Ⅲ分冊（つづき）

目　次	対応 SBO	モデル・コアカリキュラム F薬学臨床	新薬剤師国家試験出題基準 （小項目 例示）

第Ⅱ部　地域の保健・医療・福祉への参画

第6章　地域における薬剤師の役割

目　次	対応 SBO	モデル・コアカリキュラム F薬学臨床	新薬剤師国家試験出題基準（小項目 例示）
		Fの該当なし. 下記参照.	かかりつけ薬剤師・薬局の業務を具体的に説明できる.
	B(4)①3	かかりつけ薬局・薬剤師による薬学的管理の意義について説明できる.	健康サポート薬局の具体的な業務を説明できる.
	B(4)①4	セルフメディケーションにおける薬局の役割について説明できる.	地域住民への情報提供・健康教育の重要性を説明できる.
	B(4)②2	在宅医療および居宅介護における薬局と薬剤師の役割について説明できる.	
	B(4)②4	地域の保健, 医療, 福祉において利用可能な社会資源について概説できる.	
	B(4)②5	地域から求められる医療提供施設, 福祉施設および行政との連携について討議する.（知識・態度）	

第7章　在宅医療・介護への参画

目　次	対応 SBO	モデル・コアカリキュラム F薬学臨床	新薬剤師国家試験出題基準（小項目 例示）
	F(5)①1	前）在宅医療・介護の目的, 仕組み, 支援の内容を具体的に説明できる.	在宅医療・介護の目的, 仕組み, 関わる職種, 支援の内容を説明できる.
	F(5)①2	前）在宅医療・介護を受ける患者の特色と背景を説明できる.	在宅医療・介護を受ける患者の特色と背景を説明できる.
	F(5)①3	前）在宅医療・介護に関わる薬剤師の役割とその重要性について説明できる.	在宅医療・介護に関する薬剤師の役割と管理業務（訪問薬剤管理指導業務, 居宅療養管理指導業務, 医療廃棄物の取扱い等）について説明できる.
	F(5)①4	在宅医療・介護に関する薬剤師の管理業務（訪問薬剤管理指導業務, 居宅療養管理指導業務）を体験する.（知識・態度）	在宅患者の病状（症状, 疾患と重症度, 栄養状態等）とその変化, 生活環境等の情報収集の方法, 他職種との情報共有について説明できる.
	F(5)①5	地域における介護サービスや介護支援専門員等の活動と薬剤師との関わりを体験する.（知識・態度）	在宅患者の終末期医療について説明できる.
	F(5)①6	在宅患者の病状（症状, 疾患と重症度, 栄養状態等）とその変化, 生活環境等の情報収集と報告を体験する.（知識・態度）	

第8章　地域保健への参画

目　次	対応 SBO	モデル・コアカリキュラム F薬学臨床	新薬剤師国家試験出題基準（小項目 例示）
	F(5)②3	学校薬剤師の業務を体験する.（知識・技能）	学校薬剤師が行う業務内容とその意義を説明できる.
	F(5)②1	前）地域保健における薬剤師の役割と代表的な活動（薬物乱用防止, 自殺防止, 感染予防, アンチドーピング活動等）について説明できる.	地域保健における薬剤師の役割と代表的な活動（薬物乱用防止, 自殺防止, 感染予防, アンチドーピング活動等）について説明できる.
	F(5)②2	前）公衆衛生に求められる具体的な感染防止対策を説明できる.	薬物乱用防止, 自殺防止における薬剤師の役割について説明できる.
	F(5)②4	地域住民の衛生管理（消毒, 食中毒の予防, 日用品に含まれる化学物質の誤嚥誤飲の予防等）における薬剤師活動を体験する.（知識・技能）	地域住民の衛生管理（消毒, 食中毒の予防, 日用品を使用する場合の危険行為等に対する対処法）における薬剤師活動を説明できる.

第9章　プライマリケア, セルフメディケーション

目　次	対応 SBO	モデル・コアカリキュラム F薬学臨床	新薬剤師国家試験出題基準（小項目 例示）
	F(5)③1	前）現在の医療システムの中でのプライマリケア, セルフメディケーションの重要性を討議する.（態度）	現在の医療システムの中でのプライマリケア, セルフメディケーションの重要性を説明できる.
	F(5)③2	前）代表的な症候（頭痛・腹痛・発熱等）を示す来局者について, 適切な情報収集と疾患の推測, 適切な対応の選択ができる.（知識・態度）	薬局製剤（漢方製剤含む）, 要指導医薬品, 一般用医薬品, 健康食品, サプリメント, 医療機器等のリスクに応じた適切な取扱い, 管理ができる.
	F(5)③3	前）代表的な症候に対する薬局製剤（漢方製剤含む）, 要指導医薬品・一般用医薬品の適切な取扱いと説明ができる.（技能・態度）	来局者から収集した情報や身体所見等に基づき, 来局者の病状（疾患, 重症度等）や体調を推測できる.
	F(5)③4	前）代表的な生活習慣の改善に対するアドバイスができる.（知識・態度）	来局者に対して, 病状に合わせた適切な対応（医師への受診勧奨, 救急対応, 要指導医薬品, 一般用医薬品及び検査薬等の推奨, 生活指導等）を選択できる.
	F(5)③5	薬局製剤（漢方製剤含む）, 要指導医薬品・一般用医薬品, 健康食品, サプリメント, 医療機器等をリスクに応じ適切に取扱い, 管理できる.（技能・態度）	

（つづく）

xxvi 第Ⅲ分冊（つづき）

目　次	対応SBO	モデル・コアカリキュラム F薬学臨床	新薬剤師国家試験出題基準 （小項目　例示）
第9章（つづき）	F(5)③6	来局者から収集した情報や身体所見などに基づき，来局者の病状（疾患，重症度等）や体調を推測できる．（知識・態度）	選択した薬局製剤（漢方製剤含む），要指導医薬品，一般用医薬品，健康食品，サプリメント，医療機器等の使用方法や注意点（副作用・相互作用等含む）等を来局者に適切にわかりやすく説明できる．
	F(5)③7	来局者に対して，病状に合わせた適切な対応（医師への受診勧奨，救急対応，要指導医薬品・一般用医薬品および検査薬等の推奨，生活指導等）を選択できる．（知識・態度）	
	F(5)③8	選択した薬局製剤（漢方製剤含む），要指導医薬品・一般用医薬品，健康食品，サプリメント，医療機器等の使用方法や注意点等を来局者に適切に判りやすく説明できる．（知識・態度）	疾病予防及び健康管理について適切な生活指導やアドバイスができる． 健康管理，疾病予防，セルフメディケーション及び公衆衛生における薬剤師の役割について説明できる．
	F(5)③9	疾病の予防および健康管理についてのアドバイスを体験する．（知識・態度）	＊ 第Ⅰ分冊 §4・2も見よ
第10章　災害時医療と薬剤師			
	F(5)④1	前）災害時医療について概説できる．	災害時における地域の医薬品供給体制・医療救護体制について説明できる．
	F(5)④2	災害時における地域の医薬品供給体制・医療救護体制について説明できる．	
	F(5)④3	災害時における病院・薬局と薬剤師の役割について討議する．（態度）	災害発生時における病院・薬局の役割と薬剤師の活動について説明できる．
			災害時に派遣される医療チームと薬剤師の関わりを説明できる．

凡　例

本書では，原則として，以下の基準に従い表記した.

1. **薬品名**は原則として一般名を用いたが，具体的な商品名が必要な場合は ® を付して用いた. 薬品の一般名は，医薬品医療機器総合機構ホームページの医療用医薬品添付文書情報の一般名に従った.

2. 薬品の一般名は，本体成分名を用い，特に区別が必要な場合を除き，塩や水和物の表記は省いた.

3. 医学用語，病名などの**学術用語**は，原則として"文部科学省学術用語集（医学編および薬学編）"に従った.

4. **処方箋**の表記は原則として"処方箋"を用いた. ただし，法令の引用や実際の処方箋の資料などでは，原文や実物に従い，"処方せん"とした.

5. **がん**については固形腫瘍の病名には"癌"を用い（例: 胃癌，肺癌），悪性腫瘍一般をさす場合は"がん"を用いた（例: がん患者，がん治療）.

6. **薬物療法**，**臨床検査値**などは固定したものではないので，本シリーズでは必ずしも統一していない.

7. 目次の後に，"'第7巻 臨床薬学 I〜III' 全体の構成とコアカリ，国試出題基準との対応"の表を掲載した. また，各節の欄外の最初に， 対応 SBO として，各節とコアカリとの対応を示した（下記参照）.

節見出し部分の説明

1・1　病院・薬局での薬剤師業務，地域の保健・福祉に貢献する薬剤師の活動を見聞し，その体験から薬剤師業務の重要性や課題について討議する.

学生へのアドバイス

　薬剤師が実際に社会でどのように貢献しているのか，その活動を見学することで自分たちが目指す将来を具体的に考えてほしい.

　ただ見学するだけでなく，そこに薬剤師としての専門性や患者・生活者本位の心構えがどのように活かされているか考察して討議することが重要である.

この学習に必要な予備知識

医療人として（⇨ A(1)①: ■I, 第3章）
薬剤師が果たすべき役割（⇨ A(1)②: ■I, 第4章）
人と社会に関わる薬剤師（⇨ B(1): ■II, 第1章）

この学習が目指す成果

　実際の薬剤師業務の見聞から薬剤師業務の深さと重要性を討議できる.

対応 SBO
F(1)① 1,2
詳細は p. ●参照.

1・1・1　薬剤師業務を見聞する

　薬剤師の業務は，社会の抱える課題，たとえば社会の少子高齢化する社会であるとか，制度の変遷，たとえば一般用医薬品の販売方法変更などに伴い大きく変

この節で扱う内容とコアカリ "F 薬学臨床" での対応箇所を， 対応 SBO で示した.

この節の学習に必要な予備知識を，コアカリと本シリーズでの該当箇所として示した. たとえば，§1・1の学習には，コアカリでのA(1)①，②および B(1)が必要である. これは本シリーズでは，第1巻第I分冊 第3,4章および第1巻 第II分冊 第1章に当たる.

第 I 部　臨床薬学の基礎

I-A	早期臨床体験
I-B	臨床における心構え
I-C	臨床実習の基礎

> 一般目標：医療の担い手として求められる活動を適切な態度で実践するために，薬剤師の活躍する臨床現場で必要な心構えと薬学的管理の基本的な流れを把握する．

"臨床薬学"では，臨床現場で行われる実際の薬剤師業務を学ぶ．ここまで学習を続けてきた，基本事項，薬学と社会，薬学基礎，衛生薬学，医療薬学で学んだ内容を総合して，臨床現場で患者の薬物療法に携わり，個々の患者のより効果的で安全な薬物療法について考える．地域に出て，住民の健康増進や在宅での療養を支え，公衆衛生を指導することも薬剤師の重要な業務である．薬剤師は，医療の専門職として活躍するための深い専門知識だけでなく，社会の多様なニーズに常に対応するための幅広い知識を身に付け，その知識を活用して実際の医療や福祉などに貢献するための技能や態度も身に付けなければならない．

"臨床薬学"は，入学時から学んできたすべての学習の集大成である．

したがって，その学習は6年間を通じて修得していくものであり，入学時から臨床を意識した学習が必要である．臨床薬学で最も重要な学習である実務実習では，実際の患者が持参する処方箋，実際に使用する医薬品を扱い，患者，来局者，医療スタッフ，地域住民の人達の中で学ぶ体験から，医療人としての考え方や個々の薬物療法に対応できる能力がどこまで身に付いたか，それまで自分が学んだ知識・技能・態度がどこまで卒業時の目標に到達しているかを評価することになる．薬学モデル・コアカリキュラムの最初に掲げられた"薬剤師として求められる基本的な資質"（本書とびら裏）をもう一度見直してほしい．"臨床薬学"はそこに掲げられた基本的な資質が実際にどこまで身に付いているのかを総合的に評価する重要な学習領域であることがおわかりいただけると思う．

この部では，入学早期の"早期臨床体験"そして"臨床実習"と実際に臨床現場を見る，体験する，参画するための心構えと必要な基本的知識を確認する．医療現場で実際に薬剤師業務を体験するためには，講義や本で学んだ"法令や倫理規範"を実際に遵守することが必須であり，"守秘義務"，"インフォームドコンセント"など実際の医療施設で配慮を怠ると大きな問題をひき起こす重要事項をきちんと理解し実行できることが求められる．そのために，入学時から学んできた"薬剤師の臨床現場における心構え"を再度確認するとともに，実際の医療現場で薬剤師や医療・介護職がどのように対応しているのかをよく観察して，薬剤師業務の基本的な業務の流れや位置づけ，意義について考察することから始めてほしい．

（鈴木　匡）

I-A 早期臨床体験

第1章 早期臨床体験と一次救命処置

> ### 1・1 病院・薬局での薬剤師業務，地域の保健・福祉に貢献する薬剤師の活動を見聞し，その体験から薬剤師業務の重要性や課題について討議する．

学生へのアドバイス

薬剤師が実際に社会でどのように貢献しているのか，その活動を見学することで自分たちが目指す将来を具体的に考えてほしい．

ただ見学するだけでなく，そこに薬剤師としての専門性や患者・生活者本位の心構えがどのように活かされているか考察して討議することが重要である．

この学習に必要な予備知識

医療人として　（⇨A(1)①: ■I, 第3章）
薬剤師が果たすべき役割　（⇨A(1)②: ■I, 第4章）
人と社会に関わる薬剤師　（⇨B(1): ■II, 第I部）

この学習が目指す成果

実際の薬剤師業務の見聞から薬剤師業務の深さと重要性を討議できる．

対応 SBO
F(1)① 1,2
詳細は p.xvii 参照.

早期体験学習
early exposure
早期臨床体験学習
early clinic exposure

* 守秘義務については本書§2・2および§3・1参照.

1・1・1 薬剤師業務を見聞する

薬剤師の業務は，社会の抱える課題，たとえば社会の少子高齢化する社会であるとか，制度の変遷，たとえば一般用医薬品の販売方法変更などに伴い大きく変化している．現在の薬剤師業務がどのように行われ，それがどのような目的や制度をもとに実施されているかを知ることは，薬剤師を目指す学生の第一歩である．各大学では，1年生あるいは2年生で**早期体験学習**あるいは**早期臨床体験学習**として，病院，薬局，製薬企業，保健所や衛生試験所などで実際に薬剤師が活躍する場を見聞する機会が与えられる．"薬学学習総論"で記載されている薬剤師の役割をもう一度確認し，いろいろな領域で活躍する薬剤師の実際の姿を見聞することで，自分たちが薬剤師として将来活躍することを想定し，これからの薬剤師が社会でどのように活躍すべきか考え，グループで討論する．医療現場などを見聞する際は以下のような観点に留意する．

1) 患者・生活者の視点に立った具体的な対応にはどのようなことがあるか.
2) 薬剤師の専門性はどこで活かされていて，そのためにはどのような知識・技能・態度を身につけて生涯にわたり研鑽を積む必要があるか.
3) 現在のその業務にはどのような課題があり，その課題への具体的な対応はどのように行われ，将来への展望はどのようなものがあるか.

医療現場など実際の薬剤師業務の行われている場所では，患者や来局者がいて，その方たちの個人情報を医療人として見たり聞いたりする．そこで知り得た情報に対しては当然，守秘義務*などの医療人としての義務が生じることを忘れてはならない．また，その施設で取得した具体的な情報の取扱いにも十分注意が必要である．見学に際しては，服装や身だしなみに気をつけ，あいさつや言葉遣いにも注意して，現場のスタッフや患者，来局者に不快な思いをさせないよう細心の注意を払うこと．早期体験学習などを行う現場見学は，すでに臨床実習の一部であることを忘れないでほしい.

> **コラム1　多職種（専門職）連携教育と薬学教育　解説**
>
> 　多くの薬系大学では，チーム医療を大学生のときから推進するため，多職種連携教育が実施されている．薬学部の学生と医学部，看護学部などの医療系学部の学生が一緒に早期体験学習などで学習することで，大学生のうちから多職種で連携して課題を解決すること，チームで活動することで難しい課題にも対応できることを体験する．
> 　チーム医療は，多職種が集まって業務をするだけでは効果的な活動はできない．各職種の役割を相互によく理解し，コミュニケーションを円滑にとって情報共有と討議を行い，効果的に協働するためには，チームの中で各人がどのように振舞えばいちばん有効なのかを考えて各人が自ら行動できることが必要である．チームの力を最大限に活かすためにはどうしたらよいかを学習することが多職種連携教育の大きな目標である．

1・1・2　薬局薬剤師の業務を見聞する

　薬局薬剤師の業務を見聞する際には，まず薬局薬剤師に課せられている社会的役割を事前に確認しておく必要がある．2015年10月に厚生労働省から提示された“患者のための薬局ビジョン”では，薬局が処方箋調剤だけでなく，セルフメディケーションや在宅支援など，地域の健康サポート拠点（健康サポート薬局）として機能することが強く求められている．そのために地域住民の**かかりつけ薬剤師・かかりつけ薬局**としての役割をより明確にして貢献することが望まれている．

かかりつけ薬剤師

かかりつけ薬局

　薬局薬剤師の実際の業務では，処方箋調剤や医薬品販売，在宅支援，健康相談，学校薬剤師，地域での公衆衛生活動など，健康な人々から在宅で療養する人たちまで幅広く地域住民の健康維持に関わっていることを学ぶ．

**　a.　薬局薬剤師の業務を見聞した際に確認する点**

1) 薬局の構造や掲示物など，法律などで規定された内容
2) 処方箋や薬歴などの具体的な患者情報の扱い方
3) 薬局に備蓄された医療用医薬品，販売されている一般用医薬品，医療用具，衛生用品などの管理
4) 処方箋調剤での医薬品の調製，監査，服薬指導の実際
5) 健康相談や一般用医薬品の販売など，セルフメディケーション指導の実際
6) 在宅支援，学校薬剤師，薬物乱用防止など，地域医療・保健への貢献

1・1・3　病院薬剤師の業務を見聞する

　病院薬剤師の業務を見聞する際は，病院業務の中で薬剤師がどのように関わることで患者の薬物療法や医療安全などに効果をあげているかを事前に確認しておく．病院での**チーム医療**の推進は，患者本位の医療では最も重要なことである．

チーム医療
(medical team care, multidisciplinary care)：本シリーズ**7**Ⅲ，第Ⅰ部参照．

　2010年3月に厚生労働省から提示された“チーム医療の推進に関する検討会報告書”では，薬剤師が多職種と連携して患者の薬物療法に主体的に関わり，医療安全や効果的な治療に貢献することが求められている．

　病院では，薬剤師は，注射剤の無菌調製などの医薬品の調製を行う調剤業務はもちろん，入院患者を対象とした病棟業務，持参薬管理，医薬品情報の管理と発

4　第I部　臨床薬学の基礎

DI: drug information
（医薬品情報）

信（**DI**），医薬品のリスクマネージメントなど，医薬品を中心とした幅広い業務に関わっているが，それらに薬学の知識や技能が医療チームの中でどのように活かされているのかよく観察する．また，緩和ケア，感染制御，栄養サポートなど複数の専門職がチームをつくり活動している中で薬剤師がどのような貢献をしているか確認することが重要である．特にがん化学療法，緩和ケア，終末期医療，感染制御，精神科，妊婦・授乳婦などの特定の領域で専門的な知識や経験を豊富にもつ**専門薬剤師**がチーム医療の中でどのような活動をしているか確認することは，病院薬剤師の業務の深さを知るよい機会になる．

専門薬剤師

a. 病院薬剤師の業務を見聞した際に確認する点

1) 病院の組織，具体的なスタッフの職種，その施設の体制
2) 薬剤師が行っている調剤業務，病棟業務の実際
3) 薬剤師が行っている医薬品情報の管理やその活用
4) 薬剤師が関与している医療事故・過誤防止のためのリスクマネジメント
5) チーム医療での薬剤師業務の実際，専門薬剤師の活動
6) 治験やオーダーメイド医療など，その病院が取組んでいる特色のある業務

1・1・4　地域保健・福祉に関連する施設を見聞する

日本は世界で最も高齢化が進んでいる国である．少子高齢化，核家族化，認知症患者の増加などの社会情勢の変化の中で，病院だけでは地域住民の健康を支えることはできない状況であり，地域全体で協力してその地域で生活する人の健康を回復・維持・向上する必要がますます高まっている．また，自立した生活が難しく，介護を必要とし，介護保険で要介護に認定される人は急増しており，介護，福祉の充実も急務となっている．その中で薬剤師に求められている役割は何か，どのように貢献すればよいのかを施設などの見聞を通して考察する．

地域包括ケアシステム

特に，住み慣れた地域社会で自分らしい暮らしを人生の最後まで続けることができるよう地域の医療・介護・生活支援などが連携する**地域包括ケアシステム**は地域の保健・福祉の中心となる制度である．そのシステムに関わる病院，医院，薬局，訪問看護ステーション，保健所，地域包括支援センター，介護施設，NPOなどを見聞することで，地域の医療，保健，福祉を支える連携を学ぶ．そのシステムの中で，薬剤師による在宅で療養する患者への支援，病院から退院する患者への支援，介護施設での利用者への支援などを具体的に確認する．一人の患者を中心に，医師，看護師，訪問介護員（ホームヘルパー），介護支援専門員（ケアマネジャー）など多くの職種がそれぞれの立場で援助しながら連携する重要性を学ぶ．

a. 地域保健・福祉に関連する施設を見聞する際に確認する点

1) 地域保健・福祉に関係する施設や職種の確認
2) その地域での保健・福祉の体制
3) 具体的な地域包括ケアシステムによるサポートの実際
4) 地域保健・福祉での多職種の連携の実際
5) 地域包括ケアシステムでの薬剤師の貢献の現状と課題

> **コラム2　Aging in Place と地域包括ケアシステム　トピックス**
>
> 　日本が世界でトップクラスの長寿国であることは誇らしいことであるが，精神的にも肉体的にも健康で長生きできる社会を創ることが重要である．ずっと住み慣れた所で，その人らしくいきいきと暮らして歳をとっていく "Aging in Place" は長寿国日本では重要な目標である．
>
> 　そのためには，自発的な努力 "自助"，相互にまわりの人を援助する "互助"，介護保険などによる "共助"，行政による "公助" など，多くの支援や協力・連携が必要である．そのための住まい・医療・介護・予防・生活支援を一体にして地域で提供するシステムが地域包括ケアシステムである．このシステムで地域コミュニティを支える貴重な医療人材である薬剤師が，地域の中でどのように活動し貢献すべきか，将来を見すえてよく考えてみよう．高度な先進医療だけでなく地域医療もまた時代の最先端の課題である．

1・1・5　薬剤師が地域医療や福祉にさらに貢献するための事例を考察する

　薬局・病院などで働く薬剤師は，地域医療を支える大きな責務を担っている．今後地域で働く薬剤師がさらに積極的に関与することで地域の医療や福祉を推進できることは何かを考え，討議してみよう．

　たとえば，病院薬剤師と薬局薬剤師が連携することで，その地域で生活する人たちの健康をよりサポートできる事例を収集して考察してみる．院外処方箋による調剤が広くいきわたった地域では，患者は病院の処方薬のほぼすべてを薬局で受け取ることになる．ところが，処方箋に医薬品の処方情報だけしか記載していない場合は，薬局薬剤師はその患者の健康状態を面接時の情報からしか判断できない．処方もとの病院から検査値やがん化学療法などの患者情報が薬局に提供されれば，より確実な処方箋監査が可能となる．

　また，入院時の持参薬や日ごろ服用しているサプリメントなどの情報は，それを調剤したり販売している薬局からの情報がとても有用である．退院して在宅療養を行う患者に関しては，病院薬剤師が病院での情報を，在宅療養で薬物療法を担当する薬局薬剤師に適切に伝達することで，その患者により配慮した支援が可能となる．

　病院薬剤師と薬局薬剤師が地域で連携することで，より効果的で安全な薬物療法を実施するにはどうしたらよいかを，実態と課題を踏まえて考察する．

　たとえば災害時には，地域の交通や情報が混乱し，必要な医薬品の供給や救護体制がすぐには実施できないことが多い．そのような大規模災害時に備えたその地域の医薬品の備蓄体制や医療救援体制を調べて考察する．

　大災害が起これば，院外処方箋調剤の病院では，外来の患者の医薬品の準備は非常に困難になる．また，複数の病院や診療所を受診していた場合などは，薬局で渡されるお薬手帳などの情報がなければ，その患者に必要な医薬品がすぐにはわからない．災害時に想定される病院や薬局の課題について実例などを検索して考察し，自分たちが薬剤師としてその状況に陥った際どのように活動すればよいか想像して，災害時に備えて日ごろ何をしておくべきかを討論する．

1・2 一次救命処置（心肺蘇生，外傷対応など）について説明し，シミュレーターを用いて実施できる．

学生へのアドバイス

一次救命処置の心肺蘇生は社会人として身につけておくべき重要な知識である．薬学部では，その手法をシミュレーターを用いて詳しく学び，実際の現場に遭遇した場合にも対応できるように習得しておくことが必要である．また，外傷患者への基本的な対応方法についても学んでおくことは，救急時などの活動に役立つと考えられる．

この学習が目指す成果

正確な一次救命処置を習得する．

対応 SBO
F(1)①3
詳細は p.xvii 参照．

一次救命処置
basic life support, BLS

＊急性期医療については本書§5・3参照．

1・2・1 一次救命処置

一次救命処置＊とは，突然目の前で倒れた人や，窒息を起こした人に対してその場に居合わせた人（bystander）が，救急隊または医師に引継ぐまでの間に行う応急処置のことである．この行為は特殊な器具や医薬品などを使用する必要がないので，訓練を受けて正しい知識と適切な手技を知っていれば，一般人でも行うことができる．特に病院や薬局で勤務する薬剤師は高齢者や心疾患をもつ患者が身近にいることもあり，一次救命処置の技能を身に付ける必要がある．

a. 一時救命処置の手法（図1・1）

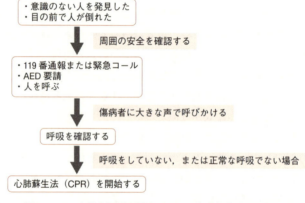

図1・1 一次救命処置の手法　AED：自動体外式除細動器．

自動体外式除細動器
automated external defibrillator, AED

① 意識のない人を発見したり，自分の目の前で人が倒れたところに遭遇したら，落ち着いてその周囲が安全であることを確認する．近くにいる人に119番通報と，**自動体外式除細動器**（AED）を探してきてもらい，心肺蘇生要員確保のためにできるだけ多くの人を集めてもらう．

② 傷病者に大声で呼びかけ，肩をさすって意識があるかを確認し，反応がなければ気道確保のために頭部後屈顎先挙上法，または下顎挙上法による気道開通を実施しながら前胸郭挙上を目視で確認する．同時に傷病者の顔に耳を近づけて呼吸の有無を確認する．その際，いびき様呼吸をしている場合は死戦期呼吸である可能性があり，心停止状態と判断する．

③ 人工呼吸については，行う意思がある場合には推奨されており，救命講習などで人工呼吸を習った経験があり，実践できるスキルがあれば，30回の胸骨

圧迫の後，人工呼吸を2回行う．ただし，フェイスシールドなどの道具がない場合は省略してもよい．

④ **心肺蘇生法**（CPR）は以下の通り正確な**胸骨圧迫**ができなければ，救命率，社会復帰率に大きく影響を及ぼす．

心肺蘇生法
cardiopulmonary resuscitation, CPR

胸骨圧迫 compression

b. 胸骨圧迫の重要なポイント

- 胸骨の下半分に片手の付け根を置き，もう一方の手をその上に重ねる（ひじはまっすぐ，圧迫が垂直になるように）
- 剣状突起を押さないよう注意する．
- 深さは，少なくとも5cm沈む力で圧迫する．
- 速さは，少なくとも100回/分以上のペースで．
- 圧迫回数を声に出して数える．
- 強く・速く圧迫し，1回ごとに完全にもとの位置に戻すよう意識しながら行う．ただし，胸壁から手を離さない．
- 胸骨圧迫の手はどちら側が下になっても構わない
- 疲れると胸骨圧迫が不十分になるので，1〜2分ごとに交代する．交代時間は最小限とし，絶え間なく行う．

c. 心停止の四つの波形

一般に**心停止**とは，脈を触知せず，全身に血液を供給できない状態のことをいう．心停止状態とされる四つの心電図モニター波形とは以下のことをさす（図1・2）．

心停止 cardiac arrest

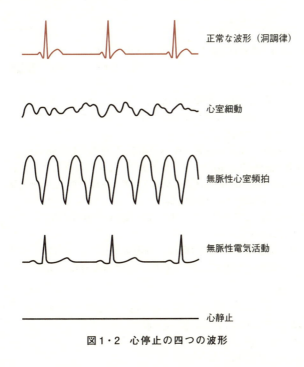

図1・2 心停止の四つの波形

心停止とは，① **心室細動**，② **無脈性心室頻拍**，③ **無脈性電気活動**，④ **心静止**の四つの波形のことをさすが，電気ショックが必要な心停止は①，②のみであり，③，④の波形では電気ショックは無効である．AEDはこれら心電図波形を

心室細動
ventricular fibrillation, Vf

無脈性心室頻拍
pulseless ventricular tachycardia, pulseless VT

無脈性電気活動
pulseless electrical activity, PEA

心静止 asystole

認識して電気ショックが必要か否かを言葉で伝えてくれる.

この四つの波形では，心臓が血液を全身に拍出することができないため，まず行わなければならないことは胸骨圧迫となる.

d. AED の使い方

① 必ず最初に電源を入れること，準備の間は胸骨圧迫を続けること，傷病者に誰も触れていないことを確認し，安全に除細動することに注意する.

② ショック後は，脈の確認をせず即座に CPR のサイクルを再開する. ショック後 2 分経過すると，自動的に再解析に入る.

③ AED でのショック適応がないときは，直ちに CPR を再開し，傷病者に反応が出た場合あるいは AED が再度解析に入るまで，脈は確認しない.

④ その他，注意事項は下記のとおり.

- 小児には小児用パッドを使用する（小児とは，未就学児童 6 歳未満をさし，1 歳未満の乳幼児でも AED の適応とされている）.
- 体が濡れている場合はタオルや衣類でふき乾かす.
- 貼り薬がある場合は火傷の危険を避けるためはがす.
- ペースメーカーがある場合はパットを離れた場所に貼る.
- 胸毛が濃い場合，パッドが密着せず効果が得られないため，予備のパットを用いてできるだけ体毛を除去する. AED によってはカミソリがセットされていることもあるので，除毛する.

コラム 3　患者収容後のプライマリーサーベイと
セカンダリーサーベイ 解説

プライマリーサーベイ

意識がなければ人を呼び，呼吸の確認をして呼吸がなければ人工呼吸 2 回. 総頸動脈で脈拍を確認. なければ胸骨圧迫と人工呼吸を 30 対 2 で開始. 酸素があれば投与する.

意識・**A**（airway）気道の確保・**B**（breathing）呼吸・**C**（circulation）循環ときたら次は **D**（defibrillation），つまり**除細動**となるわけで，ここまでをプライマリーサーベイという. 除細動には適応があるので，意識がなく，呼吸と脈拍がなければ何でもすぐに除細動というわけではない.

このときの波形が心室細動（VF）または無脈性心室頻拍（VT）の場合のみ，除細動（D）の適応となる.

人が集まり，救急カートや心電図計，除細動器がそろった際には，すぐに心電図を装着し心電図波形を評価する. そして適応があれば除細動を行う.

セカンダリーサーベイ

プライマリーサーベイが完了し，安定を確認した段階で次の対応を行っていく. 特に病歴の聴取では以下のような内容を聞取っていく.

allergy：アレルギーの有無
medication：服薬履歴，副作用歴
past history：症状の経過や病歴
last meal：最後に摂った食事の時間とメニュー
events & environment condition：症状などを起こした状況

除細動　defibrillation, D

心室頻拍
ventricular tachycardia, VT

e. 一次救命（心肺蘇生）のまとめ

- 正確な BLS なくして救命は成り立たない
- 呼びかけても反応がないとき，CPR の前にまず人を呼び，"119 番通報または緊急コールと AED 要請"
- 効果的な胸骨圧迫が重要（強く，速く，正確に）
- CPR は胸骨圧迫から開始
- 胸骨圧迫の中断は最小限に（10 秒以内）
- AED を正しく，安全に使えるようになっておく

1・2・2 外傷対応

　何らかの外傷によって大量出血している場合，止血処置が必要となる．応急処置としては，直接圧迫止血法，間接圧迫止血法（止血点止血法），緊縛止血法（止血帯法）があり，活動性外出血の有無を評価して実施する．

　直接圧迫法：擦過傷，坐創，切創，割創の場合の基本止血法であり，厚手のガーゼなどを創部に当てて圧迫し，止血できたら包帯やテープなどで固定する（止血法の第一選択）．

　間接圧迫止血法：直接圧迫止血法の補助的な目的で，創部より中枢側の動脈を骨に向かって指で圧迫する方法．

　緊縛止血法：四肢の切断など，直接圧迫止血が困難な場合のみに行われる．止血帯は帯状で幅広い（3 cm 幅以上）駆血帯または三角巾や風呂敷で代用し，止血開始時刻を記録する．緊縛止血は 1 時間以上継続すると，組織や神経損傷の危険性があり，30 分間隔で一時的に緩めるなどする．ひもや針金などは使用してはならない．

　その他（注意事項）：刺傷の場合は刃物や穿通性異物を抜去してはならない．刃物や異物が動かないようにガーゼやタオルではさんでテープ固定し，異物が動かないようにする．

　外傷患者への薬物治療について薬剤師として知っておくべき内容を以下に解説する．外傷治療は外科的処置が主体となるが，輸液療法なしで治療は完結しない．刺傷，切創などによる出血性ショックや，交通事故後などの車内に閉込められていた場合や地震後の倒壊した建物に圧迫され，閉込められていた場合の**圧挫症候群**をひき起こした患者は循環血液量が急激に減少しており，外傷処置や輸血と並行して輸液の急速大量投与が必要となる．また重症熱傷患者においても同様に輸液の大量投与が欠かせない．

　a. 外傷性（出血性）ショック　外傷による損傷の範囲が広く，症状が重度の場合に，急激な血圧の低下や大量の出血・内出血でショック状態をひき起こすこと．

　出血性ショックは，外傷による出血や消化管などからの出血によって生じる．全身の血液量は体重の約 8% であり，全血液量の 20% 以上が消失するとショック症状が出現する．必要な処置としては，気道確保，酸素投与・換気，静脈路確保，輸血・輸液投与などの緊急処置を行う．早期に治療が行われないと多臓器不

圧挫症候群
(crush syndrome)：クラッシュシンドローム，挫滅症候群ともいう．

全を合併して，死に至ることがある．

b. 外傷性ショックの症状

- ・皮膚は青白く湿っていて冷たい．
- ・脈は弱く速い．
- ・冷汗が出る．
- ・唇は紫色か白っぽい．
- ・呼吸は速く浅い．
- ・表情はぼんやり，目はうつろ．

外傷性ショックでは，まず出血量を推定し，輸液（リンゲル液，等張アルブミン製剤など）や輸血が行われる．これと同時に出血部位に対しての外科的治療が必要となる．

c. 圧挫症候群（クラッシュシンドローム）

外傷患者のなかでも圧挫症候群の場合，がれきの下に5〜6時間以上不動で意識不明の状態であることが多い．その結果，水分摂取ができない状態で水分喪失があるために循環血液量減少を来すことがある．このことは，数時間動けない状態が続いた圧挫症候群の患者において特徴的である．救助される際に圧迫されていた部分が解放されると，血流を通じて毒素が急激に全身へ拡散し，代謝性アシドーシスによる急性心不全により死に至る場合が多い．たとえ一命をとりとめたとしても，その後腎臓にもダメージを受け，急性腎不全で亡くなる場合もある．事故や災害現場での応急対応として，輸液による水分補給や乳酸リンゲル液や酢酸リンゲル液を使って血液中の毒素を希釈することが重要となる．最終的には，血液透析や血漿交換による血液浄化療法を行う．

1・2・3 熱　傷

熱　傷 burn, heat burns

一刻も早く流水などで冷却し，**熱傷**部分を冷却することによって痛みの軽減や悪化を防止できる．その際，衣類（靴下など）を着ている場合は，衣類ごと冷却する．広範囲熱傷の冷却は体全体が冷えてしまうことがあるため，冷却によって低体温症になる可能性があるので冷却時間は10〜20分程度が望ましい．

化学薬品の付着による熱傷は，衣服や靴などをできるだけ早く取除き，体に付いた薬品は大量の水道水などで洗い流す．目の熱傷の場合（化学薬品に限らず）は，絶対に目をこすらず保冷パックなどで冷却する．

重症熱傷患者への処置として，日本熱傷学会のガイドラインでは受傷後2時間以内に初期輸液を開始するのが標準的であり推奨される．

熱傷の初期では血管透過性が亢進することにより血液成分が血管外に漏出する．そのため熱傷ショックとよばれる病態，深刻な血圧の低下を来す．1日分の輸液量の半分を最初の8時間で投与し，残り半分を次の16時間で投与する．輸液は乳酸リンゲル液もしくは生理食塩水が推奨される．

輸液の急速投与を行ううえで，併用薬剤がある場合に急速投与が原因で有害事象が生じる危険があることも考慮が必要となる．

I-B　臨床における心構え
第2章　臨床現場で学ぶための準備

> ### 2・1　医療の担い手が守るべき規範を遵守する.

学生へのアドバイス

　学部を卒業するまでは教科書から基本的なことを学ぶ. 学ぶ内容はおもに知識である. 卒業して臨床の場に出ると, 患者が教科書である. 教科書で学んだ知識を使って患者の病態はこういうことではないかと意味づけ（解釈）し, よい方向に向かうよう方策を考える（問題解決）. この意味づけと問題解決をすることで人は成長する. 知識をもっているだけでは成長しない. 同じ薬を服用しても生きている人間の反応は一様ではない. それを患者から学ぶ. そしてその結果を患者に還元する. この生きた人間に治療し, その反応から学ぶという過程は国から資格を与えられた者にしか許されていない. 人間の反応が教科書通りにいくとは限らず, 当たり前の治療をしたのに効果がなく最悪の事態になったり, 最悪の状態にあった患者があなたからの言葉と薬で奇跡的に改善することもある. 患者が心から喜ぶ姿を見るうちに, あなたは自分の仕事を天職と思うようになるだろう. そう思えることは人生の至上の喜びである.

この学習に必要な予備知識

医療人として　（⇨A(1)①：**１**I, 第3章）
薬剤師が果たすべき役割　（⇨A(1)②：**１**I, 第4章）
人と社会に関わる薬剤師　（⇨B(1)：**１**II, 第1章）

この学習が目指す成果

　医療人として守るべき規範とは何かを常に考え, 臨床の現場であるか否かを問わず, 規範を遵守して行動することを意識するようになる.

2・1・1　患者・家族・生活者の心身状態に対する配慮

> **対応SBO**
> F(1)② 1,4
> 詳細は p.xvii 参照.

　自分が患者もしくは患者の家族の立場だったら, 医療人にはどうあってほしいだろうか. 医療人にしてほしいことはどんなことで, どんなことはしてほしくないだろうか. 心に浮かぶままにあげてみてほしい. 初対面であればまず社会人としての礼儀を守ってほしい. 具体的にはきちんとあいさつしてほしいし, 笑顔で接してほしい. 汚れた白衣を着て出てこないでほしいし, 髪の手入れなど身だしなみはきちんとしていてほしい. 身だしなみはおしゃれとは違う. おしゃれは自分の楽しみのためにするが, 身だしなみは相手のためにする. 医療人の身だしなみとしては第一に清潔であること, 服の色や雰囲気が少し控えめで落ち着いていることが患者の気持ちを安定させる. 臨床現場できちんとした身だしなみをしている医療人が, 職場を離れたプライベートな場でおおいにおしゃれを楽しむことはもちろん自由である. 場をわきまえて適切に行動できることが医療人として, 社会人として大切なことである.

　身だしなみを整えて, 患者・家族に接するときに医療人として大切なことは相手の心情を理解しようと努めることである.

　筆者の昔の経験であるが, 病棟に入院は初めての患者が入ってきた. 病名は肺癌であったが, 医療スタッフとあまり話をしようとしないし, 暗くて愛想もない. "性格の暗い人が入院してきた"と多くのスタッフが思い込んで, その患者の傍にあまり行かなくなった. ある日, 病棟の看護師の一人がこの患者はエリザベス・キューブラー＝ロスが述べている5段階モデルの第4段階"抑うつ"状態にあるのではないかと言った. キューブラー＝ロスは女性の精神科医で, 多くの

がん患者にインタビューをして，がんであることを知った患者がどのような心情の変化をたどるかを研究した．代表作が"死ぬ瞬間——死とその過程について"*で，現在では医療人のバイブルの一つとして広く読まれている．そこにがんであることを知った患者の心情の変化が以下のように書かれている．

*エリザベス・キューブラー＝ロス（E. Kübler=Ross）著，川口正吉訳，"死ぬ瞬間——死とその過程について"，読売新聞社（1971）.

5段階モデル（死の受容プロセス）

① **否 認**　　"私が，がんなどであるはずがない．何かの間違いだ"

② **怒 り**　　それでもがんであることを認めざるを得なくなると，"なぜ私ががんにならなくてはならないのか．あそこにいるあの人の方が私より世の中の役に立っていないのに，なぜあの人でなく，私ががんにならなければならないのか"

③ **取引き**　　"神様，助けてください．何かよいことをしますから，どうぞ私のがんが消えますように"

④ **抑うつ**　　神様に願っても状況は変わらないと，"もう何を言っても，やっても無駄だ"と考えるようになり，他の人々と話さなくなる．

⑤ **受 容**　　がんであるという状況を受け入れることができるようになって，落ち着いてくる．人によっては明るくなる．

キューブラー＝ロスはみんなが①→⑤の段階を順序通り経るわけではないこと，また⑤の段階に入るとすっかり落ち着いた状態になるかというとそんなことはなく，また①や②に戻って⑤までの過程を繰返すこともあると言っている．病棟に入院してきた患者にスタッフが意識して話しかけるようになると，やがて患者もスタッフとの会話に応じるようになった．患者からは病気を受け入れる言動も出るようになって表情が明るくなっていった．決して暗い性格の人ではなかった．医療人側の知識が増えることで，患者への対応が変わった例である．

　病院，あるいは薬局の薬剤師として，医師により処方された医薬品を調剤し，患者に服薬指導を行い，次に来院したときに薬の効果を確認し，もし期待されない薬の作用（副作用）があった場合は医師にフィードバックして情報を共有することは重要な仕事である．ではサプリメントを買いに来た来局者（生活者）に対してはどうか．一般の商店のように品物を多く売りたいと思っていればサプリメントをできるだけ勧めるであろう．サプリメントに対する一般の来局者の知識は薬剤師に比べればずっと少ないので，専門家である薬剤師が勧めればたいていの場合は買いたくなる．だがサプリメントの効果は長く服用していてもはっきりしないことがある．サプリメントの効果がはっきりと出た場合は問題ないが，はっきりしない場合は，あの薬剤師はサプリメントを売りたくて私に勧めたのか，あるいは本当に私の身体のことを心配して勧めてくれたのか，改めて考える．そしてそのどちらであるかを実は敏感に感じとっている．売るために勧めたのだと思えばもうその薬局には行かないであろう．ギリシャ時代のヒポクラテスは"医療を施すにあたって，自らを利することを第一義としない"と言っている．つまり自分の利益を第一としないというプロフェッショナルとしての行動が信頼の基盤をつくり，結果として多くの人が集まってくることになるのである．

2・1・2 さまざまな死生観・価値観・信条などを受容する

　人が何を大切にして生きているか，その生き方が人の道に反していない限り，私たちはこれを心から尊重する.

　筆者の経験したことを述べるので考えみてほしい. カトリックのシスターが脳出血で意識不明となり緊急入院した. 意識は回復せず数日後に亡くなられた. その間教会のシスター，いずれも60歳を超えた人たちが，シスターの服装のままで個室に交代で詰めて祈りを捧げていた. 亡くなられたあと，遺体を霊安室に移し，そこで家族や関係者が対面するのが通例であったが，当時筆者の病院には仏教式の祭壇，線香しか用意されていなかった. そのことをシスターの代表者に告げて，"どうなさいますか"と尋ねた. すると"何の問題もありません. 病院の祭壇を使わせていただきます"と答え，一人ずつ遺体の前の仏教式祭壇で線香をあげ，鈴をチーンとたたいて祈りを捧げた. 後日教会での葬儀に参列したが，ここではカトリック式の葬儀が厳かに行われた.

　現在では病院の霊安室は宗教にとらわれないかたちになっているので，このようなことは起こらないが，シスターたちがシスターの服装で仏教の祭壇でお祈りしている姿に心を打たれた. あとで"違う宗教の形式でお参りすることに問題はありませんでしたか"と尋ねたら，"私たちの宗教を大切にするのと同じように，他の人たちの宗教も心から尊重しています"と答えられた. 自分の信条は大切に，同時に他の人の信条も大切にするということは自分の信条を曲げるものではないということを学んだ. これは，医療人としてだけでなく人間として，他の人の死生観，価値観と対立したときにも共通する大切な規範である.

2・1・3 患者・生活者の視点に立った行動

　医療の世界には"患者教育"という言葉がある. 医療人が患者を教え育てるという意味にとれる. 確かに医療人は患者・生活者よりも医療に関する知識と経験を多くもっている. だからその知識と経験を生かして患者・生活者の役に立ちたいと思っている. ところが知識と経験を他の人より多くもっていることが時として優越感につながることがある. 筆者は年に数回，モンゴルの病院に行って診療の手伝いをしている. モンゴルでは医師の80％は女性である. 私の通訳をしてくれるモンゴル人女性は日本の大学に留学したことのある40代後半の温厚な人であるが，あるとき"私たち，病院に行くとしばしば心を傷つけられます. 医師は高圧的で命令的です"と言った. 日本でも昔は高圧的で命令的な医師が多かったように思う. だが医学教育が知識・技能だけでなく態度教育にも関心を払うようになって少しずつ変わってきた. 病院での看護師も変わってきた. それでもまだ高齢者に対して"おばあちゃん，だめよ"などと幼児に対するような話し方，行動をとる看護師が医師と同様に認められる. なぜなのだろうか. 医師も看護師も知識・経験を相手よりも多くもっているという優越感がそうさせているのではないか.

14　第Ⅰ部　臨床薬学の基礎

　一般的な話だが，男の子が喧嘩をするとき相手の身体が自分より大きいと喧嘩を避ける．子供の世界では身体の大きい方が優位にある．これは動物の場合と同じである．大人の世界では知識・経験の量が身体の大きさと同じ意味をもつ．病院の中では若い医師や看護師が患者としての高齢者に幼児に対するような言動をとるのは，おそらくこの優越感によるのであろう．しかし若い医師も看護師も病院以外の，たとえばデパートの中では高齢者に対してこのような話し方は決してしない．幼児に対するような言動をされることに高齢者とその家族がどう感じているか考えてみる必要がある．自分の両親，祖父母がそのように対応されたらどう感じるだろうか．

　患者・家族の視点に立つということは，専門家として薬剤に関する説明をしたのちに，患者が何を大切にし，どんな生き方をしたいと思っているのか，その心情をおもんぱかって，すなわち想像し配慮して，服薬や治療をどう受け入れるかをともに考えるということである．医療人として，患者がこれを選択してくれればいいという気持ちがあったとしても，それをいきなり強制してはならない．まずは患者の思いに添って一歩踏み出してみることである．それから時間をかけて話をしていくことが大切である．今後病院では薬剤師が個々の患者と接する機会がずっと増える．これは日本の医療の質を上げるために是非とも必要なことである．そのときに薬剤師として“患者教育”とはどういうことか考えてほしい．同時に薬剤師は患者・家族の視点に立った行動のできる医療人であってほしい．

2・1・4　倫理規範を遵守し，医療の担い手としてふさわしい行動をとる

　人生は選択しながら時間を使うことと言うことができる．人生は選択の連続であり，何を選択するかで人生は変わっていく．そう言われると選択することが恐ろしくなるかもしれないが，人生に失敗はない．なぜなら次の選択でまた変えることができるからである．人間にとって大切なことは，この選択を倫理規範に基づいて行うことである．倫理規範は法律のように常に条文で示されているわけではない．したがって判断が難しいと考える人もいるが，大丈夫，心配はない．それは倫理規範の根本は誰もが心の中に持っているからである．だから何か問題が起こって選択に迷うことが生じたら，そこで歩みを止めて，どうすることが人間として医療人として倫理にかなうことなのかを自分に問いかけ，じっくり考えることである．考えても答えが出ないこともある．それでも深く考えることで個々の倫理観は深まっていく．数人の仲間と話し合うことでさらに深まることがある．“人生は選択しながら時間を使うこと”と述べたが，この選択に倫理を意識することを加えると，私たちは人間として医療の担い手としてふさわしい行動がとれるようになる．

　最後に私自身の経験から，次のことを付け加えておきたい．患者の言動を見て，この人はなかなかよい人だとか，この人は癖のある人だとか簡単に決めつけないことが大切である．時間をかけてみると違った面が見えてきてその人に対する判断が変わることがよくあるからである．よいと思った部分，または好ましく

ないと思った部分をよく観察し，そしてそのどちらをも偏り見ないことが大切である．このことは病気を診る場合も同じである．私たちは病気になった臓器のデータだけに意識を集中させてしまいがちだが，身体には多くの臓器があって互いに影響し合っているので，病気になっていない臓器のデータにも十分注意を払う必要がある．"人も病気も，よいところと悪いところを偏り見ないこと"を是非覚えていてほしい．

16　第 I 部　臨床薬学の基礎

2・2　個人情報・自己決定権への配慮を実践する.

学生へのアドバイス

　医療現場において患者の個人情報や患者の自己決定権を守るために，どのような配慮がなされているか，どのようなルールがあるのかを学んでほしい．そのもとになっているのは，医療従事者に課せられている法的および倫理的義務である．医療現場では，具体的にどのような行動が法的および倫理的に問題となるのかを認識し，参加型実習に臨むことが重要となる.

この学習に必要な予備知識
医療人として　（⇨A(1)①：■ I, 第 3 章）
薬剤師が果たすべき役割　（⇨A(1)②：■ I, 第 4 章）
人と社会に関わる薬剤師　（⇨B(1)：■ II, 第 1 章）
この学習が目指す成果
　医療現場において患者の個人情報や自己決定権に関する法的，倫理的な理解を深め，それらに配慮した行動をとることができる.

対応 SBO

F(1)② 2,5〜7
詳細は p.xvii 参照.

個人情報保護法（act on the protection of personal information）：個人情報の保護に関する法律. 本シリーズ ■ I, SBO 37 および ■ II, SBO 12 参照.

2・2・1　個人情報へ配慮した患者への対応

　a. 個人情報保護法と"個人情報"の定義　　**個人情報保護法**において，個人情報は生存する個人に関する情報であり，これらの情報から特定の個人を識別することができるものとされている．この法律は，個人情報を取扱う事業者に対して適用され，"個人情報を取り扱うにあたっては，その利用目的を特定しなければならない"（第15条），"本人の同意を得ないで，その利用目的の範囲を越えて取り扱ってはならない"として個人情報の利用制限について事業者側の責任を定めている．事業者は個人情報の漏えいの防止に努める，情報を第三者に提供する際に本人の同意を得るなどのルールづくり，本人からの情報開示請求があった場合の対応についてなど，施設としての仕組みを整えなければならない.

　医療分野における患者の個人情報については，生存する個人に関してだけでなくその本人が死亡した後についても，病院などの事業者は"個人情報"と同等の安全管理措置を講じなければならないとされている（厚生労働省作成による"医療・介護関係事業者における個人情報の適切な取扱いのためのガイドライン"，2010 年 9 月 17 日改正）．医療機関などにおける個人情報の例として，診療録・調剤録・処方箋・手術記録・助産録・看護記録・検査所見記録・X 線写真・紹介状・退院した患者に関わる入院期間中の診療経過の要約などがある.

個人情報保護法　第 2 条（定義）

　この法律において"個人情報"とは，生存する個人に関する情報であって，当該情報に含まれる氏名，生年月日その他の記述等により特定の個人を識別することができるもの（他の情報と容易に照合することができ，それにより特定の個人を識別することができることとなるものを含む）をいう.

---

　b. 患者情報の適切な取扱いと知りえた患者情報の守秘義務　　医療従事者は，業務を遂行するうえで，患者や家族について他人が容易に知りえないような情報を詳細に知りうる立場にあるため，患者個人の情報を適正にかつ厳格に取扱うことが求められる．個人情報はその個人が所有するものであり，その取扱いはその

第2章 臨床現場で学ぶための準備　　17

本人が決めるものとして，患者は"自己情報コントロール権"を有すると考えられている．そのため，医療従事者は患者の同意なしでは患者情報を勝手に取扱うことはできない．

憲法 第13条の"個人の尊重"を理念として，特定の職業に従事する者に刑法第134条 第1項で**守秘義務**が課せられており，薬剤師もその対象となる．医療従事者の守秘義務については，刑法や医療法など多くの法令，指針でその情報漏えいを厳しく禁止している．このように医療分野では個々人に守秘義務規定があることから，他の職業に従事する者より強くその義務が意識され，患者の個人情報は慎重に扱われてきたといえる．これに加えて，個人情報保護法の施行（2005年4月）に伴い，事業者側にその遵守義務規定が発生したことから，施設として患者個人の情報を適正かつ厳格な取扱いに取組むことが求められている．

守秘義務 （confidentiality obligation）： 本シリーズ **1** I，SBO 37 参照.

医療従事者の守秘義務は，法的義務であるとともに適切な医療者–患者関係の基盤となる医療倫理上の義務である．医の倫理を規定したジュネーブ宣言*1（1948年に採択）の中で，"私は，私への信頼のゆえに知り得た患者の秘密を，たとえその死後においても尊重する"と述べられている．医療従事者の責務としてよき医療を施すためには患者から事実の開示が不可欠であり，さらに開示した事実が他に漏えいされることがないという患者からの信頼が求められる．

*1 ジュネーブ宣言については本書§3・1参照.

薬剤師の職業倫理に関して定めた薬剤師倫理規定*2の中でも，"薬剤師は，職務上知り得た患者等の秘密を，正当な理由なく漏らさない"〔薬剤師倫理規定 第9条（秘密の保持）〕と明記されている．

*2 薬剤師倫理規定については本書§3・1・2参照.

憲法 第13条　個人の尊重と公共の福祉

すべて国民は，個人として尊重される．生命，自由及び幸福追求に対する国民の権利については，公共の福祉に反しない限り，立法その他の国政の上で，最大の尊重を必要とする．

刑法 第134条 第1項（秘密漏示）

医師，薬剤師，医薬品販売業者，助産婦，弁護士，弁護人，公証人又はこれらの職にあった者が，正当な理由がないのに，その義務上取り扱ったことについて知り得た人の秘密を漏らしたときは，6月以下の懲役又は10万円以下の罰金に処する．

---

c. "個人情報"と"プライバシー"の関係　　日本国民は憲法 第13条に定められたプライバシーに関する権利をもち，医療におけるプライバシー保護もこの規定を根拠とする．個人情報保護法の"個人情報"は，特定の個人を識別できるかどうかという客観的な側面を捉えて規定しているが，プライバシー情報については，過去の判例で示されたその定義で，本人が公開を欲しない情報などの主観的といえる内容が考慮されている*3．医療分野で扱う個人情報には，患者にとって公開を欲しない情報が相当量含まれているため，個人情報とプライバシー情報は重なる部分も多く，この二つの情報は厳格に取扱われなければならない．

*3 コラム 4 (p.18) 参照.

> ### コラム4　プライバシー　解説
>
> "プライバシー"の定義: 判例では 1) 私生活上の事実又は私生活上の事実らしく受け取られるおそれのある事柄であること, 2) 一般人の感受性を基準にして当該私人の立場に立った場合公開を欲しないであろうと認められる事柄であること, 3) 一般の人々に未だ知られていない事柄であること, とされた (東京地方裁判所 1964 年 9 月 28 日 "宴のあと" 事件).
>
> 　医療現場では, リスボン宣言*(1981 年に採択)の中で "秘密情報は, 患者が明確な同意を与えるか, あるいは法律に明確に規定されている場合に限り開示することができる"(第 8 条の守秘義務に対する権利)とあるように, 患者情報の不正利用などがプライバシー侵害として問題となることが多い.

*リスボン宣言については本書 §3・1・2 参照.

2・2・2　自己決定権へ配慮した患者への対応

自己決定権 (right to self-determination): 本シリーズ ❶ I, SBO 36 参照.

a. 患者の自己決定権　自己決定権とは, 自己に関する事項について自ら主体的に選択・決定する権利として憲法 第 13 条で保障されている基本的人権である. "患者の自己決定権"とは, どのような医療行為を受けるか, そもそも医療行為を受けるかどうかを患者が主体的に決める権利といえる. 患者が自己決定権を適切に行使するために, 自らの病状や今後の予測, 治療方法, 治療の効果とそれに伴う危険, 代替治療法などについて説明を受け, 判断の根拠となる十分な情報を取得する必要がある. 患者の自己決定権は, リスボン宣言 (1981 年に採択)の中で医療従事者が認識し, 擁護すべき患者の権利 (第 3 条 自己決定の権利)として明記されている.

b. 患者への説明義務とインフォームドコンセント　医療法において "医療の担い手は, 医療を提供するに当たり, 適切な説明を行い, 医療を受ける者の理解を得るよう努めなければならない"(第 1 条の 4 第 2 項)とされており, 医療従事者は患者に対して説明の義務を負っている. 医療従事者は現在の病状および今後の予測に関する情報, 提供する医療行為に関する情報, 選択された医療行為の効果と危険性に関する情報などを提供しなければならない.

インフォームドコンセント (informed consent): 本シリーズ ❶ I, SBO 36 参照.

インフォームドコンセントとは, "説明と同意"と訳され, 患者の自己決定権を実現するシステムと捉えることができる. 医療者側の説明義務の内容は患者が自己決定権を行使するために必要な情報を提供するものでなければならない. この際, 患者が自己の病状につき十分な説明を受け, 理解したうえで自主的に選択し, 同意または拒否することができなければならない. 医療従事者の説明不十分によって自己決定権の行使が妨げられることがあってはならない. インフォームドコンセントの概念は, "個人の尊重"と "個人の自己決定権"が基盤になっており, リスボン宣言として公表された. 医療の主体は患者ではなく医療者側であるというような従来型のパターナリズム (父権主義, 温情的干渉主義)とは異なり, 医療従事者は本来, 患者の自己決定を支える立場にあり, 患者に十分理解できるよう "説明義務"を負っており, 患者はそれに基づいて "自発的な意思をもって同意すること"が医療の基本的なルールであることを常に意識してほしい.

2・2・3 実務実習において遵守すべき態度

a. 実務実習における患者の個人情報や患者の権利の取扱い　病院, 薬局実習では, 学生といえども医療人の一員として患者に接し, さまざまな患者情報を収集し, 薬剤師業務を実践する参加型実習を行う. プライバシーに関する権利や自己決定権の保護の観点から, 実習に際して患者に関わる情報の取扱いや薬剤師業務の実践について, 患者から同意を得ることは必要である.

実務実習は参加型で実施され, 患者に直接, 関わることで医療人としての義務, ルールや責任を学び, 習慣づけてほしい. そのためにも実習生は"実習で知りえた情報を他にもらしてはならない (守秘義務の遵守)"および"実習中に知りえた個人情報は施設外に持ち出してはならない (個人情報保護の遵守)"を徹底しなければならない.

b. 個人情報保護に配慮した実習記録の在り方　実習生が扱うのは, 個人を特定する情報のみならずプライバシー情報も数多くある. 個人情報およびプライバシー情報の保護という側面から実習記録は配慮しなければいけない. 個人情報を保護するために実習内容を記録する際は, 患者の氏名は記載しないで記号や番号を用いるなど, 個人が特定できないよう匿名化および情報の加工を必ず施すようにする. 氏名以外にも生年月日 (年齢に置き換えることなどで対応), 住所, 電話番号などは基本的に実習に不要な事項のため, これら実習目的に不要な情報は一切記載しない.

c. 問題となる事例

i) 実習記録における匿名化

・病院実習において, 病棟で行った服薬指導の内容を実習記録ノートに記載した際, 氏名は記号により匿名化したが, 入退院年月日, 病棟名, 実年齢などの氏名以外の情報はすべて省略や記号化なしに併記した. これを読んだ指導薬剤師は患者が特定されるとして, 実習生に対し患者の特定ができないよう記述に直すよう指導した.

解 説: 入退院年月日, 手術日, 検査日, 転院日などの日付の記述は, 特定の日を表し, 診療内容, 性別, 実年齢, 病棟名などが併記されることによって識別の可能性が出てくるので注意を要する.

ii) 情報の流出を防ぐための実習記録の管理方法

・実習記録を自宅で書こうとして, 実習記録ノートをかばんに入れた. 帰宅途中の電車内の網棚にそのかばんをのせたが, 電車から降りる際に慌てていたので網棚にかばんを置き忘れた. 降りた直後にこのことに気づき, すぐに鉄道会社と警察に届け出た. そしてこの旨を実習施設に連絡した.

・病院実習において, 病棟ラウンドに随行することになり, 実習生はあらかじめラウンドする患者の氏名, 職業, 年齢をメモ帳に書いておいた. ラウンド時に患者の様子や医師と患者の会話内容などをそのメモ帳に記述した. ひき続きナースステーションで持参薬確認の実習を行った後に, ラウンド中は手に持っていたメモ帳がどこにも見当たらないことに気づいた.

解 説: 実習中は実習記録の実習施設外への持ち出しは持ち出す際は, 厳重に

管理し，メモやノートの紛失に注意することなど，第三者に情報がもれることのないように実習記録などを厳重に管理しなければならない．

iii) その他

・複数の実習生が実習施設外の食堂で昼食をとった際，実習に関する会話となった．食堂に居合わせた一般の人から"学生が大声で患者の話題をしていたので，改めるよう指導してほしい"との電話が入った．

・薬局実習中の実習生が，ソーシャル・ネットワーキング・サービス（SNS）へ実習で体験したことを書き込んだ．実習施設をかかりつけ薬局としている患者がそれを読み，自分の個人情報がSNSにもれているとして，薬局に苦情を申し出た．

・病院実習中の実習生が，芸能人が実習中の病院に入院していることを知り，その患者の電子カルテ情報を興味本位で閲覧した．

解 説：プライバシー情報の保護の側面からも，あらゆる場面で情報の流出のないように，守秘義務を遵守しなければならない．具体的には，患者に関する情報は部外者に一切他言しない，公共の場所で話題にしない，電子カルテの目的外閲覧をしないなどのルールを厳重に守ることを習慣としてほしい．

第 2 章　臨床現場で学ぶための準備　　21

2・3　薬剤師の社会貢献の重要性を知る.

学生へのアドバイス

　病院・薬局で薬剤師が実践する薬学的管理や在宅医療・介護に関わる薬剤師の役割について，その重要性と心構えを考えてほしい.

　地域保健における薬剤師の役割と代表的な活動（薬物乱用防止，自殺防止，感染予防，アンチドーピング活動など）について知ってほしい.

　現在の医療システムの中での，プライマリケア，セルフメディケーションに対する薬剤師の具体的な役割を考えてほしい.

この学習に必要な予備知識

医療人として　（⇨ A(1)① 1〜4: **1** I, 第 3 章）

薬剤師が果たすべき役割　（⇨ A(1)② 1〜3, 6, 7: **1** I, 第 4 章）

患者の安全と薬害の防止　（⇨ A(1)③ 1, 3: **1** I, 第 5 章）

多職種連携協働とチーム医療　（⇨ A(4): **1** I, 第 13 章）

地域における薬局の役割　（⇨ B(4)① 1, 3〜5: **1** II, 第 7 章）

地域における保健，医療，福祉の連携体制と薬剤師

（⇨ B(4)② 1, 2: **1** II, 第 8 章）

この学習が目指す成果

　医療の担い手として求められる活動を適切な態度で実践するために，薬剤師の活躍する臨床現場で必要な心構えと薬学的管理の基本的な流れを把握する.

　在宅医療，地域保健，プライマリケア，セルフメディケーションの意義を理解するとともに，これらの活動に参加することで，地域住民の健康の回復，維持，向上に関わることができる.

2・3・1　薬学的管理の重要性と在宅医療・介護に関わる薬剤師の役割

　薬剤師の重要な業務の一つに，**医薬品の適正使用**への貢献があげられる. 入院中や外来，一般用医薬品の使用など，状況の違いはあるものの，患者の医薬品使用に関しては一貫して薬剤師が関与し，リスクの最小化と最大の効果を図るために，医薬品の適正使用を支援する役割がある. 病院や地域のチーム医療の一員として，他職種と患者情報を共有し，協力・連携して適正な薬物療法の実践に積極的に関わることが求められる. また，特に外来から入院，あるいは入院から外来，在宅に移行する場合には，薬局薬剤師と病院薬剤師が患者情報を共有し，シームレスな薬物療法を提供できるような薬薬連携が不可欠である.

　入院患者が退院して在宅療養に移行したり，介護が必要になったときに，薬剤師に気軽に相談できる体制を整えておくことも薬局の役割の一つである. その際，薬局が在宅医療や介護に関わっていなければ的確なアドバイスができないことから，在宅業務に取組んでいることが前提となる. 医療に関しては症状に合った医療機関を紹介すること，介護については利用者の状況を把握し，アクセスすべき介護施設や行政窓口などを紹介したり，その際の手続きなどをアドバイスすることである. 薬局では近隣の医療機関，地域医療連携室，地域包括支援センター，行政窓口などと常にコンタクトが取れる双方向性の体制を整えておく必要がある.

　2014 年 6 月 12 日に薬剤師法 第 25 条の 2 が改正され "薬剤師は，調剤した薬剤の適正な使用のため，販売又は授与の目的で調剤したときは，患者又は現にその看護に当たっているものに対し，必要な情報を提供し，及び必要な薬学的知見に基づく指導を行わなければならない" と薬学的知見に基づく服薬指導義務が明確化された. 外来患者に対する調剤業務だけではなく，在宅業務における薬局薬剤師の果たす役割はきわめて重要で，高齢者は加齢とともに複数の疾患を合併し

対応 SBO

F(1)② 3
詳細は p.xvii 参照.

医薬品の適正使用
drug proper use

ていることが多く，多剤併用による重複服薬，相互作用のリスクが高くなる．また，肝機能・腎機能の低下，体成分組成の変化による体内動態の変動などもあり，生理機能の個人差に対応した処方，調剤，服薬管理が重要であり，薬剤師は必要に応じて療養患者の状況や体調などを確認し，薬学的知見に基づいた評価から主治医などへの情報提供，処方提案などを行うことが望まれる．

2・3・2 地域保健における薬剤師の役割と代表的な活動

　薬剤師の任務は，薬剤師法 第1条に"薬剤師は，調剤，医薬品の供給その他薬事衛生をつかさどることによつて，公衆衛生の向上及び増進に寄与し，もつて国民の健康な生活を確保するものとする"と定められており，日本薬剤師会が制定した薬剤師綱領にも同様に任務と責務が明記されている．1992年の医療法改正において，薬剤師は"医療の担い手"として位置づけられ，2006年の医療法改正で，"薬局"が医療提供施設と位置づけられた．薬局は，地域住民に最も近い医療提供施設であり，薬剤師は医療人として，地域における公共的な役割を担うことが求められており，薬局薬剤師は，薬局という地域に密着した拠点を通じ，医薬品の供給・適正使用への関与にとどまらず，地域社会や生活者の薬事・公衆衛生に関するニーズにも応えることが求められている．

　特に薬局薬剤師は，行政や医療・介護職種などとの連携のほか，地域生活を支える自治会，老人会，ボランティア組織との連携・交流に臨み，医療・介護，健康相談，お薬相談，日常健康管理，衛生管理，災害時対応などの啓発活動や学校薬剤師活動，スポーツ選手における"うっかりドーピング"防止のためのスポーツファーマシスト*の活動などを通じて，薬剤師の職能や地域における薬局の機能・役割を広く知ってもらうことが重要である．

* コラム6参照.

　このほか，禁煙支援，子育て支援などは多くの薬局・薬剤師が取組んでいる．また近年，自殺・うつなどの心のケアを支援しているところも多くなっているが，認知症・うつ・自殺予防は相互に関連しているといわれており，地域での一体的な取組みが必要である．薬局の役割は，1) 声掛け，2) 気づき，3) つなぎ，4) 見守りが重要とされており，たとえば，認知症チェックリストを活用するなどで，二次予防対象者の情報を住所地の地域包括支援センターへ情報提供をすることや予防プログラムの作成などがあげられる．さらに認知症やうつに対する啓発，関係機関との情報交換やシステム構築，本人・家族に対する支援体制，店頭

コラム5　薬剤師綱領（1973年10月 日本薬剤師会制定）　解説

一．薬剤師は国から付託された資格に基づき，医薬品の製造・調剤・供給において，その固有の任務を遂行することにより，医療水準の向上に資することを本領とする．

一．薬剤師は広く薬事衛生をつかさどる専門職としてその職能を発揮し，国民の健康増進に寄与する社会的責務を担う．

一．薬剤師はその業務が人の生命健康にかかわることに深く思いを致し，絶えず薬学，医学の成果を吸収して，人類の福祉に貢献するよう努める．

第 2 章　臨床現場で学ぶための準備　　23

> ### コラム 6　公認スポーツファーマシスト認定制度　トピックス
>
> 　2008 年に発表された新学習指導要領に基づいて，2012 年度から中学校での薬教育が義務化され，高等学校では，2013 年度から学年進行でより踏込んだ内容の教育が実施されるようになっている．
>
> 　2009 年度から，公益財団法人 日本アンチ・ドーピング機構（JADA）による**公認スポーツファーマシスト認定制度**が開始された．このような制度は海外には例がなく，ドーピング防止という健全なスポーツへの貢献という新たな薬剤師の職能をアピールできる環境ができ上がった．薬剤師に求められているのは，競技者およびスポーツ愛好家に対し，薬の正しい使い方の指導，薬に対する健康教育の普及・啓発を行い，ドーピング防止に努めることである．また，疾病の治療のために医薬品を使用してしまったことでドーピング検査において陽性となってしまう，いわゆる"うっかりドーピング"を防止するための助言者となることも重要な役割である．

JADA：Japan Anti-Doping Agency

からの声掛けなどに加え，地域のボランティア活動など，幅広い見地からの連携体制のもとで取組む必要がある．

　さらに，記憶に新しいところでは，東日本大震災における薬剤師の救援活動があげられる．大規模な災害時には，災害救助法に基づき，避難所や救護所が設置される．薬剤師による救護活動は，被災者への医薬品の提供のみならず，支援物資としての医薬品などの仕分け，災害医療チームへの参画，衛生状態の確保など，多岐にわたるものである．自治体や薬剤師会との連携下で，薬剤師が積極的に活動したことが評価された実績がある．

　一方，病院薬剤師の役割として，医療機関同士や介護施設・事業者との患者情報の共有は必須で，特に患者の薬歴，アドヒアランス状況，有害事象発生状況，イベント発生状況などに関する情報把握・提供は薬剤師が中心的な役割を担うべきであり，薬剤師が提供するサービスが途切れないような仕組みを構築することが大切である．患者個々の情報を薬局薬剤師と共有するためには，お薬手帳の記入を徹底し，調剤情報提供書を作成し提供したり，薬局に退院時カンファレンスへの出席を要請し，退院後の療養についての情報を共有することが大切である．入院にあたっては，訪問薬剤管理指導を行っている患者が入院した場合は，指導記録の提供を求めるなどが必要であり，また，定期的に診療を受けている患者には，お薬手帳を常時携帯し入院時には医療機関に提出するよう指導したり，退院後初回の処方箋交付時に，薬剤情報提供書をかかりつけ薬局に提示するよう指導することが大切である．

2・3・3　セルフメディケーション，プライマリケアに対する薬剤師の 具体的な役割

　薬局は，院外処方箋の応需による医薬品の供給だけでなく，健康の維持・増進，疾病の予防・早期発見，重症化防止などを相談できる生活者のファーストアクセスの場である．2013 年度からスタートした"健康日本 21（第二次）"では，"健康を支え，守るための社会環境の整備"のため，"地域住民が身近で気軽に専門的な支援・相談が受けられる民間団体の活動拠点数の増加"が目標として掲げ

24 第 I 部 臨床薬学の基礎

られ，その活動拠点の例として"地域住民の健康支援・相談対応などを行い，その旨を積極的に地域住民に周知している薬局"が記載されている．

薬局はすべての医薬品の供給責任を負うが，生活者の健康をサポートするために医療用医薬品，要指導医薬品・一般用医薬品のみならず，血糖自己測定を行う簡易検査器具，一般用検査薬，医薬部外品，サプリメント，機能性表示食品，特定保険医療材料・衛生材料，化粧品，育児用品などの供給体制も備えている．また，検体測定室を備えた薬局も増えている．

セルフメディケーションについて，日本薬剤師会では"自己の健康管理のため，医薬品等を自分の意思で使用することである．薬剤師は生活者に対し，医薬品等について情報提供し，アドバイスする役割を担う"と定義している．また，世界保健機関（WHO）は，"セルフメディケーションとは，自分自身の健康に責任をもち，軽度な身体の不調（minor ailment）は自分で手当てすること"，国際薬剤師・薬学連合（FIP）は，"セルフメディケーションとは，自分の意志で非処方箋薬を使用することである"と定義し，"薬剤師は，セルフメディケーションに利用可能な医薬品について支援，アドバイス及び情報を人々に提供するのに，重要な役割を担っている"と提言している．すなわち，国民のセルフメディケーションを専門的な立場からサポートし，その質を高めることは，世界中のどこにあっても，薬局薬剤師の重要な社会的役割である．

プライマリケアとは，体調の不安，不調に対して，身近にあって，最初に相談でき，適切に対応（アドバイスやトリアージ*）をしてくれる総合的な医療のことである．

薬局においては，プライマリケアの窓口として軽度の疾病や健康に不安を抱える生活者に対し，セルフメディケーションでの対応が可能かどうかを判断し，要指導医薬品・一般用医薬品の販売，生活指導や必要に応じて医療機関への受診勧奨や緊急対応などを行う．同時に，処方薬を服用しながら一般用医薬品やサプリメントなどを利用する場合があることを踏まえ，エビデンスに基づいたアドバイスも行っている．

地域に最も近い医療提供施設である薬局は，生活者が日常的に必要とする医療・衛生材料や介護関連用品，栄養補助食品など，医薬品以外の保健・健康関連物品の供給を通して，生活者の日常的な健康管理，健康増進に関わることができる立場にある．薬局が，医療保険や介護保険サービスだけでなく，生活者の保

WHO：World Health Organization

FIP：International Pharmaceutical Federation

＊コラム7参照.

トリアージ　triage

コラム7　薬剤師によるトリアージ業務　発 展

①要指導医薬品もしくは一般用医薬品の使用，②医療機関への受診の勧め（受診勧奨），③生活指導（養生法を含む）のいずれかに振り分けて消費者に提案する業務を，日本薬剤師会では，**薬剤師によるトリアージ業務**とよんでいる．セルフメディケーションにおける薬剤師が果たす役割において，トリアージ業務はきわめて重要なステップである．適切なトリアージ業務は，生活者の抱える問題を速やかに解決することに役立つ．また，責任ある受診勧奨は，症状の重篤化を防ぎ，生活者にふさわしい治療を受ける機会を提供する意味で，薬剤師にとって大切な業務といえる．

健・健康増進に関わる活動から，要指導医薬品・一般用医薬品の供給などのセルフメディケーションにまで関わってこそ，"かかりつけ薬局"，"かかりつけ薬剤師"として国民に選択され，信頼が得られる．

生活習慣病予防やその他の疾患に対する早期の対応，健康管理は，同時にまた医療保険財政の健全な運営など，経済的側面からも社会の要請に応えるものであり，地域包括ケアシステムにおける薬局の重要な役割として，地域における**健康サポート薬局**としての機能の確立を目指すことが期待されている．

第3章 臨床現場で学ぶ心構え

3・1 病院・薬局実務実習での心構え

学生へのアドバイス

実務実習では医療現場に身を置くことで，病院においては医師や看護師など，他職種の医療従事者とどのように薬剤師が連携して患者中心の医療に携わっているのか実感する．薬局においては薬剤師以外の医療関係者が存在しない状況で，医療機関とどのように連携を図りながら処方箋に基づいた調剤，要指導医薬品・一般用医薬品の提供，薬物治療の支援，および受診勧奨などを行っているのかを実感する．大学での講義・演習・実習で習得した知識・技能・態度に基づき指導薬剤師の

下で多くの薬剤師業務を体験してほしい．その中で，薬剤師業務は生命に関わることを自覚し，健康や生命を尊重しながら誠意ある態度で行動することや薬剤師に課せられている守秘義務の重要性を学んでほしい．

この学習に必要な予備知識

薬剤師の使命 （⇨ A(1)：**1** I, 第 I 部）
薬剤師に求められる倫理感 （⇨ A(2)：**1** I, 第Ⅲ部）

この学習が目指す成果

病院・薬局実務実習を通じて，医療の現場であることを常に意識するとともに，薬系大学の実習生であることを自覚しながら，薬剤師として求められる基本的な資質・心構えを明確にする．

対応 SBO

F(1)② 1〜7
詳細は p.xvii 参照.

3・1・1 薬剤師として求められる基本的な資質

薬剤師は豊かな人間性と医療人として高い使命感をもち，生命の尊さを深く認識し，生命と健康な生活を守ることを通して社会に貢献する資質を身につけなければならない．そのための心構えとして，生涯にわたって薬の専門家としての責任をもち，薬剤師の義務および法令を遵守するとともに，人の命と健康な生活を守る使命感・責任感および倫理観をもってほしい．実務実習においては医療現場であることを常に意識するとともに，薬系大学の実習生であることを自覚し，以下 a〜c の注意事項を厳守する．

a. 身だしなみ 身だしなみを整えることは患者・来局者に好感を与え，安心して医療を受け，信頼して医薬品の受け取りをしてもらうための基本である．具体的には，清潔で活動的な服装とし，白衣などはきちんとボタンをかけ，頭髪，手指は清潔にし，化粧は控えめにする．

b. コミュニケーション・態度

1) コミュニケーションはあいさつから始まる．あいさつの基本である積極的に，心を込めて，はっきりと，姿勢よくを心がけて行うように努める．ただし，相手の心情や病状に配慮して，適切かつ共感的な態度で接することが重要である．

2) 患者・来局者や医療スタッフに不快感を与えないような態度や言葉遣いに注意する．一朝一夕に習得できるものではないが，日頃から丁寧な態度や言葉遣いを身に付けるように意識する．

3) 体調がすぐれない患者・来局者には簡潔な対話を心がける．他の患者・来局者に病名などの個人情報が聞こえないようにプライバシーに配慮する．

4) 患者・来局者からの苦情はプライバシーに関係する場合が多い．実習施設内に限らず実習先と自宅間の移動途中，外出先や大学内，帰宅してからも患者・来局者の情報を話題にしない．

5) 患者・来局者や他の医療スタッフが何を求めているのか，どのような問題を抱えているのかを理解しなければ，十分な薬学的知識をもっていても的確な情報提供はできない．また，患者・来局者は多くの情報を得ようと，薬剤師に意見を求めて質問する場合がある．患者・来局者から問題点や質問の意図を上手に聞き出しながら，一方的に意見を押しつけることのないように情報提供するよう心がける．

6) 専門用語は患者・来局者にとって理解が難しい場合があり，ニュアンスが正確に伝わらなかったり，円滑な対話を阻む原因となる．患者・来局者に合わせて理解しやすい用語や表現を用いる．

c. 電話応対　実習中に患者・来局者から薬剤師に取次ぐ電話応対を行う場合がある．電話の受け答えの基本を身につけ，相手に不快感や不信感を与えないようにする．

3・1・2　医療の担い手が守るべき倫理規範を遵守する

薬剤師は医療法において"医療の担い手（医療人）"として明確に位置づけられている．倫理とは"法律などにより強制されるまでもなく，人として守らなければならないこと"と定義されている．薬剤師は医療人として"医療倫理"を遵守し，人の生命に関わる業務を遂行するため"生命倫理"も遵守しなければならない．こうした倫理を含めた"薬剤師倫理"があり，薬剤師倫理を踏まえて調剤，医薬品の供給や薬事衛生などの任務を果たさなければならない．

a. ジュネーブ宣言とリスボン宣言　医の倫理に関する宣言の中でもジュネーブ宣言は，1948年の第2回世界医師会総会で規定された医の倫理に関する規定であり，ヒポクラテスの誓いの倫理的精神を現代化・公式化したものである．現在のジュネーブ宣言のおもな内容を，表3・1に示す．

> ジュネーブ宣言 (Declaration of Geneva)：本シリーズ **1** I, SBO 31 に，2006 年の最新版に詳細が掲載されている．

表3・1　ジュネーブ宣言のおもな内容

① 全生涯を人道のために捧げる
② 人道的立場にのっとり，医を実践する（道徳的・良識的配慮）
③ 人命を最大限に尊重する（人命の尊重）
④ 患者の健康を第一に考慮する
⑤ 患者の秘密を厳守する（守秘義務）
⑥ 患者に対して差別・偏見をしない（患者の非差別）

表3・2　リスボン宣言の原則

① 良質の医療を受ける権利
② 選択の自由
③ 自己決定権
④ 意識喪失患者の代理人の権利
⑤ 法的無能力者の代理人の権利
⑥ 患者の意思に反する処置・治療の条件
⑦ 情報に関する権利
⑧ 秘密保持に関する権利
⑨ 健康教育を受ける権利
⑩ 尊厳性への権利
⑪ 宗教的支援を受ける権利

リスボン宣言は，医療従事者が知っておくべき患者の権利として，1981年ポルトガルのリスボンで開催された世界医師会総会で採択されている．原則，表3・2に示す11項目に分かれている．

> リスボン宣言 (Declaration of Lisbon)：本シリーズ **1** I, SBO 35 に詳細が掲載されている．

b. 薬剤師倫理規定（日本薬剤師会理事会 1968 年 8 月制定，1997 年 10 月全面改定）　日本薬剤師会の薬剤師倫理規定は，前文および 10 の条文から構成されている．前文では，

> ### 薬剤師倫理規定　前文
>
> 　薬剤師は，国民の信託により，憲法及び法令に基づき，医療の担い手の一員として，人権の中で最も基本的な生命・健康の保持促進に寄与する責務を担っている．この責務の根底には生命への畏敬に発する倫理が存在するが，さらに，調剤をはじめ，医薬品の創製から供給，適正な使用に至るまで，確固たる薬（やく）の倫理が求められる．
>
> 　薬剤師が人々の信頼に応え，医療の向上及び公共の福祉の増進に貢献し，薬剤師職能を全うするため，ここに薬剤師倫理規定を制定する．

とうたわれており，"薬の倫理"という言葉で薬剤師倫理を表現している．薬剤師としての専門的任務を遂行する際，常に守らねばならない 10 の事項を以下のように定めている．

> ### 薬剤師倫理規定　条文
>
> （任　務）
> **第1条**　薬剤師は，個人の尊厳の保持と生命の尊重を旨とし，調剤をはじめ，医薬品の供給，その他薬事衛生をつかさどることによって公衆衛生の向上及び増進に寄与し，もって人々の健康な生活の確保に努める．
> （良心と自律）
> **第2条**　薬剤師は，常に自らを律し，良心と愛情をもって職能の発揮に努める．
> （法令等の遵守）
> **第3条**　薬剤師は，薬剤師法，薬事法，医療法，健康保険法，その他関連法規に精通し，これら法令等を遵守する．
> （生涯研鑽）
> **第4条**　薬剤師は，生涯にわたり高い知識と技能の水準を維持するよう積極的に研鑽するとともに，先人の業績を顕彰し，後進の育成に努める．
> （最善尽力義務）
> **第5条**　薬剤師は，医療の担い手として，常に同僚及び他の医療関係者と協力し，医療及び保健，福祉の向上に努め，患者の利益のため職能の最善を尽くす．
> （医薬品の安全性等の確保）
> **第6条**　薬剤師は，常に医薬品の品質，有効性及び安全性の確保に努める．また，医薬品が適正に使用されるよう，調剤及び医薬品の供給に当たり患者等に十分な説明を行う．
> （地域医療への貢献）
> **第7条**　薬剤師は，地域医療向上のための施策について，常に率先してその推進に努める．
> （職能間の協調）
> **第8条**　薬剤師は，広範にわたる薬剤師職能間の相互協調に努めるとともに，他の関係職能をもつ人々と協力して社会に貢献する．
> （秘密の保持）
> **第9条**　薬剤師は，職務上知り得た患者等の秘密を，正当な理由なく漏らさない．
> （品位・信用等の維持）
> **第10条**　薬剤師は，その職務遂行にあたって，品位と信用を損なう行為，信義にもとる行為及び医薬品の誤用を招き濫用を助長する行為をしない．

3・1・3 職務上知り得た情報について守秘義務を守る[*1]

実務実習は医療現場であることから，薬剤師に限らず医療に関わる者は，患者・来局者に関する情報と常に接することになる．患者・来局者の情報が完全に守られなければ，医療への信頼を失うことになる．したがって，薬剤師は職務上知り得た情報について，守秘義務の存在を常に念頭において行動しなければならない．具体的な態度として，以下の事項に注意する．

1) **情報の取扱い**: 医療機関では患者の薬剤管理指導記録など，薬局では薬剤服用歴管理簿（薬歴簿），処方箋，調剤録，調剤報酬明細書などを外部に持ち出さない，放置しない．

2) **会話場所**: 廊下，エレベーター，待合室，交通機関などで，患者・来局者の情報が職務上無関係の人に聞こえるような会話をしない．

3) **患者・来局者との対話**: 他の患者・来局者などに聞こえないように配慮する．たとえば，処方された医薬品名から患者の病名や処方薬名を他の人に聞こえるような声で尋ねることをしない．

4) **実習施設外**: 実習で知り得た情報を家族も含む他の人に話さない．

[*1] 本書 §2・2 参照.

3・1・4 病院薬剤師と薬局薬剤師の連携の重要性

患者の入退院時や転院時には，両医療機関の医師や看護師の間で病態や治療法，看護計画などの診療情報や看護情報の引継ぎが行われる．最近では理学療法士などにも情報提供書を用いて引継ぎを行っている．他の医療従事者と同様に，病院薬剤師と薬局薬剤師がお互いに薬剤管理指導の内容を引継ぐことは，安全な薬物療法を継続して患者に提供するために重要なことである．薬剤師間の情報提供においては，処方医の治療方針や患者への説明内容と不一致がないようにする必要がある．病院薬剤師が他の医療機関の薬剤師へ情報提供する場合には，看護師など他の医療従事者とも連携・協調し，各分野の専門性を尊重して多職種連携医療を実践することが重要である．

a. チーム医療での薬剤師の役割　チーム医療[*2]は医師，薬剤師，看護師，栄養士，検査技師，理学療法士や作業療法士などの医療専門職が各専門知識を生かし，情報を共有し，連携・協力して患者の治療とQOL向上に努めるスキルミックス（多職種協働）医療である．薬剤師はチーム医療の一員として薬物療法に関する知識の提供と共有，薬剤の有効性と安全性の確保，および副作用や併用薬の問題解消などを目指さなければならない．

[*2] チーム医療については本シリーズ **7** Ⅲ，第Ⅰ部参照.
QOL: quality of life

b. 患者の健康の維持と回復に貢献するトータルコーディネーターとしての役割
薬剤師は医療用医薬品や一般用医薬品などの適正使用を推進し，国民の健康の維持と回復に貢献する義務がある．予防医療から在宅医療に関わる服薬情報の一元的・継続的把握と薬学的管理・指導を担う“かかりつけ薬局”の薬剤師と病院薬剤師が連携・協調する薬薬連携に加え，多種職連携による地域医療の実践が重要である．

I-C　臨床実習の基礎

第4章　薬剤師業務の概要と社会との関連

> ## 4・1　病院・薬局の薬剤師業務全体の流れと薬剤師の関わりを概説できる.

学生へのアドバイス

薬剤師の任務を理解したうえで，病院薬剤師および薬局薬剤師いずれにも共通する業務や，病院薬剤師あるいは薬局薬剤師に特徴的な業務の概要を把握してほしい．さらに，今後求められる薬剤師業務を考えてほしい．

この学習に必要な予備知識

薬剤師の使命　（⇨ A(1)：**1** I, 第Ⅱ部）

薬剤師の求められる倫理観　（⇨ A(2)：**1** I, 第Ⅲ部）
信頼関係の構築　（⇨ A(3)：**1** I, 第Ⅳ部）
多職種連携協働とチーム医療　（⇨ A(4)：**1** I, 第Ⅴ部）
薬学と社会　（⇨ B：**1** Ⅱ）

この学習が目指す成果

臨床における薬物療法の実践，チーム医療および地域の保健・医療・福祉への参画に必要な基本的知識を習得し，臨床や保健・福祉の現場で活躍する将来の自分の姿を思い描ける．

対応 SBO

F(1)③ 1,2,13
詳細は p.xvii 参照.

4・1・1　薬剤師の任務

　薬剤師の任務を規定している薬剤師法 第1条には，医師法 第1条および歯科医師法 第1条と共通する記載 "公衆衛生の向上及び増進に寄与し，もつて国民の健康な生活を確保する" がある．"国民の健康な生活を確保する" ために，薬剤師は "調剤，医薬品の供給その他薬事衛生"，医師は "医療及び保健指導"，歯科医師は "歯科医療及び保健指導" をつかさどることが明記されている．医療法 第1条の2に記載の "医療の担い手" の中で，"つかさどる（掌る）" と規定されているのはこの三者のみである（表4・1）．すなわち薬剤師は医師，歯科医師とともに，医療の担い手の中の中心的存在であり，薬剤師が担う業務は多岐かつ細部に及び，責任も重い．

表4・1　"医療の担い手" の任務

薬剤師法
(薬剤師の任務)
第1条　薬剤師は，調剤，医薬品の供給その他薬事衛生をつかさどることによつて，公衆衛生の向上及び増進に寄与し，もつて国民の健康な生活を確保するものとする．

医師法
(医師の任務)
第1条　医師は，医療及び保健指導を**掌る**ことによつて公衆衛生の向上及び増進に寄与し，もつて国民の健康な生活を確保するものとする．

歯科医師法
(歯科医師の任務)
第1条　歯科医師は，歯科医療及び保健指導を**掌る**ことによつて，公衆衛生の向上及び増進に寄与し，もつて国民の健康な生活を確保するものとする．

医療法
(医療提供の理念)
第1条の2　医療は，生命の尊重と個人の尊厳の保持を旨とし，医師，歯科医師，**薬剤師**，看護師その他の医療の担い手と医療を受ける者との信頼関係に基づき，及び医療を受ける者の心身の状況に応じて行われるとともに，その内容は，単に治療のみならず，疾病の予防のための措置及びリハビリテーションを含む良質かつ適切なものでなければならない．

保健師助産師看護師法
(法律の目的)
第1条　この法律は，保健師，助産師及び看護師の資質を向上し，もつて医療及び公衆衛生の普及向上を図ることを目的とする．
(看護師の定義)
第5条　この法律において "看護師" とは，厚生労働大臣の免許を受けて，傷病者若しくはじよく婦に対する療養上の世話又は診療の補助を行うことを業とする者をいう．

4・1・2 病院・薬局における薬剤師業務の概要と関連性

薬剤師は，勤務先が病院・薬局いずれの場合においても，薬物治療に関するさまざまな業務に関わっている．具体的には，患者・来局者応対，初回面談，医薬品管理，調剤，医薬品情報管理，服薬指導，薬物療法の実践がおもな業務となる（図4・1）．それら業務を行うにあたって，患者を中心に，他の医療スタッフと連携し（図4・2），リスクマネジメントにも配慮しながら業務にあたっている．以下，それぞれの項目について，まず，病院薬剤師および薬局薬剤師いずれにも共通する業務，次に，病院薬剤師あるいは薬局薬剤師に特徴的な業務の順に概説する．

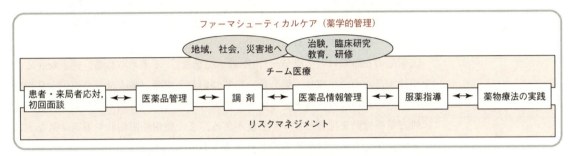

図4・1　おもな薬剤師業務の概要とその関係

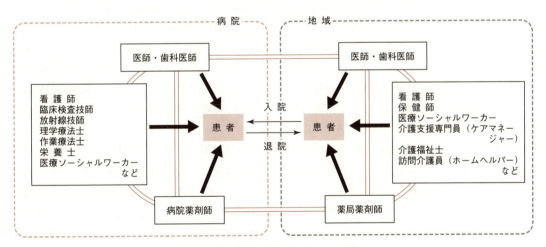

図4・2　多職種連携によるチーム医療

4・1・3 病院薬剤師・薬局薬剤師に共通する薬剤師業務

a. 患者・来局者応対，初回面談　一連の薬物治療，セルフメディケーション支援において，患者・来局者とコミュニケーションをとる最初の場面が患者・来局者応対，初回面談である．薬局薬剤師の場合，処方箋調剤や一般用医薬品の購入，健康相談などが目的で薬局に来る患者・来局者に対しての応対，在宅医療として患者に居宅で接する初回面談が該当する．病院薬剤師では，入院患者に病室で接する初回面談が該当するが，それ以外に近年では，抗悪性腫瘍薬などを投与している患者に対し医師の診察前に病院薬剤師が応対する薬剤師外来なども増

病院薬剤師
hospital pharmacist

薬局薬剤師
community pharmacist

32　第Ⅰ部　臨床薬学の基礎

*1 薬剤師によるトリアージ業務についてはコラム7（p.24）参照.

えてきている. いずれも調剤（一般用医薬品の購入などではトリアージ*1），服薬指導や薬物療法の実践などにおいて必要となるさまざまな情報を患者・来局者から直接収集するのが主目的である.

インフォームドコンセント（informed consent）：本書§2・2参照.

　情報収集にあたってはインフォームドコンセントを得て，患者・来局者の体調や心理状態，プライバシーなどにも配慮しながら，適宜，適切な質問法やコミュニケーション方法を選択していく必要がある. 患者・来局者は最初から真実や核心部分を話さないこともあるため話しやすい雰囲気づくりが重要であり，傾聴と共感の姿勢で，心の通い合った良好な関係（ラポール）の形成を目指していくことが肝要である.

ラポール　rapport

医薬品管理
drug management,
medicine management

　b. 医薬品管理　スムーズな調剤と医薬品の安定供給を実現するためには，日々の医薬品管理が欠かせない. 薬剤師には，適正な在庫量の確保と適切な保管・管理・提供が求められる.

　医薬品の在庫量は"入庫量−（出庫量＋廃棄量）"で求められる. 適正な在庫量を維持するため，出庫量（処方量）に基づいた入庫量（購入量）の決定が必要である. そのためには，後述する医薬品情報も考慮した処方動向の分析を行い，常に処方量の変動を把握していく必要がある. また使用期限切れや調剤ミスなどによる廃棄をできるだけ抑えることも重要である.

　医薬品にはおのおの，保管条件（貯法）が定められており，製造および流通過程では条件が遵守され，品質が確保された医薬品が病院や薬局に納入される. 薬剤師は病院や薬局での保管中はもとより，散剤の混合や錠剤の粉砕，一包化調剤などを行った場合も含め，調剤後の医薬品の品質にも責任をもつことが求められる. すなわち，入院患者に投薬・施用されるまで，あるいは外来患者が居宅などで最後の1包を服用するまで医薬品の安定性に責任をもち，品質確保に努めなければならない. 医薬品管理は，医薬品の物性や特徴を把握している薬剤師だからこそできる業務である.

調剤　dispensing

　c. 調剤　薬剤師がつかさどる"調剤，医薬品の供給その他薬事衛生"の中で，病院・薬局を問わず最も多く関わるのは調剤であろう. かつての"調剤業務"は，処方箋に従って単に医薬品の取りそろえや調製を行うことであった. しかし現在の"調剤業務"には，狭義には患者や医薬品の情報を踏まえた調剤のみをさすこともあるが，広義にはそれだけでなく，個々の患者に対する情報提供と必要な薬学的知見に基づく指導*2，さらに投薬後の有効性および安全性評価が含ま

*2 薬剤師法 第25条の2.

表4・2　情報提供と服薬指導，疑義照会の法的根拠

薬 剤 師 法
（処方せん中の疑義）
第24条　薬剤師は，処方せん中に疑わしい点があるときは，その処方せんを交付した医師，歯科医師又は獣医師に問い合わせて，その**疑わしい点を確かめた後でなければ，これによつて調剤してはならない.**
（情報の提供及び指導）
第25条の2　薬剤師は，調剤した薬剤の適正な使用のため，販売又は授与の目的で調剤したときは，患者又は現にその看護に当たつている者に対し，**必要な情報を提供し，及び必要な薬学的知見に基づく指導を行わなければならない.**

れる．処方医への問い合わせについても，疑義照会*だけではなく，薬物療法を最適化するために，患者の生活状況や心情などを考慮した提案も行う（表4・2）.

これらはいずれも薬歴管理に基づく業務であり，適切な薬歴管理によって，医師の発行する処方箋に対して独立した立場での処方内容の評価が可能となり，薬物療法の最適化につながる．また，患者個々に合わせて調剤の際に工夫したことや調剤時の注意点なども薬歴に記録することにより，その後の再現性のある調剤にもつながる．

調剤後に行う調剤薬監査は，"調剤業務"の中でもきわめて重要なものの一つであり，確認不足や見落とし，疑問点の軽視は，患者の生命にも関わることを強く認識する必要がある．そのため調剤薬監査では，薬歴やお薬手帳を活用しながら，調剤前に行った処方監査や医師への問い合わせ内容を再度確認し，そのうえで処方箋どおりに薬袋が正しく作成されているか，また薬剤が正しく調剤され，再現性のあるものになっているかなどについて，納得いくまで細かく確認していく．調剤薬監査を行う薬剤師は，さまざまなミスを発見できるようにするためにも，処方監査や疑義照会，調剤を行った薬剤師とは別の者が望ましい．やむを得ず同じ薬剤師が調剤薬監査を行う場合は，先入観や思い込みを排除する．そのため，たとえば薬剤の確認では，調剤した順番とは逆の順番で行う，薬剤情報提供書に印刷されている薬剤の画像を活用する，実際の薬剤を確認してから処方箋の記載を確認するなど，調剤時とは別の視点・手順で処方箋と向き合うことが必要である．

d. 医薬品情報管理　医薬品は必要な情報が加わって初めて適正使用が可能となる．情報が不十分であれば医薬品の適正使用は困難となり，良薬も"毒薬"となりかねない．医薬品に関する情報は日々，発信・更新されている．その発信元は厚生労働省，**医薬品医療機器総合機構**（PMDA），日本製薬団体連合会，医薬品製造販売業者，医薬品卸売業者，日本薬剤師会，日本病院薬剤師会，日本医療薬学会，日本薬学会などの薬学系や医学系の各学会などであり，その種類は，**医薬品・医療機器等安全性情報**，公知申請に関わる情報，**医薬品リスク管理計画**（RMP），**医薬品安全対策情報**（DSU），新発売される医薬品の特徴や治験成績，市販直後調査や再審査の結果，添付文書改訂のお知らせ，後発医薬品品質情報，製品回収情報，一時供給停止や製造発売中止情報，医薬品の形状や包装デザインの変更，薬物療法に関するガイドライン，最新の学会発表や論文など，さまざまである．薬剤師は，これら情報を速やかに入手できる環境を整備し，入手した情報を分類・判断・評価・加工して適切に整理・保管すること，調剤や医薬品管理に活用していくこと，さらに必要時は即座に当該情報をひき出すだけでなく必要とされる情報を能動的に，患者や他の医療スタッフに提供することが求められる．整理・保管している医薬品情報は随時，差替えや修正などのメンテナンスが必要である．

e. 服薬指導　患者が医薬品を適正に使用しなければ，医薬品の効果を最大限にひき出すことができず，むしろ危険性を増大させてしまう．服薬指導は，患者が医薬品を使用する際の有効性と安全性を確保するために大変重要な業務であり，

---

* 薬剤師法 第24条.

医薬品情報管理

医薬品医療機器総合機構
Pharmaceuticals and
Medical Devices Agency,
PMDA

医薬品・医療機器等安全性情報
pharmaceuticals and
medical devices safety
information

医薬品リスク管理計画
（risk management plan,
RMP）：本書§11・1参照.

医薬品安全対策情報
Drug Safety Update, DSU

服薬指導
medication teaching,
medication consultation

服薬指導内容が治療の経過や成績を大きく左右するといっても過言ではない.

　服薬指導では，薬物療法の必要性，服用・使用する医薬品の名称や効能・効果，使用方法や諸注意，副作用やその初期症状などについて，患者にきちんと理解してもらうことが必要である．そのため，患者の病識・薬識を踏まえ，必要に応じて説明を支援するツールなども用い，患者の理解状況を確認しながら説明していく．さらに，患者が積極的に薬物治療に取組んでいけるように，薬物治療の到達点を見すえ，患者の語りに基づく固有性を尊重した医療（NBM）も実践しながら，アドヒアランスの向上に努めていく．服薬指導にあたっては，患者のプライバシーなどにも配慮しながら，適宜，適切な質問法やコミュニケーション方法を選択していく.

NBM: narrative-based medicine

　服薬指導では，患者・来局者応対，初回面談で収集できなかった情報を患者との会話の中から収集できることも少なくないため，さらなる情報収集も行っていく意識をもつ必要がある．また，服薬指導は調剤薬監査をもすり抜けてしまった調剤ミスを発見する最後の場ともなる．交付する医薬品や薬袋への記載事項などを患者と一緒に確認することはリスクマネジメント対策の一つとなり，調剤事故防止につなげられる.

　f. 薬物療法の実践　　患者に服薬指導を行って医薬品を交付したら，それで薬剤師の役割が終わるということはない．交付された医薬品は適切に服用・使用されているか，効果は最大限に発揮されているか，副作用の有無や状態はどの程度か，保管・管理状況に問題ないかなど，医薬品の交付後も追跡，評価し，必要に応じて医師に処方の追加や変更，削除の提案などを行っていく.

　入院患者は症状が重症化していたり安定していないケースが多いため，期待される医薬品の効果を速やかに得ることが難しく，また，症状の変化に合わせて短期間で処方薬の増減や，他の医薬品に変更されることも少なくない．そのため，病院薬剤師は頻回に患者を観察し，必要に応じて**治療薬物モニタリング**（TDM）を実施する．また，病棟の医療スタッフの協力も得ながら，交付された医薬品の効果や副作用の有無などをきめ細かくチェックしていく.

治療薬物モニタリング
therapeutic drug monitoring, TDM

　一方，薬局を訪れる患者や在宅医療を受けている患者の場合，入院患者のように頻回に患者を観察することは難しい．しかし交付された医薬品の効果や副作用などを追跡，確認していくことが必要な患者に対しては，次回の受診・来局までの間，適切なタイミングで，電話やICTの活用，居宅訪問などによりフォローしていく.

ICT: information and communication technology

　薬物療法の実践として，入院患者であるかないかを問わず，事前に医師と薬剤師でプロトコールを作成し，それに基づく薬物治療管理（**プロトコールに基づく薬物治療管理**，PBPM）も行われている.

プロトコールに基づく薬物治療管理
protocol-based pharmacotherapy management, PBPM

　g. リスクマネジメント　　医療事故は，気持ちの切替えや認識の改善など，精神論的な対策のみでは回避できない．リスクマネジメントとは，"to err is human（人間は誤りを犯す存在である）"の認識のもと，"何が誤りを起こさせたか"の視点に立って，誰がいつミスを犯しても，それを発見・防げるシステムを構築して事故防止に努めることである.

リスクマネジメントで重要なことは，施された対策が永久に有効ではないと認識することである．人員，処方動向や調剤環境の変化，新薬の発売，医療制度改革など，何らかの変化によって新たなリスクが生じる可能性がある．このため，状況に応じたリスク対策を迅速に講じること，その対策の効果を評価し，必要に応じて修正することが重要である．

h. チーム医療　チーム医療とは"医療スタッフの協働・連携によるチーム医療の推進について"*に"多種多様な医療スタッフが，各々の高い専門性を前提とし，目的と情報を共有し，業務を分担するとともに互いに連携・補完し合い，患者の状況に的確に対応した医療を提供する"と明記されている．すなわち，国民の健康な生活を確保するには，医療スタッフが，おのおのの業務をそれぞれの判断で遂行し完結すればよいというものではなく，多職種が連携を図り，チーム医療として臨むことが不可欠である．チーム医療は，医療の質の向上だけでなく医療安全の確保にもつながり，薬の専門知識を有する薬剤師の果たす役割は大きい．特に患者が入院する，あるいは退院するなど，患者を取巻く環境が変わる状況では，病院と地域を融合したチーム医療が求められる（図4・2）．

　薬剤師を含め，医療スタッフがそれぞれ担う業務には，他の職種と連携を図りながら進める業務と，それぞれが主体的に進める業務とがある．薬剤師が他の職種と連携しながら進める業務として服薬指導，TDM，投薬後の有効性および安全性の評価などが該当する．一方，薬剤師が主体的に進める業務として調剤（薬歴管理，処方監査，医薬品の調製，調剤薬監査など），医薬品管理および医薬品情報管理などが該当する．しかし薬剤師が主体的に進める業務であっても，その業務は患者を含む国民の健康な生活の確保を目指すものであり，必要に応じて職種間での情報の収集・共有・発信が必要となる．

　病院でのチーム医療の例として，栄養面から患者の治療をサポートする**栄養サポートチーム**（NST）や，個々の患者だけでなく病棟や病院全体の感染管理を担当する**感染制御チーム**（ICT）などがある．薬局でのチーム医療の例としては，在宅医療における医師や介護支援専門員（ケアマネージャー），訪問介護員（ホームヘルパー）らとの連携がある．在宅医療を実施する予定の患者が入院している場合，薬局薬剤師は病院に赴いて退院間近の患者に他の職種と共同で指導を行ったり，病院薬剤師と連携を図ったりすることもある．薬剤師がチームに参加し，共同指導やカンファレンスなどを通して他の職種と連携を図ることで，薬学的な視点からの判断も加えられ，その活動の質的向上に寄与している．

i. 薬剤師業務と保険評価　薬剤師業務に対する**保険評価**として**診療報酬**および**調剤報酬**がある．診療報酬は保険医療機関，調剤報酬は保険薬局における保険評価であるため，たとえば病院薬剤師が行う調剤や服薬指導は診療報酬，薬局薬剤師が行うそれは調剤報酬で評価される．

　報酬の対象は，① 施設の機能（体制整備）を評価したもの，② 薬剤師の技術を評価したもの，③ 薬剤料，④ 特定保険医療材料料に大別される．すなわち患者への療養の給付として，① は施設がどのような医療をどれくらいの質で提供できるのか，② は薬剤師が提供できる具体的な医療技術・管理指導内容，③ お

チーム医療
（medical team care, multidisciplinary care）：本シリーズ **7** Ⅲ，第Ⅰ部参照．

＊厚生労働省医政局長通知，医政発 0430 第 1 号（2010 年）．

栄養サポートチーム
（nutrition support team, NST）：本シリーズ **7** Ⅲ，第 4 章参照．

感染制御チーム
（infection control team, ICT）：本シリーズ **7** Ⅲ，第 4 章参照．

保険評価
診療報酬　medical fee
調剤報酬　dispensing fee

36　第Ⅰ部　臨床薬学の基礎

および④は交付される薬剤や特定保険医療材料の価格をそれぞれ示している．
①に関する代表的な算定項目には，診療報酬では病棟薬剤業務実施加算や栄養
サポートチーム加算，調剤報酬では調剤基本料や基準調剤加算など，②に関し
て診療報酬では調剤料，薬剤管理指導料や特定薬剤治療管理料，調剤報酬では調
剤料，薬剤服用歴管理指導料，かかりつけ薬剤師指導料や在宅患者訪問薬剤管理
指導料などがある．②において，医療技術の提供により算定できる調剤料など
は**テクニカルフィー**，管理指導に関わる薬剤服用歴管理指導料などは**メンタル
フィー**ともよばれる．

テクニカルフィー
technical fee
メンタルフィー
mental fee

　診療報酬および調剤報酬の内容は，原則，2年ごとに見直しが行われ，これを
診療報酬改定あるいは調剤報酬改定という．見直しの内容は厚生労働大臣の諮問
機関である中央社会保険医療協議会（中医協）にて，社会や医療の情勢，薬剤師
など医療の担い手の活躍状況などを踏まえて検討され，中医協の答申を受けて厚
生労働大臣が決定する．薬剤師は，改定の理由，各算定項目が設けられているこ
との意義を理解する必要がある．そして適正な業務を行ったうえで適切に報酬を
算定することはもちろんのこと，公衆衛生の向上および増進，国民の健康な生活
の確保のため，また医療情勢や薬剤師業務の未来を見すえ，算定項目を超えると
ころの活躍を心がけていくことが大切である．

4・1・4　病院薬剤師に特徴的な業務の概要

　かつての病院薬剤師業務は，もっぱら医薬品の取りそろえや調製（製剤を含
む）と医薬品管理，また一部では医薬品情報管理業務などを行う程度であった．
しかし医薬分業が進展し，外来患者への調剤業務の軽減に伴い，入院患者に対す
る**ファーマシューティカルケア**，すなわち，患者に起こる“薬”に関するすべて
のことに責任をもち，患者に利益をもたらすように薬剤師としての役割を果た
す，という考えに基づく活動が以下のように進展した．1988年，診療報酬に入院
調剤技術基本料が新設，1994年には薬剤管理指導料にひき継がれ，その後，病院
薬剤師の入院患者に対する薬剤管理指導が薬剤師業務として一般化した．患者が
入院してから退院するまでの間，病院薬剤師は薬剤管理指導業務および病棟薬剤
業務を通して患者の薬物療法にさまざまな面からアプローチする．入院時には持
参薬確認と管理，必要に応じて，かかりつけ薬局への確認や医師への代替薬の提
案を行う．入院中の薬物療法に対しては，処方薬の妥当性の評価，持参薬も含め
た相互作用のチェックや服薬指導，必要に応じてTDMを行いながら，個々の患
者の薬物療法が適切に行われるよう医師などに働きかける．さらに退院に向けた
薬学的サポート，退院時の服薬指導やかかりつけ薬局との連携を図るための退院
時服薬指導サマリーの作成などを行う．こうした入院から退院までの切れ目ない
活動の実践により，2012年，病棟ごとに専任の薬剤師を配置し1病棟1週当た
り20時間の病棟業務を行うなど施設基準に適合した場合には，病棟薬剤業務実
施加算が認められるようになり，病院薬剤師の活躍に対する評価は高まっている．

　その他，病院薬剤師が取組んできた業務として，治験推進，外来化学療法への
関与があげられる．

ファーマシューティカルケア
pharmaceutical care

第4章　薬剤師業務の概要と社会との関連　　37

治験推進については，試験の質を確保するため，まず，治験依頼者からの治験薬の受入れ，治験薬調剤と管理表への記録，終了後の残数確認と治験依頼者への返却といった治験薬管理業務が行われた．その後，治験責任・分担医師や他の医療スタッフ，治験依頼者と協力して，治験の迅速・円滑な実施を支援する**治験コーディネーター**（CRC）が育成され，薬剤師は CRC としても活躍している．CRC はプロトコールの把握，被験者への説明・指導，被験者の来院や検査のスケジュール管理，併用薬も含めた薬物療法の管理，被験者からの問い合わせへの対応などを行い，治験の質の確保だけでなく，被験者の精神的負担軽減にも積極的に関与している．

治験コーディネーター
clinical research
coordinator, CRC

がん患者に対する抗悪性腫瘍薬治療（化学療法）は近年，外来通院で行えるようになってきた．抗悪性腫瘍薬の有効性を向上させるための研究成果や新たな分子標的薬の登場で，抗悪性腫瘍薬の投与に関する時系列的な治療計画（レジメン）は多種複雑化してきており，患者のレジメンのチェックや抗悪性腫瘍薬の混合調製，レジメンに応じた副作用管理や服薬指導など，外来化学療法において病院薬剤師の果たす役割は大きい．

手術部や救急部などでの医薬品管理，医療事故防止のためのリスクマネージャーとしての関与，救命救急センターへの常駐，**災害派遣医療チーム**（DMAT）への参加，薬剤師外来など病院には薬剤師が関わる業務は多く，今後も病院薬剤師の業務範囲が拡大していくことが予想される．またそれぞれの業務は今後，より高度化，専門化し，同時に経済的な判断能力も要求される．病院薬剤師として，個々の患者や医療スタッフのニーズに応え，かつ所属する医療機関の地域に果たす役割を理解して，薬の専門家として積極的に関与することが必要である．

災害派遣医療チーム
disaster medical assistance
team, DMAT

4・1・5　薬局薬剤師に特徴的な業務の概要

薬局は医療提供施設（表4・3）であり，地域の健康や保健・衛生などに関する"よろず相談所"であり，健康などの情報を地域に発信する施設であり，地域住民に最も近い存在として地域の健康などを担う施設である．そこで活躍する薬局薬剤師は，医療の担い手としてだけではなく地域の科学者という面ももつ．

表4・3　医療提供施設

医　療　法
（医療提供の理念）
第1条の2　第2項　医療は，国民自らの健康の保持増進のための努力を基礎として，医療を受ける者の意向を十分に尊重し，病院，診療所，介護老人保健施設，**調剤を実施する薬局**その他の医療を提供する施設（以下"医療提供施設"という．），医療を受ける者の居宅等（居宅その他厚生労働省令で定める場所をいう．以下同じ．）において，医療提供施設の機能に応じ効率的に，かつ，福祉サービスその他の関連するサービスとの有機的な連携を図りつつ提供されなければならない．

地域住民は健康などに関して疑問や相談がある場合，身近な相談先として薬局薬剤師を頼ってくる．また身体に軽度な不調が起こった際も，セルフメディケーションとして薬局薬剤師にアドバイス・判断を仰いでくる．セルフメディケーションは自己責任のもとに自分で手当てすることとなっているが，地域住民は医

38　第Ⅰ部　臨床薬学の基礎

*1 薬剤師によるトリアージ業務についてはコラム7（p.24）参照.

*2 §2・3・3参照.

薬品などに関する専門的知識や医療機関受診を判断する力が十分でないため，時には自己決定が困難な場合もある．そこで薬局薬剤師は，来局者とコミュニケーションをとったり，来局者の表情や言動などを観察して，収集した情報に基づいてトリアージ*1し，生活指導（養生法）や一般用医薬品などを販売して，来局者のセルフメディケーションをサポートする．また，セルフメディケーションの限界を超える場合には医療機関への受診勧奨を行うなど，地域住民のプライマリケア*2に貢献している．地域住民の健康を守るためには，薬局薬剤師は夜間休日も対応していく必要があり，当番制を導入するなど，他の薬局・薬局薬剤師とも協力しながら対応している．

　1974年の診療報酬・調剤報酬改定が契機となって，わが国の医薬分業は大きく進展し，最近では分業率（処方箋受取り率）が70％台となった（表4・4）．この間，1983年に投薬特別指導料，1986年には薬剤服用歴管理指導料が新設されるなど，薬局薬剤師の調剤業務は対物的な内容から対人も含めた業務に変化した．地域住民が薬局に処方箋を持参した場合，薬局薬剤師は薬物療法の有効性と安全性の確保，および処方の適正化・最適化のために，患者から種々の情報を取得する．初来局では，病院への受診理由，他科受診や併用薬の有無，お薬手帳の内容，アレルギーや副作用歴，健康食品の摂取状況，後発医薬品への切替え希望，生活状況などを確認，さらに退院後であれば，入院中の状況や退院時の服薬指導内容なども確認する．再来局では，使用薬の効果や副作用の有無，残薬の確認などを中心に情報を取得し，薬歴情報を加味して処方監査を行う．薬袋作成，医薬品の調製，調剤薬監査を経て，投薬では患者が居宅で有効かつ安全に薬物療法が行えるように服薬指導を行い，投薬後は，薬歴を作成する．医薬分業では，患者がかかりつけの薬剤師・薬局をもつことを強く推奨しており，一元的・継続的なファーマシューティカルケアの実現には，個々の患者の薬歴作成と活用は必要不可欠である．

表4・4　医薬分業率（処方箋受取り率）[a]

年　度	1990	1995	2000	2005	2010	2015	2016
率（％）	12.0	20.3	39.5	54.1	63.1	70.0	71.7

a) 日本薬剤師会，"医薬分業進捗状況（保険調剤の動向）"をもとに作成.

　地域住民に在宅医療が必要となった場合，薬局薬剤師は患者の居宅を訪問し，服薬指導や残薬調整，患者宅の衛生に関する助言・指導などを行う．薬局薬剤師が行う在宅患者訪問薬剤管理指導業務は，1994年に調剤報酬における薬学管理料の一つとして評価されるようになった．2000年には介護保険が制定され，患者が介護認定を受けている場合は，居宅療養管理指導業務として介護報酬により評価されるようになった．薬局に来局できない患者を患者居宅で継続してケアしていくために，薬局薬剤師は，処方医や訪問看護師などの医療スタッフだけでなく，ケアマネージャーやホームヘルパーなど介護スタッフとも連携し，チームとして在宅医療に取組んでいる．

学校薬剤師（school pharmacist）：本シリーズ7Ⅲ，第8章参照.

　薬局薬剤師の地域への関わりとして，他には学校保健安全法に基づく**学校薬剤**

師としての活動がある．学校薬剤師は，児童生徒や教職員の心身の健康の保持増進を図るために，学校の環境衛生検査（飲料水やプールの水質検査，教室における気流や揮発性有機化合物測定など）や医薬品・毒劇物の管理に関する指導などに従事，さらに医薬品の適正使用や薬物乱用防止教育も行う．その他にも，薬物乱用防止指導員として児童生徒だけでなく地域住民も対象とした薬物乱用防止啓発活動，スポーツファーマシスト*としてアンチ・ドーピングに関する活動，また災害時には各地区の薬剤師会を通して救援活動を行うなど，薬局薬剤師は，地域の健康や保健・衛生の確保に重要な役割を果たしている．

* コラム 6 (p.23) 参照.

　今後，薬局薬剤師は上述の業務をさらに発展させ，地域住民や患者が，かかりつけの薬剤師・薬局をもつことが当たり前となるように努めていかなければならない．わが国は超高齢社会となり，今後，単身または高齢者のみの世帯や認知症高齢者の増加も見込まれる．そのため地域住民や患者が，重度な要介護状態になっても，住み慣れた地域で自分らしい暮らしを人生の最後まで続けることができるよう，住まい・医療・介護・予防・生活支援が切れ目なく日常生活の場で提供される地域包括ケアシステムの構築が進められている．薬局薬剤師は他の職種と連携しながら，特に医療・介護・予防の領域で在宅医療やセルフメディケーションなどを通して，地域住民や患者のかかりつけ薬剤師として地域包括ケアシステムの一翼を担い，健常時から看取りまで一貫して関わっていくことが求められる．それに応えるためにも，薬局薬剤師は地域の健康や保健・衛生が担える広い能力を具備したうえで，経済的視点ももち，健康サポート薬局（表4・5）や高度管理機能をもつ薬局の薬剤師として，地域住民や患者に対してきめ細やかに，より高度な薬学管理を実践していくことが必要である．

表4・5　健康サポート薬局（定義）

医薬品，医療機器等の品質，有効性及び安全性の確保等に関する法律施行規則
（開設の申請） 第1条 第2項 第5号　健康サポート薬局（患者が継続して利用するために必要な機能及び個人の主体的な健康の保持増進への取組を積極的に支援する機能を有する薬局をいう．以下同じ．）である旨の表示の有無

40 第Ⅰ部 臨床薬学の基礎

4・2 薬局における薬剤師業務について関わることができる.

学生へのアドバイス

薬局薬剤師の業務全体について実際に関わって学んでほしい. 日本は, これから超高齢社会を迎えようとしている. このような背景のもと, 厚生労働省が進めている地域包括ケアシステムの中で, 薬局薬剤師の役割, 使命を確認しながら, あるべき薬局薬剤師像を模索してほしい.

この学習に必要な予備知識

薬剤師が果たすべき役割 （⇨ A(1)②: **1** Ⅰ, 第4章）
薬剤師の社会的位置づけと責任に係る法規範
　　　　　　　　　　（⇨ B(2)①: **1** Ⅱ, 第2章）
医療, 福祉, 介護の制度 （⇨ B(3)①: **1** Ⅱ, 第5章）
地域における薬局と薬剤師 （⇨ B(4): **1** Ⅱ, 第Ⅱ部）

この学習が目指す成果

保険評価要件と関連づけて, 保険薬局における薬剤師業務全般について関わることができる.

対応 SBO

F(1)③ 14,15
詳細は p.xvii 参照.

在宅医療 (home medical care): 本シリーズ **7** Ⅲ, 第7章参照.

＊ 本書 §4・3 参照.

地域包括ケアシステム
community-based care

4・2・1 薬局の果たす役割

医師が発行した処方箋を応需して調剤するとともに, 地域住民の生活習慣病の予防, 疾病の重症化の予防, などの健康管理を行い, その一環として, 一般用医薬品の販売および受診勧奨, **在宅医療**を含めた総合的な地域住民の健康管理を担うことが薬局の大きな使命である.

日本は, 超高齢社会を迎えるにあたり, 2012年に "社会保障と税の一体改革大綱" が閣議決定され＊, 超高齢社会における社会保障のもととなる政策が出された. 具体的に厚生労働省においては, 医療・介護サービス保障を強化するために**地域包括ケアシステム**を推進しており, 住み慣れた生活圏域における医療ケアの実施を目指している. みなさんはかかりつけ薬剤師・薬局として, この地域に居住する地域住民の健康管理について関わっていくことになる.

また, 厚生労働科学研究費補助金事業 "薬剤師が担うチーム医療と地域医療の調査とアウトカムの評価研究" において, "薬局の求められる機能とあるべき姿" が取りまとめられ, 2014年1月に, 日本医療薬学会より公表された. 近年の社会情勢の変化を踏まえた望ましいかたちの, かかりつけ薬局を推進するための指針となっている. 本報告書では, 薬局・薬剤師に求められる機能に関する基本的な考え方を掲げ（表4・6）, 薬局が備えるべき基本的な体制および薬学的管理の在り方について, 確保すべきまたは取組むべき項目を示している.

表4・6 薬局の求められる機能とあるべき姿──薬局・薬剤師に求められる機能に関する基本的な考え方[a]

① 最適な薬物療法を提供する医療の担い手としての役割が期待されている.

② 医療の質の確保・向上や医療安全の確保の観点から, 医療機関などと連携してチーム医療を積極的に取組むことが求められる.

③ 在宅医療において, 地域における医薬品などの供給体制や適切な服薬支援を行う体制の確保・充実に取組むべきである.

④ 医薬品や医療・衛生材料などの提供拠点としての役割に留まらず, 後発医薬品の使用促進や残薬解消といった医療の効率化について, より積極的な関与も求められる.

⑤ セルフメディケーションの推進のために, 地域に密着した健康情報の拠点として積極的な役割を発揮すべきである.

⑥ 患者の治療歴のみならず, 生活習慣も踏まえた全般的な薬学的管理に責任をもつべきである.

a) 出典: 厚生労働省, 薬食総発 0121 第1号 平成26年1月21日, "'薬局の求められる機能とあるべき姿'の公表について"(2014).

第4章 薬剤師業務の概要と社会との関連　41

コラム8　地域包括ケアシステム 解説

　団塊の世代が75歳以上となる2025年以降は，国民の医療や介護の需要が，今よりさらに増加することが見込まれている．この対策として，厚生労働省では，2025年をめどに，重度な要介護状態となっても住み慣れた地域で自分らしい暮らしを人生の最後まで続けることができるよう，住まい・医療・介護予防・生活支援が一体的に提供される地域包括ケアシステム（地域の包括的な支援・サービス提供体制）の構築を推進している．

4・2・2　保険薬局について

　薬局とは，"**医薬品，医療機器等の品質，有効性及び安全性の確保等に関する法律**"[*1] の第2条 第11項で，"薬剤師が販売又は授与の目的で調剤の業務を行う場所（その開設者が医薬品の販売を併せ行う場合には，その販売業に必要な場所を含む）をいう"と定められている．

　保険診療に基づいて医師の発行する処方箋に従い，保険調剤を行うためには，保険薬局であることが必要である．すなわち，厚生労働大臣による保険指定を受けた薬局であり，薬剤師が健康保険法に基づく療養の給付の一環として，保険調剤業務を取扱う薬局のことをいう．なお，よく使われている"調剤薬局"というよび方は，法律上の正式な名称ではない[*2]．

　保険薬局として指定されるには，都道府県知事から，薬局の開設許可を受け，地方厚生（支）局長から保険薬局の指定を受ける必要がある．

　薬局を開設するには，医薬品医療機器等法 第4条に基づく医薬品医療機器等法施行規則 第1条の規定に従い，都道府県知事に申請する．薬局開設の許可基準については医薬品医療機器等法 第5条に規定されており，薬局の構造設備に関する基準は薬局等構造設備規則 第1条に規定されている．申請する書類は，薬局開設許可申請書，店舗付近の見取り図，薬局の平面図，設備器具一覧表または薬局の構造設備概要仕様書，登記事項証明書，組織図など業務を行う役員を示す書類（開設者が法人の場合），開設者の診断書類（法人の場合は，業務を行う役員のもの），画定書（業務分掌表），管理薬剤師との雇用契約証明書，管理薬剤師以外の薬剤師との雇用契約証明書，薬剤師免許（原本提示）である．申請後，審査により薬局の開設が許可される．

*1 2014年11月25日の薬事法等の一部を改正する法律（平成25年法律第84号）の施行により，"薬事法"から医薬品医療機器等法と略され，薬機法とも略される．

*2 医療を受ける者（患者）の居宅等での調剤業務が一部可能となっている．§6・1・2b（p.94）参照．

コラム9　薬局の種類 解説

　薬局には，**保険薬局**，**ドラッグストア**，**調剤併設型ドラッグストア**，**薬店**がある．ドラッグストアは，医薬品と化粧品，日用品家庭用品，文房具，食品などの日用雑貨を取扱う店である．このドラッグストアの店内に調剤室を併設して，処方箋を応需できる店舗が，調剤併設型ドラッグストアである．薬店は，一般用医薬品や家庭用消耗品などを販売する店舗であり，薬剤師の常駐や調剤室の設備がないので，医療用医薬品を扱うことはできない．

保険薬局
health insurance pharmacy
ドラッグストア
drugstore
調剤併設型ドラッグストア
薬 店

4・2・3 保険薬剤師について

保険薬局で保険調剤に従事する薬剤師は，"保険医療機関及び保険薬局の指定並び保険医及び保険薬剤師の登録に関する省令"第12条の規定により保険薬剤師登録申請書，薬剤師免許証およびその写し，履歴書を添えて，地方社会保険事務局長に申請し，**保険薬剤師**の登録を受ける．

保険薬剤師
health insurance
pharmacist

登録販売者
registered salesperson

コラム 10　登録販売者 解説

都道府県の実施する試験に合格し，医薬品の販売に従事する店舗の所在地の都道府県に登録をすると登録販売者の資格が取得できる．登録販売者は第二類および第三類医薬品に指定された一般用医薬品を販売できる．

4・2・4 保険薬局・保険薬剤師の責務について

健康保険法の規定において"保険薬局は，当該保険薬局において調剤に従事する保険薬剤師に，厚生労働省令で定めるところにより，療養の給付[*1]を担当しなければならない"（第70条），"保険薬局において調剤に従事する保険薬剤師は，厚生労働省令で定めるところにより健康保険の調剤に当たらなければならない"（第72条）とされている[*2]．厚生労働省令は，次に示す**保険薬局及び保険薬剤師療養担当規則（薬担規則）**であり，保険調剤を行うに当たり，基本的事項について定めたものである．

[*1] 療養の給付: 公的医療保険において，業務外の傷病に対し，保険医療機関における必要な医療（診療，処置・手術などの治療，薬剤などの支給，入院，看護など）に対する給付をさす．

[*2] 第70条，第72条とも，原文から一部 略．

保険薬局及び保険薬剤師療養担当規則: 薬担規則と略される．本シリーズ ➊ II，SBO 30 参照．

① 療養の給付の担当の範囲（第1条）
② 療養の給付の担当方針（第2条）
③ 適正な手続の確保（第2条の2）
④ 健康保険事業の健全な運営の確保（第2条の3）
⑤ 経済上の利益の提供による誘引の禁止（第2条の3の2）
⑥ 掲示（第2条の4）
⑦ 処方せんの確認（第3条）
⑧ 要介護被保険者等の確認（第3条の2）
⑨ 患者負担金の受領（第4条）

⑩ 領収書等の交付（第4条の2）
⑪ 調剤録の記載及び整備（第5条）
⑫ 処方せん等の保存（第6条）
⑬ 通知（第7条）
⑭ 後発医薬品の調剤（第7条の2）
⑮ 調剤の一般的方針（第8条）
⑯ 使用医薬品（第9条）
⑰ 健康保険事業の健全な運営の確保
⑱ 調剤録の記載（第10条）
⑲ 適正な費用の請求の確保（第10条の2）

保険薬局は薬担規則により次の責務を負うことが示されている．

① 懇切丁寧に療養の給付を担当すること（第2条）
② 担当する療養の給付に関し，諸手続を適正に行うこと（第2条の2）
③ 担当する療養の給付に関し，健康保険事業の健全な運営を損なわないこと（第2条の3）（保険医療機関との一体的な構造，経営の禁止．保険医療機関又は保険医に対する金品その他の財産上の利益供与の禁止）
④ 一部負担金に応じたポイントサービスにより，保険調剤を受けるよう

誘引しないこと（2012 年 10 月 1 日施行）

⑤ 厚生労働大臣の定める事項の掲示（第 2 条の 4）

⑥ 処方せんの確認（第 3 条）

⑦ 要介護被保険者等であるか否かを確認すること（第 3 の 2）

⑧ 一部負担金の徴収（第 4 条）

⑨ 領収書および明細書を交付すること（第 4 の 2）

⑩ 調剤録の記載，整備（第 5 条）

⑪ 処方せんの保存（第 6 条）

⑫ 患者の不正行為に対する通知（第 7 条）

保険薬剤師は薬担規則により次の責務を負う．

① 患者の療養上，妥当適切に調剤並びに薬学的管理及び指導を行うこと（第 8 条）

② 調剤を行う場合に，患者の服薬状況及び薬剤服用歴を確認すること（第 8 条の 2）

③ 保険医等が後発医薬品への変更を認めているときは，患者に対して後発医薬品に関する説明を適切に行うとともに後発医薬品を調剤するよう努めること（第 8 条の 3）

④ 薬価基準収載医薬品以外の医薬品の調剤の禁止（評価療養に係るものを除く）（第 9 条）

⑤ 調剤に当たって健康保険事業の健全な運営を損なう行為を行わないこと（第 9 条の 2）

⑥ 調剤録への必要事項の記載（第 10 条）

⑦ 療養の給付に関する費用の請求が適正なものとなるようにすること（第 10 条の 2）

コラム 11　基　準　薬　局　解説

　基準薬局とは，日本薬剤師会が定めた次の基準について，各都道府県の薬剤師会が審査をし，"一定の基準を満たしている" と認定された薬局である．国民に**かかりつけ薬局**の選択基準として薬剤師会が推奨する．

　① 責任をもって処方箋を調剤している，② 医療提供施設として適切な体制を整備している，③ 医薬品の供給拠点として一般用医薬品などを販売しその販売方法が適切である，④ 地域の保健・医療・福祉に貢献している，⑤ 十分な知識・経験のある薬剤師が勤務している．

基準薬局
accredited pharmacy

4・2・5　保険調剤業務全体の流れ

　保険調剤業務は，処方箋の受付から調剤報酬の請求まで，以下のような流れで行われる*.

　a. 処方箋の受付・確認（患者応対）　　患者が処方箋を持参して来局したら，薬剤師はあいさつをして，処方箋を受取り "お預かりします"，"お薬を準備いた

保険調剤業務
* 図 6・1（p.92）参照.

44　　第Ⅰ部　臨床薬学の基礎

しますので，しばらく椅子におかけになってお待ちください"などの言葉かけをするとともに，患者の病状および待ち時間などについても配慮することが望ましい．同時に，本人の確認をする必要がある．他人の処方箋を間違えて持参する患者がいること，本人の代わりに家族が処方箋を持参することもあるので，確認は必要である．また，お薬手帳の有無を確認し，持参していれば預かり，所有していない場合は，お薬手帳の必要性について説明する．さらに，後発医薬品変更の意向についても確認する．

　薬担規則　第3条（処方せんの確認）により，保険薬局は，① その処方箋が保険医により交付されたものであること，② その処方箋または被保険者証により療養の給付を受ける資格があること，を確認する義務がある．処方箋の書式，保険情報などの記載されている項目について記入もれなどの不備がないか確認することを忘れないようにする．

処方監査
(checking prescription)：
本書 §7・1 参照.

疑義照会
(reconfirmation)：
本書 §7・2 参照.

　b．処方監査・疑義照会・薬剤服用歴の確認　　薬剤師は，"保険処方箋"として記載事項の記入もれや記入ミスなど不備な点がないかどうか監査する必要がある．また，医薬品の適正使用において，処方内容の薬学的知識や患者から得られた情報を総合的に判断して，処方の有効性と安全性を確保した薬物治療により，患者の QOL の向上に貢献しなければならない．そのためには，患者の基本情報（年齢，性別，体重など），患者から聞き取った情報（服薬状況，効果の確認，副作用の確認，後発医薬品変更の意向など）とともに，患者個々に作成・管理している薬剤服用歴（薬歴）〔他科受診・アレルギー歴・副作用歴・検査値・日常服用薬（一般用医薬品を含む）・お薬手帳の確認・後発医薬品変更の有無，女性であれば妊娠の有無または授乳の有無など〕を参照にして，医薬品名，用法，用量，投薬期間，相互作用，副作用，重複投与の有無などについて処方監査をする．以上の観点による処方監査により，疑義が生じた場合，処方医に対して疑義照会を行い，適切な処方箋とする必要がある．なお，新規の患者で薬剤服用歴がない場合は，患者情報を収集後に処方監査する．

　薬剤師法　第24条（処方せん中の疑義）では，"薬剤師は，処方せん中に疑わしい点があるときは，その処方せんを交付した医師，歯科医師又は獣医師に問い合わせて，その疑わしい点を確かめた後でなければ，これによって調剤してはならない"と明記されている．

　c．薬袋・薬剤情報提供文書などの作成　　薬剤師法　第25条に定められている事項を薬袋に記載する．薬袋については，患者氏名を間違えないように注意する．患者が薬を服用するときにわかりやすい形式とし，はっきりとしたわかりやすい書体とするなどの工夫をすることが必要である．薬剤情報提供文書には，薬の必要な情報をわかりやすくまとめ，患者が理解できる内容にする必要がある．

*図9・3（p.175）参照.

錠剤などのカラー写真を掲載すると患者がどの薬か確認しやすい*．電子薬歴システムが導入されている場合，お薬手帳に処方内容を貼付するシールなどの印刷も同時にできる．

　d．調　剤　　処方箋の内容に従って，調剤を行う．なお，おのおのの保険薬局で定められた調剤内規も参考にする．**調剤**は，正確かつ迅速に行うことが求め

調　剤　dispensing

られるが，薬剤の取違い，用量違いなどの調剤ミスをしないように，細心の注意を払い，間違えないように何度も確認する必要がある．

e. 調剤薬監査　調剤が終了後，別の薬剤師による調剤薬監査を行う．監査では，処方箋の記載内容と調剤した薬剤を照合し，薬剤服用歴の患者情報を参照にして，誤りがないかどうか確認する．

調剤薬監査（audit of dispensing）：§8・5参照.

f. 調剤薬の交付・服薬指導・情報提供　患者への交付間違いを防止するため，患者に氏名の確認をし，本人であることを確認する．続いて，薬剤情報提供文書および薬袋を用いて，薬剤の種類，使用方法，1回の使用量，副作用などについて，わかりやすく，患者の理解度を確認しながら，服薬指導する．副作用については患者が過度に不安にならないように説明することを心掛ける．なお，患者または家族とともに，それぞれの薬剤の内容を確認しながら（全量の確認）交付するとよい．最後に，必要事項を記入したお薬手帳を渡し，受診時には，持参するように説明する．

g. 調剤報酬の算定・一部負担金の受領・領収書の発行　調剤報酬点数を算定し，一部負担金がある場合は，患者から負担金を受領し，領収書および明細書を無償交付する．薬剤の交付・服薬指導の終了後に，調剤の内容，情報提供，薬学的管理の内容に応じて，調剤報酬を適正に算定する．

h. 薬剤服用歴の記録・調剤録の作成　患者への服薬指導終了後，患者から得られた情報，処方内容，疑義照会があればその内容などについて，**薬剤服用歴**に記録する．**POS** に基づいた **SOAP** 形式記録*でまとめることにより，患者の問題点が明らかとなり，薬剤師としての介入が明確になる．また，次回来局時の対応も迅速かつ的確に対応できる．複数の薬剤師が勤務する薬局では，薬剤師間での情報共有に役立つ．

薬剤服用歴
POS：problem-oriented system（問題志向型システム）
SOAP
＊コラム 12 および本書 §9・2 参照.
調剤録（prescription book, records of dispensing）：薬剤師が処方箋に基づき調剤したことに関した法的な記録.

また，薬剤師法 第 28 条，薬担規則 第 5 条，6 条および 10 条の両方から，**調剤録**の作成が義務づけられている．ただし，調剤が完了している場合には，調剤済みとなった処方箋に調剤録と同等の事項を記入することにより，調剤録とみなされる．

i. 調剤済み処方箋，調剤録，薬剤服用歴の保存　調剤済み処方箋は調剤済みとなった日から，調剤録および薬剤服用歴は，最終の記入日から，3 年間保存しなければならない．

j. 調剤報酬の請求　保険薬局は，1 月分単位にまとめて，患者別，同一医療機関別に，調剤報酬明細書および調剤報酬請求書を作成し，社会保険診療報酬支払基金，国民健康保険連合会に提出する．

コラム 12　POS に基づいた SOAP 形式記録　解説

　薬剤服用歴には，患者の問題点に焦点を当て，解決していくためのシステムを POS（問題志向型システム）という．SOAP は，POS で得られたデータを分類整理し，S・O・A・P の見出し語で分類して考える分析手法である．SOAP は，S（subjective data），O（objective data），A（assessment），P（plan）で構成されている．

4・2・6　かかりつけ薬剤師・薬局および健康サポート薬局

医薬分業が進展し処方箋受取り率が68.7%となった（2014年）が，医療機関の近隣に保険薬局が乱立し，医薬分業の本来の目的である薬剤服用歴の一元管理ができていないことなどが指摘された．2015年，厚生労働省から，"患者のための薬局ビジョン――日本における患者本位の医薬分業の実現に向けて"が提示された．本ビジョンは，患者本位の医薬分業の実現に向けて，**かかりつけ薬剤師・薬局**の今後の姿を明らかにするとともに，団塊の世代が後期高齢者（75歳以上）になる2025年，さらに10年後の2035年に向けて，現在の薬局をかかりつけ薬局に再編することを目指している（図4・3）．

かかりつけ薬剤師　かかりつけ薬局

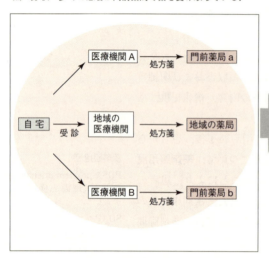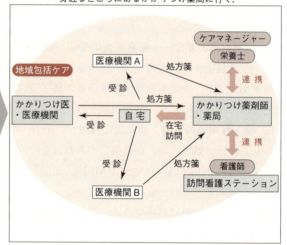

図4・3　かかりつけ薬剤師・薬局　厚生労働省ホームページ，"患者のための薬局ビジョンの概要について"より改変．門前薬局とは，処方箋を公付した医療機関に隣接している薬局．

セルフメディケーション

§4・2・1でも述べたように，**セルフメディケーション**の推進（表4・6，⑤）のために，地域に密着した健康情報の拠点として積極的な役割を発揮すべきである．保険薬局の薬剤師は，かかりつけ薬剤師として，処方箋に基づいた調剤業務のほかに，来局した患者および地域住民の健康相談に応じる必要がある．また，必要があれば，一般用医薬品の販売および受診勧奨をする．

かかりつけ薬剤師・薬局としての機能を図4・4に示す．① 服薬情報の一元的・継続把握，② 24時間対応・在宅対応，③ 医療機関との連携強化の三つの機能がある．さらに，患者などのニーズに応じて充実・強化すべき機能として，健康サポート機能，高度薬学管理機能をもつ．

かかりつけ薬剤師・薬局としての機能に加えて積極的な健康サポート機能をもつ薬局について，**健康サポート薬局**として住民に公表する仕組みが設けられた．具体的には，国民の病気の予防や健康サポートに貢献するために，要指導薬品などを適切に選択できるような供給機能や助言の体制を整え，健康相談受付，受診勧奨・関係機関紹介などができる．

健康サポート薬局

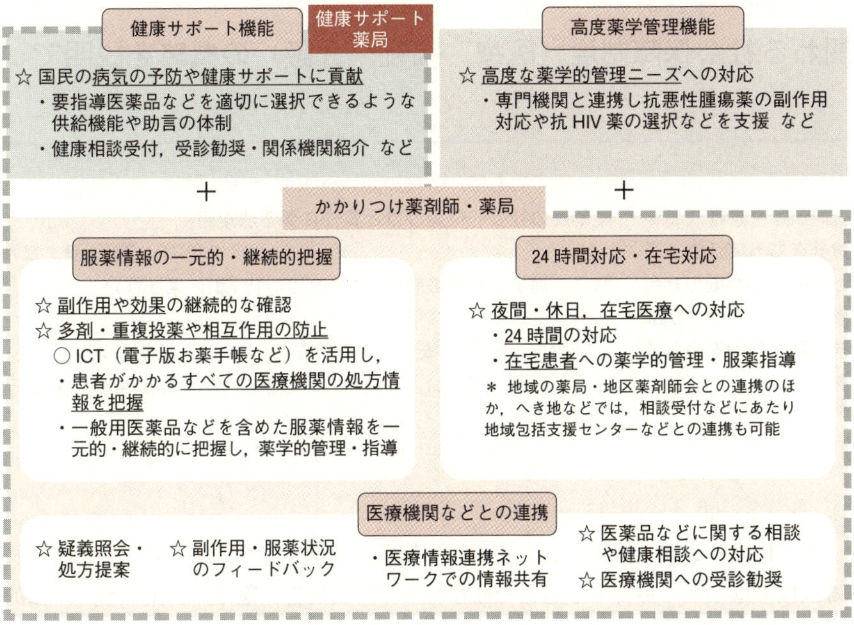

第4章 薬剤師業務の概要と社会との関連　47

図4・4　かかりつけ薬剤師・薬局の機能　厚生労働省ホームページ，"患者のための薬局ビジョン"より改変．

コラム13　セルフメディケーションの推進　トピックス

　世界保健機関（WHO）は，2000年に"セルフメディケーションとは自分自身の健康に責任をもち，軽度な身体の不調は自分で手当てすること"とし医薬品使用についてガイドラインを示した．これを受け，厚生労働省は2002年度に，"国民が自己の健康管理を自己責任のもとで進め，医薬品の正しい使い方についても正しい知識と理解をもつこと"を，方針として示した．

コラム14　健康サポート薬局　解説

　2016年4月より法令上位置づけられているもので，"患者が継続して利用するために必要な機能及び個人の主体的な健康の保持増進への取組を積極的に支援する機能を有する薬局"（医薬品医療機器等法施行規則 第1条 第2項 第5号）と定義されている．健康サポート薬局として一定の基準を満たす薬局が，所定の手続き（届出）を行った場合に，その旨の表示を行うことが認められる．

48　第Ⅰ部　臨床薬学の基礎

4・3　薬剤師に関わる社会保障制度（医療，福祉，介護）の概略を説明できる.

学生へのアドバイス

　これからの薬剤師は，医療機関や地域において，医療の担い手としての責務をもって活動するために，薬剤師の専門性とともに，わが国の社会保障制度の基本や現状，今後の課題について認識し，薬剤師として対応すべき業務は何かを考える医療人になることが重要である.

この学習に必要な予備知識
薬剤師の社会的位置づけと責任に係る法規範
（⇨B(2)①：**1**Ⅱ,第2章）
医療，福祉，介護の制度　（⇨B(3)①：**1**Ⅱ,第5章）
この学習が目指す成果

　社会保障全般の概要および今後の改革の姿を理解するとともに，薬剤師の現在およびこれらの業務についての重要性や課題を説明できる.

対応 SBO

F(1)③5
詳細は p.xvii 参照.
国民皆保険: 本シリーズ**1**
Ⅱ,SBO 29 参照.
社会保障制度: 本シリーズ
1Ⅱ,SBO 28 参照.

4・3・1　はじめに

　わが国は，**国民皆保険**などの**社会保障制度**の恩恵を受けて，世界でも屈指の長寿大国となったといっても過言ではない. この国民皆保険は，国民すべてが公的な医療保険に加入し，病気やけがをした場合に"誰でも"，"どこでも"，"いつでも"保険を使って医療を受けることができるというものである. その特徴としては，① 国民全員を公的医療保険で保障，② 医療機関を自由に選べる（フリーアクセス），③ 安い医療費で高度な医療，④ 社会保険方式を基本としつつも皆保険を維持するため公費を投入，といった4点があげられる. 今後とも世界最高レベルの平均寿命と保健医療水準を保つことは重要であるが，①〜④ の特徴をすべて現状のまま維持できるのかといった課題については，少子高齢化が急速に進むわが国では十分な検討と改革が必要とされ，社会保障の充実・安定化と，そのための安定財源確保と財政健全化の達成を目指し，**社会保障と税の一体改革**が進められている.

社会保障と税の一体改革

　これまでの医療水準をこれからも確保するために，社会保障制度をしっかりと理解しておくことは，医療人として重要なことである.

　医療人として，医療保険制度の中で薬剤師はこれから何をしていくべきか，何ができるのかなど，しっかり認識し，理解しなければならない.

　そのために §4・3 では，社会保障制度の基本，医療現場において薬剤師業務を実施するにあたって，知っておくべき内容についての概要を整理し，現在進んでいる社会保障と税の一体改革の概要と薬剤師がこれから担うべき業務についてもあげていく.

社会保険

コラム 15　社会保険とは　　**解 説**

　社会保険とは，誰しもが遭遇する可能性のある人生のさまざまなリスク（病気，けが，高齢化，失業など）に対し，人々が集団をつくって，あらかじめお金（保険料）を出し合い，その集団の中で事故などにあった人に必要なお金やサービスを支給する仕組みである.

4・3・2 社会保障制度とは何か

a. 日本の社会保障は憲法から　現在の日本の社会保障制度の基礎は，1947年に制定された日本国憲法 第25条"すべての国民は，健康で文化的な最低限度の生活を営む権利を有する．国は，全ての生活部面について，社会福祉，社会保障及び公衆衛生の向上及び増進に努めなければならない"である．この憲法 第25条を受けて，1950年の"社会保障制度に関する勧告"では，"社会保障制度とは，疾病，負傷，分娩，廃疾，死亡，老齢，失業，多子その他困窮の原因に対し，保険的方法又は直接公の負担において経済保障の途を講じ，生活困窮に陥った者に対しては，国家扶助によって最低限度の生活を保障するとともに，公衆衛生及び社会福祉の向上を図り，もってすべての国民が文化的社会の成員たるに値する生活を営むことができるようにすることをいうのである"としている．

その後，1961年に実現された"国民皆保険・皆年金"によってわが国の社会保障制度の中核が確立したといえる．

b. 社会保障に含まれるもの　社会保障は，国民の生活の安定が損なわれた場合に，国民に健やかで安心できる生活を保障することにあり，そのための仕組みとしては，社会保険方式で，病気やけがに備える**医療保険**，年齢を重ねたときや障害を負ったときに年金を支給する**年金保険**，加齢などに伴い介護が必要になったときの**介護保険**などがある．また，社会保険とは異なる仕組みとして税方式があり，この場合の具体的な制度としては，生活保護制度や社会福祉制度があげられる．さらに，保健事業や薬事行政などの公衆衛生業務も社会保障の重要な役割の一つである．

医療保険
年金保険
介護保険

c. 社会保障給付費の現状とその財源　2016年の**社会保障給付費**は，国の当

社会保障給付費

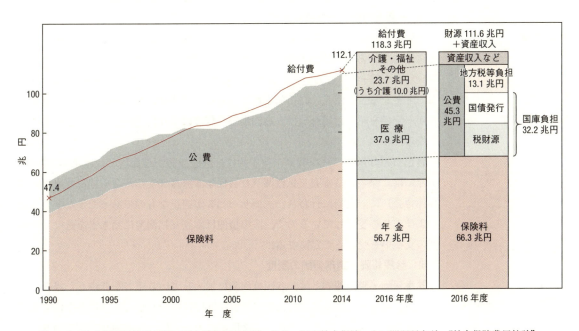

図4・5　社会保障給付費の増に伴う公費負担の増　出典: 国立社会保障・人口問題研究所，"社会保障費用統計"．2016年度は厚生労働省（当初予算ベース）による．

初予算から算出した額で，118.3 兆円となっており，そのうち年金が 56.7 兆円，医療が 37.9 兆円，介護・福祉・その他で 23.7 兆円となっている（図 4・5）．また，その負担（財源）は，保険料が 66.3 兆円，公費（国と地方）が 45.3 兆円となっている．社会保障にかかる費用が急激に増加する中で，社会保険料収入は横ばいで推移しており，税金と借金でまかなう部分が毎年増加している．国の発表では，わが国の借金額は 2015 年度末に 837 兆円にもなっており，これを年収 595 万円の家計にたとえると，8367 万円の借金を抱えながら，さらに毎月 20 万円の借金をしている状態といわれている．さまざまな解決策が模索されている．

4・3・3　薬剤師に関係する（理解しておくべき）社会保障制度

　病院や薬局で薬剤師が関係するのは，おもに医療保険制度であるといえる．患者の医療費負担に関係する制度や保険制度の中で薬剤師が知っておくべき事項，さらに，社会保障の基本的要素といえる医療提供体制，介護保険，社会福祉制度なども重要である．

a. 医療保険制度

i）医療保険

　医療保険は，国民皆保険の考え方のもと，すべての国民に医療サービスを提供することを目的としており，国民は公的保険に強制加入し，保険料を納付する義務が求められる．この医療保険により，われわれは病気やけがの際，医療機関の窓口で保険証を提示することで，一定割合の自己負担（一部負担金）で医療を受けることができる．

　公的医療保険は，大きく，被用者保険と地域保険に分けられ，さらに，75 歳以上の高齢者などが加入する後期高齢者医療制度に分けられる．

ii）一部負担金と医療費請求の流れ

一部負担金　病院などでかかった医療費の一定割合は，**一部負担金**として，自己負担することになっている（原則はかかった医療費の 3 割）．これは，フリーアクセスへの"モラルハザード"ともいえる方法で，これにより，不必要な医療の受診を抑えることとなる．ただし，経済的事情で過度な受診抑制にならないよう，一部負担

高額療養費制度　金が一定額を超えた場合には，**高額療養費制度**により自己負担が軽減されることとなる．

　自己負担分以外の医療費は，基本的には医療機関から保険者に請求されるが，実際には，保険者は審査支払機関（社会保険診療報酬支払基金や国民健康保険団体連合会）に，実際に行われた医療サービスが適正なものであったかなどの審査および支払を委託しているので，医療機関は審査支払機関に請求書を送り，医療費の支払いを受けることになる．

iii）診療報酬・調剤報酬の制度

診療報酬　**診療報酬・調剤報酬**とは，各医療保険に加入している患者を診療した場合，社
調剤報酬 dispensing fee　会保険診療報酬支払基金または国民健康保険団体連合会から医療機関や保険薬局に支払われる代金のことである．保険医療においては，診療報酬や調剤報酬の対象となる医療や医薬品の種類および内容を規定している．

iv）療養担当規則

　医療保険制度における適正な医療サービス，つまり，適正な保険診療・保険調剤の実施については，**保険医療機関及び保険医療養担当規則，保険薬局及び保険薬剤師療養担当規則**が定められており，保険医療を実施するにあたっての基本方針，担当の範囲，使用可能な医薬品などの広い範囲の規制を行っている．

v）保険外併用療養費

　保険制度のもとでは，保険外となる医療などを実施しようとすると混合診療とみなされる可能性があるため，そのような保険では認められない医療や未承認の薬剤を使用する際は，場合によっては自由診療としてすべて自己負担となるおそれがある．このような場合，先進的な医療や薬剤を使用できないという患者不利益が生じる可能性があることなども踏まえ，健康保険法の一部を改正する法律（平成18年法律第83号）において，2006年10月より，従前の特定療養費制度が見直しされ，保険給付の対象とすべきものであるか否かについて適正な医療の効率的な提供を図る観点から評価を行うことが必要な**評価療養**と，特別の病室の提供など被保険者の選定に関わる**選定療養**とに再編成された．

　この評価療養および選定療養を受けたときには，療養全体にかかる費用のうち基礎的部分については保険給付を行い，特別料金部分については全額自己負担とすることによって，患者の選択の幅を広げようとするものである．

　さらに，2016年度から，国内未承認の薬剤などを迅速に使用したいという患者の思いに応えるため，患者からの申出を起点とする新たな保険外併用療養の仕組みとして，**患者申出療養**が創設された．

b．医療提供体制　　医療保険の整備だけでは，適切な医療の提供ができるとはいえず，社会保障制度を整えるという観点では，実際に医療を提供する施設や医師，薬剤師，看護師などの医療従事者が充足されている必要がある．医療施設については，20床以上の入院施設をもつ**病院**とそれ以外の**診療所**があるが，それらの医療施設を自由にどこでも設立できるわけではなく，医療法による衛生面からの設備・人員の配置基準に関する規制のほか，地域の実情などに応じて都道府県が作成する，各域ごとの必要病床数を示した"医療計画"に基づいて設立される．

c．介護保険制度　　介護保険制度は，2000年から実施されている最も新しい社会保険制度であり，加齢などに伴い，脳梗塞などの病気やけがをして，治療が終わっても寝たきりになったりするなどし，介護が必要となった場合に，かかった費用の原則1割の利用負担で，介護サービス事業者の提供する在宅や施設での介護サービスを受けることができるものである．

　介護保険では，利用前に市町村が調査し**要介護**を認定し，認定を受けると，**介護支援専門員（ケアマネージャー）**が要介護者の心身の状況に応じたサービスが受けられるように**ケアプラン**（介護予防サービス計画・介護サービス計画）を作成する．

　なお，薬剤師はケアマネージャーになれる職種である．具体的登録要件としては，5年以上の実務経験，実務研修受講試験の合格，実務研修の受講があげられる．

d．生活保護制度　　憲法第25条により，すべての国民は生存権をもっている．この憲法の理念に基づき生存権を保障する制度が，生活保護制度である．

保険医療機関及び保険医療養担当規則：療担規則と略される．本シリーズ **1** Ⅱ，SBO 30 参照．

保険薬局及び保険薬剤師療養担当規則：薬担規則と略される．本シリーズ **1** Ⅱ，SBO 30 参照．

保険外併用療養費

評価療養

選定療養

患者申出療養

医療提供体制

病院　hospital
診療所　clinic

介護保険：本シリーズ **1** Ⅱ，SBO 32 参照．

要介護：本シリーズ **1** Ⅱ，SBO 32 参照．

介護支援専門員：ケアマネージャーともいう．

ケアプラン

生活保護

生活保護制度は，社会保険のように給付を受けるために事前にお金を出し合う仕組みではなく，税金を財源として，政府が給付を行う公的扶助である．ただし，制度は国が定めるが，その運営は，福祉事務所を設置する地方自治体が担っている．

扶助の種類としては，**生活扶助**（食費・被服費・光熱費など），**教育扶助**（義務教育を受けるために必要な学用品費），**医療扶助**，**介護扶助**，**出産扶助**，**生業扶助**，**葬祭扶助**がある．

e．社会福祉制度　**社会福祉**とは，子供への保育や障害者などへの福祉サービスなどのように，社会的に種々のサービスを提供することにより，生活の安定や自己実現を支援する制度である．社会福祉制度も公的扶助と同じように，保険料を拠出したりすることはなく税金を財源として運営されるが，高齢者，児童，障害者，母子家庭というように個別に制度化されている点に特徴がある．また，この制度の実施主体は地方自治体であり，高齢者，障害者，保育を要する子どもへの福祉サービスは市町村が実施している．

4・3・4　社会保障制度改革（特に医療と介護）とこれからの薬剤師業務

急速に少子高齢化が進むわが国において，社会保障費の増加は避けられない状況（図4・6）であり，そのような背景を踏まえ，政府においては，"社会保障と税の一体改革"を進めている．特に，来る2025年には，団塊の世代がすべて75歳以上となり，3人に1人が65歳以上，5人に1人が75歳以上となり，慢性的疾患や複数の疾病を抱える患者が中心となることなど，医療・介護の双方のサー

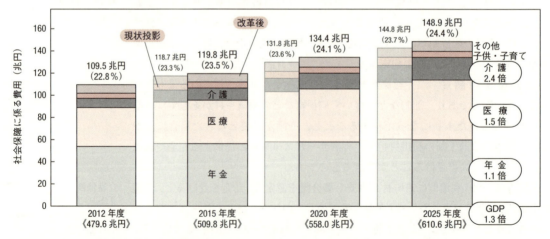

図4・6　社会保障に係る費用の将来推計について　本推計では，まず，現在の性・年齢階級別のサービス利用状況をそのまま将来に投影したケース（現状投影シナリオ）におけるサービスごとの利用者数や単価などを作成．次に，これから，一定の改革シナリオに基づきサービス利用状況や単価などを変化させたケース（改革シナリオ）を作成．費用総額については，経済前提などを踏まえて設定した伸び率を乗じて推計．（　）内は対GDP比，《　》内はGDP額．図は2012年3月に厚生労働省において作成したものを改変．詳細は，厚生労働省ホームページ，"社会保障に係る費用の将来推計の改定について"参照．

ビスに対するニーズが増える状況は免れないと想定され，"医療と介護"の総合的な確保については重要な課題となっている．

a. 医療と介護の提供体制の改革　これまで介護保険制度の中で実施されてきた**地域包括ケアシステム**については，介護保険制度の枠内では完結しないことが，"社会保障制度改革国民会議"の報告書（2013 年）でもいわれている．具体的には，以下のように指摘されている．

> "たとえば，介護ニーズと医療ニーズを併せもつ高齢者を地域で確実に支えていくためには，訪問診療，訪問口腔ケア，訪問看護，訪問リハビリテーション，訪問薬剤指導などの在宅医療が，不可欠である．自宅だけでなく，高齢者住宅にいても，グループホームや介護施設その他どこに暮らしていても必要な医療が確実に提供されるようにしなければならず，かかりつけ医の役割が改めて重要となる．そして，医療・介護サービスが地域の中で一体的に提供されるようにするためには，医療・介護のネットワーク化が必要であり，より具体的に言えば，医療・介護サービスの提供者間，提供者と行政間などさまざまな関係者間で生じる連携を誰がどのようにマネージしていくかということが重要となる"

この"社会保障制度改革国民会議"の報告書は，社会保障・税一体改革の中において，**社会保障制度改革推進法**の規定に基づき取りまとめられ，本報告書を踏まえ，医療・介護を含む社会保障制度改革の全体像および進め方については，**持続可能な社会保障制度の確立を図るための改革の推進に関する法律**（以下**プログラム法**という）に規定された．このプログラム法に基づく措置として，質が高く効率的な医療提供体制や地域包括ケアシステムを構築し，高度急性期から在宅医療・介護サービスまでの一連の医療・介護サービスを一体的・総合的に確保するため，2014 年 6 月に**医療介護総合確保推進法**が成立し，医療法，介護保険法などの関係法律の改正を行い，具体的には，病床機能報告制度を創設し，医療機関における病床の機能の現状と今後の方向性などについて，都道府県は医療機関に報告を求め，提供されている医療の内容を把握したうえで，都道府県において，地域の医療需要の将来推計や病床機能報告制度により報告された情報などを活用し，病床の機能ごとの将来の必要量など，地域の医療提供体制の将来のあるべき姿を地域医療構想として策定し，医療計画に新たに盛込むことにより，地域ごとにバランスのとれた医療機能の分化・連携を進めている．

また，2014 年に一部改正された**"地域における医療及び介護の総合的な確保の促進に関する法律"**に基づき，医療・介護サービスの一体的・総合的な確保を図るため，2014 年 9 月に**"地域における医療及び介護を総合的に確保するための基本的な方針"**（以下**"総合確保方針"**という．図 4・7）の策定が行われた．

総合確保方針では，都道府県が地域のニーズなどに即して，医療および介護を総合的に確保するための事業の実施に関する計画（都道府県計画）を作成することとされ，さらにその都道府県計画に掲載された事業の実施を支援するため，消費税増収分を活用して都道府県による基金（**地域医療介護総合確保基金**）の設置を行った（図 4・8）．

地域包括ケアシステム：本シリーズ ❶ Ⅱ，SBO 45 参照．

社会保障制度改革推進法：平成 24 年法律第 64 号．

持続可能な社会保障制度の確立を図るための改革の推進に関する法律：平成 25 年法律第 112 号．プログラム法ともいう．

医療介護総合確保推進法

地域における医療及び介護の総合的な確保の促進に関する法律：平成元年法律第 64 号．

地域における医療及び介護を総合的に確保するための基本的な方針：総合確保方針ともいう．

地域医療介護総合確保基金

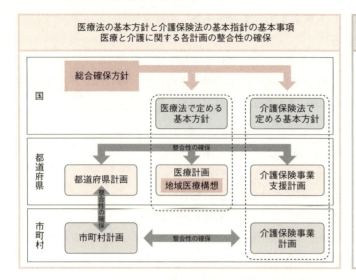

図4・7 "地域における医療及び介護を総合的に確保するための基本的な方針（総合確保方針）"の概要

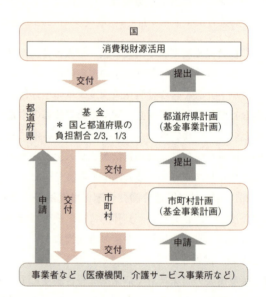

図4・8 地域医療介護総合確保基金の流れ "矢印（提出）"が基金事業計画の提出の流れ、"矢印（交付）"が基金の流れを示す。

b. これからの薬剤師業務について 地域包括ケアシステムにおける訪問薬剤管理指導の充実による薬物療法の向上や安全確保、地域全体で患者や介護者を支える地域完結型の医療介護への薬剤師の参画、地域住民の健康増進や疾病の予防などへの対応などといったことが、これから必要とされる薬剤師業務として重要な点となること、さらに、医療費や社会保障費の財政的課題も含めると、高齢者の多剤併用や残薬の問題、さらには後発医薬品、一般用医薬品の活用などについて、薬剤師の役割や期待が大きくなると考えられる。また、そのような薬剤師業務を適切に実施するのみならず、その成果についてもきちんとデータなどで発表するなどして、PDCAサイクル*などでの評価に耐えうる実績を示し、患者の安全確保などに寄与した実績や貴重な医療費を効果的に使用したといえる根拠などを示していくことが不可欠となる。

* 本書§11・4・10参照．

第5章　入院患者に対する薬剤師業務と薬学的管理の概要

5・1　病院薬剤部門と医療スタッフの関わりを概略できる.

学生へのアドバイス

　病院薬剤師の業務は，医薬分業の推進や診療報酬の改定もあいまって，職域が"モノ"から"ヒト"へ，"入院患者"から"地域"へ大幅に拡大している. 病院薬剤部の基本的業務から今後望まれるチーム医療の中の薬剤師像について理解を深める必要がある.

この学習に必要な予備知識

医療人として　（⇨A(1)①1：■ I, SBO 1）
患者安全と薬害の防止　（⇨A(1)③3：■ I, SBO 18）
多職種連携協働とチーム医療　（⇨A(4)3：■ I, SBO 54）

この学習が目指す成果

　超高齢社会や医療技術の進展，さらにはチーム医療の推進に伴い，病院内での薬剤師の仕事は急激に高度化・多様化してきている. また，地域包括ケアシステムの構築に向け薬局薬剤師を含む地域社会との連携を含め，病院薬剤師としての責務や今後の役割について説明できる.

5・1・1　病院薬剤部門の業務

　病院薬剤師の業務は医療技術の発展や社会的ニーズに合わせて多様化してきている（図5・1）. 特に2010年には厚生労働省医政局長通知"医療スタッフの協働・連携によるチーム医療の推進について"（表5・1）が発出され，病院薬剤師が病院内において医療チームの一員として病棟のみならず病院全体の中で医薬品の管理・供給を含む適正使用に推進することが望まれている. 病院薬剤部門で構成するセクションとしては，病院の規模などで多少異なるが，一般的な病院においては一般調剤，注射剤調剤，医薬品情報管理，病棟業務などがあり，大規模な病院ではこれらセクション以外にも一般・無菌製剤，治験コーディネート，治療薬物モニタリング（TDM），外来化学療法などがあり，さらには専門性を活かした各種チーム医療の一員として参画している. 病院薬剤師の各セクションは，患者を中心とし相互に密接に協力し合い，適切な薬物療法が実施できるよう，おもに与薬，情報提供および医薬品管理面から働きかけている（図5・2）. また，病院内のみならず地域の医療施設とも連携を結び，患者に対して一貫性・継続性を図った薬物療法の提供を推進している.

　§5・1では現在実施されている各種病院薬剤師業務に加えて，今後急速に発展し多様化，複雑化しつつある医療現場において専門性の高い病院薬剤師として担うべき業務についても記載する.

　a. 一般調剤　業務内容としては医師から処方された処方箋に基づき利用可能であれば電子カルテから得られる患者情報に基づき，内服剤，外用剤などを調剤・監査し，必要に応じて医師に疑義照会を行っている. 近年は，処方オーダリングシステムにより自動薬袋作成，散剤監査システム，錠剤自動分包機の導入，GS1コードを用いた処方監査システムなどによって調剤作業を効率化し，かつリスク回避にもつながっている. また薬剤の相互作用チェックシステムは，適正な薬剤の提供を支援し，医師の処方支援にも役立っている.

　b. 注射剤調剤　注射剤は内用剤などに比べ，一般に作用が強力かつ迅速

対応SBO

F(1)③3,4,6
詳細はp.xvii参照.

一般調剤

GS1 (Global Standard one)：GS1は，100以上の国と地域が参加する国際標準流通システムを推進する機関である. GS1コードは，GS1が定めている国際標準の識別コードであり商品コードなどが含まれている.

注射剤調剤：本書§8・4参照.

昭和40年代	昭和50年代	平成時代	平成10年代	現在
外来患者中心	外来患者中心 （一部新しい業務）	病棟への業務拡大 （分業の進展）	入院患者中心へ	入院患者中心へ
調剤・製剤・薬品管理 （薬局内での業務が主体） 医薬品情報管理 ・医療従事者への情報提供	調剤に新しい概念導入 ・患者情報の把握および処方内容の確認 ・服薬指導 医薬品情報管理 ・医療従事者への情報提供 ・医薬品集の作成 新薬開発における業務 ・治験薬管理	新しい調剤の定着 ・患者情報の把握および処方内容の確認 ・服薬指導 注射剤調剤 ・注射処方箋による調剤 医薬品情報管理 ・患者への情報提供 ・医療従事者への情報提供 新薬開発における業務 ・治験管理 病棟業務 （入院患者対象） ・薬剤管理指導業務の導入 ・総合的薬学管理	新しい調剤の定着 ・患者情報の把握および処方内容の確認 ・服薬指導 注射剤調剤 ・注射処方箋による調剤 医薬品情報管理 ・患者および医療従事者への情報提供 ・根拠に基づく医療への貢献 新薬開発における業務 ・治験コーディネーター ・治験管理 医療事故・過誤防止 ・医薬品のリスクマネージャー 薬物療法の個別化 病棟業務 （入院患者対象） ・薬剤管理指導業務の定着 ・総合的薬学管理 ・退院時指導・薬薬連携	新しい調剤の定着 ・患者情報の把握および処方内容の確認 ・院外処方箋の監査 ・危険薬の薬歴に基づく調剤 注射剤調剤 ・注射剤の無菌的混合調剤 医薬品情報管理 ・患者および医療従事者への情報提供 ・根拠に基づく医療への貢献 医薬品管理 （手術室，救急部など） 新薬開発における業務 ・治験コーディネーター 医療事故・過誤防止 ・医薬品のリスクマネージャー 薬物療法の個別化 夜間休日体制の充実 ・夜間休日体制，救命救急センター常駐 チーム医療への参画 （NST, ICT, PCT） 臨床教育 ・医薬看護学教育 ・長期実務実習指導 病棟業務 （入院患者対象） ・薬剤管理指導業務の定着 ・総合的薬学管理 ・持参薬管理 ・退院時指導・薬薬連携 外来業務 ・外来化学療法 ・薬剤師外来

図5・1 病院薬剤師業務の変遷 NST: 栄養サポートチーム，ICT: 感染制御チーム，PCT: 緩和ケアチーム．日本病院薬剤師会作成の図を改変．

*1 本書§8・2参照.
*2 平成2年厚生行政科学研究"保健医療における院内製剤の活用方策に関する研究".

一般製剤
無菌製剤
sterile preparation
院内製剤
hospital preparation

で，効果に確実性をもっている．とりわけ入院患者では，重症，緊急および特殊な疾患が中心であることから，注射剤は病院においては重要性が非常に高い．一方，強力な有効性の反面，副作用も強く，さらに一般調剤には認められない液性の変化に伴う配合変化*1などがあることから，薬学的観点から調剤・監査および必要に応じて疑義照会を実施している．また，一般調剤と同様，注射剤自動払出装置の導入により調剤の効率化・リスク回避が可能となっている．

c. 一般製剤・無菌製剤 "院内製剤とは，市販の薬剤にはないが，医療上必要とされ患者の病態やニーズに対応するために，医師の求めに応じ，薬剤師が調製した薬剤であり，それぞれの医療機関内ですべて消費されるもの"とある*2．製造物責任法（PL法）の施行により，院内製剤の数は減少したが日本病

表 5・1　薬剤師が実施することができる業務の具体例[a]

近年，医療技術の進展とともに薬物療法が高度化しているため，医療の質の向上および医療安全の確保の観点から，チーム医療において薬剤の専門家である薬剤師が主体的に薬物療法に参加することが非常に有益である．

また，後発医薬品の種類が増加するなど，薬剤に関する幅広い知識が必要とされているにも関わらず，病棟や在宅医療の場面において薬剤師が十分に活用されておらず，注射剤の調製（ミキシング）や副作用のチェックなどの薬剤の管理業務について，医師や看護師が行っている場面も少なくない．

1) 薬剤師を積極的に活用することが可能な業務

以下に掲げる業務については，現行制度の下において薬剤師が実施することができることから，薬剤師を積極的に活用することが望まれる．

① 薬剤の種類，投与量，投与方法，投与期間などの変更や検査のオーダについて，医師・薬剤師などにより事前に作成・合意されたプロトコールに基づき，専門的知見の活用を通じて，医師などと協働して実施すること．
② 薬剤選択，投与量，投与方法，投与期間などについて，医師に対し，積極的に処方を提案すること．
③ 薬物療法を受けている患者（在宅の患者を含む）に対し，薬学的管理（患者の副作用の状況の把握，服薬指導など）を行うこと．
④ 薬物の血中濃度や副作用のモニタリングなどに基づき，副作用の発現状況や有効性の確認を行うとともに，医師に対し，必要に応じて薬剤の変更などを提案すること．
⑤ 薬物療法の経過などを確認したうえで，医師に対し，前回の処方内容と同一の内容の処方を提案すること．
⑥ 外来化学療法を受けている患者に対し，医師などと協働してインフォームドコンセントを実施するとともに，薬学的管理を行うこと．
⑦ 入院患者の持参薬の内容を確認したうえで，医師に対し，服薬計画を提案するなど，当該患者に対する薬学的管理を行うこと．
⑧ 定期的に患者の副作用の発現状況の確認などを行うため，処方内容を分割して調剤すること．
⑨ 抗がん剤などの適切な無菌調製を行うこと．

2) 薬剤に関する相談体制の整備

薬剤師以外の医療スタッフが，それぞれの専門性を活かして薬剤に関する業務を行う場合においても，医療安全の確保に万全を期す観点から，薬剤師の助言を必要とする場面が想定されることから，薬剤の専門家として各医療スタッフからの相談に応じることができる体制を整えることが望まれる．

a) 出典：厚生労働省医政局長通知，"医療スタッフの協働・連携によるチーム医療の推進について"，医政発 0430 第 1 号（2010）．

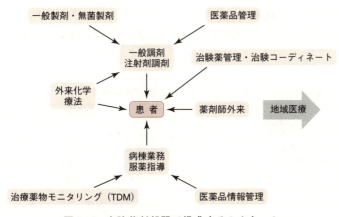

図 5・2　病院薬剤部門で構成するセクション

院薬剤師会が指針などを整備し医療の個別のニーズにこたえるべく実施されており，院内製剤の中から使用実態や有効性・安全性を考慮し市販化されているものもある．院内製剤は，**医薬品の製造管理及び品質管理に関する基準（GMP）**に

医薬品の製造管理及び品質管理に関する基準
good manufacturing practice, GMP

中心静脈栄養法
total parenteral nutrition,
TPN

準拠し，各医療機関の倫理審査委員会の承認または報告の院内手続きを踏む必要があり，一般試薬を用いて作成されたり，市販薬の剤形を変更させたりすることによって，薬物治療上のニーズに応じて調剤する．無菌製剤としては，**中心静脈栄養法**（TPN），輸液の調製および点眼薬などを，クリーンベンチ内で無菌操作により実施している．一方，抗悪性腫瘍薬の混合調製操作においては調製者の抗悪性腫瘍薬暴露防止・調製環境汚染防止のために安全キャビネットと閉鎖式薬物混合システムを用いて実施している．

医薬品管理
（drug management,
medicine management）：
本書 §10・1 参照．

d. 医薬品管理　　薬剤師は医療の担い手として，国民に供給する医薬品の品質の確保とそれらの医薬品による被害を未然に防止し，最良の薬物療法に寄与するため，医薬品の品質と有効性・安全性を確保する必要がある．病院内において医薬品が保管されている場所としては，薬剤部内の一般調剤室や注射剤調剤室のほかにも，各外来診療科，病棟，救急部・手術室・放射線科などの中央診療施設など多岐にわたることから，薬剤師は全病院規模で医薬品管理を実施する必要がある．医薬品管理の業務内容としては，医薬品の購入計画（計画・発注・検収・入庫），在庫管理（入庫・在庫・出庫），供給管理（出庫・供給），使用管理（施用・請求），保管管理および使用期限の確認などがある．病院や診療所には**医薬品安全管理責任者**が置かれ，そのもとで適切な医薬品管理がなされているが，多くの施設で医薬品安全管理責任者には薬剤師が指名されている．

医薬品安全管理責任者：本書 §11・7 参照．

e. 治療薬物モニタリング　　治療域の狭くまた重大な副作用をもつ薬物に関しては，**治療薬物モニタリング**（TDM）業務として血中濃度を測定しながら投与設計を実施している．測定機器を設置していない施設では，外注委託により測定される．薬物血中濃度は，併用薬や肝機能・腎機能の変動，また，服薬コンプライアンス*などさまざまな要因により変動することから，得られた血中濃度と薬物動態学的見地からこれら因子を複合的に考慮し，それぞれの患者個別に対応した投与設計を医師に提案し，協議のもと決定している．

治療薬物モニタリング
therapeutic drug
monitoring, TDM

＊服薬コンプライアンス：
薬の決まった服用の仕方や服用の回数など，医者から指示されたとおりに患者が遵守する態度のこと．

f. 病棟業務　　**病棟専任薬剤師**は，各病棟において患者および他の医療スタッフとともに薬物療法における有効性の担保，安全性の確保，医薬品適正使用

病棟専任薬剤師

表 5・2　病棟における薬剤師の業務

病棟薬剤業務	薬剤管理指導業務
① 患者背景および持参薬の確認とその評価に基づく処方設計と提案 ② 患者状況の把握と処方提案 ③ 医薬品の情報収集と医師への情報提供など ④ 薬剤に関する相談体制の整備 ⑤ 副作用などによる健康被害が発生したときの対応 ⑥ 多職種との連携 ⑦ 抗悪性腫瘍薬などの適切な無菌調整 ⑧ 施設における医薬品の投与・注射状況の把握 ⑨ 医薬品の適正な保管と管理 ⑩ 業務日誌の作成 など	① 薬歴の確認 ② 処方内容の確認 ③ ハイリスク薬・麻薬などへの対応 ④ 患者などへの説明と指導など ⑤ 退院時指導 ⑥ 薬剤管理指導記録簿の作成 など

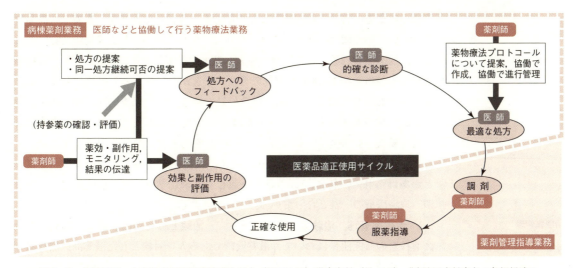

図5・3　病棟業務　中央社会保険医療協議会総会（第189回）議事資料（総-5-2），"病院医療従事者の負担軽減について（その2）"p.10（2011）より改変．

およびチーム医療の推進のため病棟に専任配置された薬剤師である．病棟専任薬剤師の業務内容としては，いわゆる服薬指導業務である"薬剤管理指導業務"のほか，2012年の診療報酬改定に伴い追加された薬物療法の有効性，安全性の向上を推進するための"病棟薬剤業務"を実施する病院が増えてきている（表5・2，図5・3）．

g. 医薬品情報管理　薬剤師は患者が安心して薬物治療に参加できるように品質のよい医薬品だけでなく，正確な医薬品情報を提供しなければならない．インターネットが普及した現在では医薬品に関する情報量が急増していることから，薬剤師にはエビデンスに基づいた情報の選択能力が必要となる．**医薬品情報**（DI）管理業務としては，① 医療従事者や患者からの医薬品の質問に対する情報提供と記録・整理・保管，② 医薬品情報資料（学術雑誌，参考図書）の収集・整理・保管，③ 院内医薬品集の発行，④ 新規採用医薬品の情報収集と薬事委員会資料の作成および院内伝達，⑤ 医薬品情報の改訂に対する院内伝達とオンラインメンテナンス，⑥ 医薬品等安全性情報報告制度への協力，⑦ 薬剤部からのお知らせ（DI News）の発行，⑧ 回収，中止医薬品などの情報収集と記録・整理・保管，⑨ 薬剤管理指導業務の支援〔病棟業務の薬剤管理指導業務の算定要件として，DI管理業務やそれを専門に行う部署（DI室）〕などがある．なお，薬事委員会では"後発医薬品のさらなる使用促進のためのロードマップ"（厚生労働省，2013年4月）に従い，後発医薬品の採用についても検討している．

h. 外来化学療法　近年，"医学・薬学的要因"，"患者意識の変化"ならびに"医療を取巻く社会的環境の変化"に伴い，外来通院で化学療法が受診できる外来化学療法が普及してきている．"医学・薬学的要因"としては，有効性の高い新規抗悪性腫瘍薬の開発や短時間で投与可能な薬剤が開発されたこと，副作用対応の進歩（支持療法薬の発展）がある．"患者意識の変化"としては，QOLを

医薬品情報（drug information, DI）管理: 本シリーズ 7 II，第3章参照．

外来化学療法: 本書 §5・4 参照．

QOL: quality of life

求める考え方の普及，院内感染などの問題から入院治療が必ずしも安全・高品質ではないという認識の普及があり，さらに“医療を取巻く社会環境の変化”としては，総医療費削減，包括医療の導入，外来化学療法加算の設置，がん患者指導管理料の設置，病院-診療所連携の普及・推進があげられる．外来化学療法室の薬剤師としての役割としては，① 投与量，投与期間，休薬期間，投与順序，投与経路，併用薬剤などのレジメン管理，② 抗悪性腫瘍薬などの注射剤調剤および処方監査・疑義照会，③ 外来患者への服薬指導および副作用モニタリング・対応，④ 他の医療スタッフへの医薬品情報の提供，⑤ 保険薬局への情報提供などがあげられる．特に，⑤ の業務を通じて外来化学療法は，病院薬剤師の仕事が，地域医療の一部となっている点で注目される．

治験薬管理

i. 治験薬管理，治験コーディネート　治験とは一般的に新規医薬品または医薬機器の研究開発において，最終段階である人を対象とした医薬品医療機器等法上の承認を得るための臨床試験のことである．2003 年の薬事法の改正に伴い，医師自らが主導となり海外で使われながら国内で未承認の医薬品，または適応外使用となっている医薬品に対して承認を得る医師主導治験が実施できるようになった．

治験コーディネーター
clinical research
coordinator，CRC

　治験コーディネーター（CRC）は，治験責任医師または治験分担医師の指示のもとで医学的判断を伴わない治験業務の支援を行うスタッフであり，看護師・薬剤師・臨床検査技師，その他医療関係者で構成される．治験コーディネートにおける薬剤師の役割としては，薬剤師としての経験を生かし，① 被験者のスクリーニング，② 被験者の適格性確認，③ 同意取得のサポート，④ 来院日時・検査スケジュール管理，⑤ 各種検査の実施サポート，⑥ 治験薬交付・服薬指導，⑦ 治験参加証交付，⑧ 被験者からの情報収集，⑨ 残薬回収・管理，⑩ 症例報告書作成支援，⑪ モニタリング・監査への対応などがあり，他の医療職種と協力し治験の質・医療の質の向上に努めている．

手術室　operating room

　j. 手術室　　手術室では，外科的療法と薬物療法が実施されているが，手術時の薬物療法としては麻薬や毒薬などのハイリスク薬の使用頻度が高い．手術室における専任薬剤師のおもな業務として，“医薬品管理”，“注射剤の混合調製”，“医薬品の適正使用推進”がある．“医薬品管理”としては医薬品の在庫数量確認や診療報酬の請求もれ防止を図る役割を実施している．また“注射剤の混合調製”としては，用法や用量，配合変化などチェックしながら人工心肺用薬液や**患者自己鎮痛法**（PCA）用薬液の調製などを，また“医薬品の適正使用推進”としては，術中においては処方箋が発行されないため術前・術中・術後における医薬品の適正使用に関与している．その必要性は認められつつあるが，人員不足などから今日における手術室への薬剤師の専任化は，いまだ少ないのが現状である*．

患者自己鎮痛法
patient controlled
analgesia，PCA

＊ 2016 年度“病院薬剤部門の現状調査”，日本病院薬剤師会会誌，第 53 巻，7号，p.751-819（2017）では 10 ％とされている．

救急部
emergency department

　k. 救 急 部　　救急医療は，危機的な状況に陥った患者に対して，時間的な制約や刻々と変わる病態変化にも対応した最適な治療でなければならず，究極の目標は生命の危機を回避することである．重症であればあるほど集中的に，しかも集学的な治療が必要となり，専門性を生かしたチーム医療が重要である．薬剤

師の救急医療に対する参画として，2008 年に，救命センターや**集中治療室**（ICU）などの緊急性の高い部門における薬剤師業務に対して薬剤管理指導料の算定が認められ，全国で救急・集中治療領域への薬剤師配置が増加した．また，救急医療における薬物療法に関する高度な知識，技術，倫理観を備えた認定薬剤師を養成し，最適な医療を提供すること，国民の健康に貢献することを目的に，救急認定薬剤師の認定制度が 2011 年から実施されており，現在全国で 151 名習得している（2016 年 11 月現在）．救急部における薬剤師の役割としては，① 患者の既往歴，服薬歴収集（診察券，お薬手帳，薬の空包），② 重症患者（腎不全，肝不全，浮腫など）における薬物投与設計，③ 効果・副作用モニタリング，④ 医薬品情報の提供などがある．

集中治療室
intensive care unit, ICU

l. 薬剤師外来　薬剤師の病棟業務の推進に伴い入院患者に対する手厚いサポートが普及されていく中，地域に向けた支援業務として薬剤師外来つまり外来患者に対する副作用モニタリング・提案および服薬指導を実施している病院が増えてきている[*1]．実施方法は各病院によってさまざまであり，薬剤師外来のために個別のブースを設けるところや，診察室で医師と同席するなどの場合がある．薬剤師外来としての患者への関わり方としては，糖尿病，喘息，腎障害などのいくつかの疾患または抗悪性腫瘍薬や抗凝固薬などの治療を受けている患者に対して行われており，その業務内容としてはおもに，① 医薬品の効果，服用方法，副作用，相互作用などに関する情報提供ならびに指導，② 治療を継続するにあたっての生活上の注意点，③ 手術に影響のある薬剤のチェックなどがあげられる．

薬剤師外来

[*1] 何らかの外来診療支援業務を実施している診療所の割合は 19.8 %．〔2015 年度"病院薬剤部門の現状調査"，日本病院薬剤師会会誌，第 52 巻，7 号，p.761-832（2016）〕．

m. 地域医療への貢献　いわゆる団塊世代が後期高齢者に到達し，社会保障費の負担構造が大きく変化する 2025 年問題に対応すべく，医療と介護のネットワークを構築し，急増する高齢者を地域で支える仕組みづくりが必要となっている．そこで，病院薬剤師としても地域医療への参画業務として保険薬局薬剤師ともに退院時共同指導ならびに入院時共同指導などを実施し，各医療施設が 1 人の患者に対してシームレスな薬物療法に貢献する必要がある．

n. 教育・研究部門　薬剤師は，診療業務以外にも教育ならびに臨床研究活動にも従事している．教育活動としては，医療人の一員として医学・薬学・看護学学生など将来の医療スタッフ育成のために実習として入学初期段階における早期体験学習[*2]や高学年時における臨床現場での実務実習，また講義として臨床薬理学やリスクマネージメントなどを実施し，さらには医療人としての医師・看護師をはじめとする医療スタッフへの医薬品の適正使用に対する講演などの人材育成を実施している．また，臨床研究としては，薬学的見地から臨床上の問題点を抽出し，前向き介入研究を含む臨床研究を実施することにより，問題点に対する対応策や医薬品の適正使用に向けた取組みの評価・解析を実施している．

[*2] 本書 §1・1 参照．

5・1・2　病院に所属する医療スタッフ

　2010 年 4 月 30 日付で発出された厚生労働省医政局長通知"医療スタッフの協働・連携によるチーム医療の推進について"（医政発 0430 第 1 号）では，患者・

家族とともに質の高い医療を実現するためには，医師や看護師，薬剤師をはじめとする医療スタッフによる包括的指示を活用し，各医療スタッフの専門性を十分に活用するとともに，医療スタッフ間の連携・補完を充実させることの重要性が述べられた．

病院に所属する医療スタッフとしては，医師，薬剤師，看護師をはじめ，管理栄養士，臨床検査技師，理学療法士，作業療法士，臨床心理士，臨床工学技士，診療放射線技師，救急救命士，医療ソーシャルワーカーおよび医療クラークなど多種多様な業種があり，先のチーム医療の一員として医療に関与している（図5・4）．

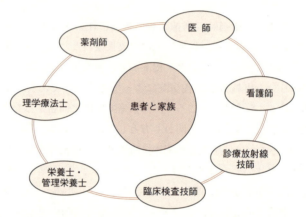

図5・4 病院に所属する医療スタッフ このほかにも多種多様な業種があり，チーム医療の一員として医療に関与している．

医 師
medical practitioner, physician

a. 医 師 医師は医業を行うことができる唯一の業種であり，"診療をしたときは，本人又はその保護者に対し，療養の方法その他保健の向上に必要な事項の指導をしなければならない"（医師法 第23条）とある．各医療スタッフの知識や意見をひき出し，その患者に対する治療方針を決定する．適切な薬物療法を実施するに当たり，薬剤師は医師に対し① 薬効・副作用モニタリング結果の伝達，② 処方提案，③ 薬物療法プロトコールについての提案や，協働による作成・進行管理を実施する必要がある（表5・2）．

看護師 nurse

b. 看護師 "厚生労働大臣の免許を受けて，傷病者若しくはじょく婦に対する療養上の世話又は診療の補助を行うことを業とする者をいう"（保健師助産師看護師法 第5条）．業務としては，24時間患者に寄り添うこと，診療補助や患者の日常生活の援助を行うこと，または各医療スタッフへの情報提供者として働いている．看護師は患者にいちばん近いところにいることから，薬剤師は看護師とコミュニケーションを十分にとり，患者背景や服薬状況や副作用状況についての情報交換し，患者の生活を考慮した薬物療法の提案に努める必要がある．

栄養士 dietitian
管理栄養士 registered dietitian

c. 栄養士・管理栄養士 都道府県知事の免許を受けた栄養士は，一般に健康な人を対象にして栄養指導や給食の運営を行う一方，厚生労働大臣の免許を受けた国家資格である管理栄養士は，患者の身体の状況，栄養状態などに応じ専門的な知識と技術をもって栄養指導，給食管理，栄養管理および栄養教育を行

第5章　入院患者に対する薬剤師業務と薬学的管理の概要　　63

う．栄養管理は，患者が適切な診療を実施するうえでも重要であり，特に後述する栄養サポートチームとして薬剤師をはじめとする医療スタッフと共同で診療をサポートする．入院中の患者は食事だけでなく輸液や経腸栄養剤からも栄養を得ていることから，薬剤師は栄養士と連携が不可欠である．

d.　臨床検査技師　　臨床検査技師は治療の有効性や副作用，または感染菌の同定など診療を実施するにあたり，生化学的検査，生理学的検査，微生物学的検査および病理学的検査などを実施する．また，測定業務のほかに検査を目的とした超音波診断や採血を行うことができる．薬剤師は臨床検査技師によって測定された臨床検査値を用い，薬物の有効性および副作用を評価している．または施設によってはTDM業務の一部としての薬物濃度測定を臨床検査技師が行っているところもあることから，相補に協力して適切な薬物療法を実施していく必要がある．

臨床検査技師
clinical laboratory technologist

e.　理学療法士・作業療法士　　理学療法士は病気などにより身体に障害のある患者に対して運動療法や物理療法などを用いて，身体機能を向上させる訓練を行う．一方，作業療法士は心身あるいは精神に障害のある人を中心に，手芸などの作業や日常生活を送るための身体機能を向上させる訓練を行う．作業療法士は理学療法士と共通する業務は多いが，理学療法士と比較してより患者の日常生活にふみ込んだ具体的な行動を通して訓練するのが特徴である．

理学療法士
physiotherapist, physical therapist
作業療法士　occupational therapist

f.　臨床心理士　　精神科，心療内科，小児科をはじめ緩和ケア，慢性疾患，高齢者医療に対して心理相談や心理検査（知能・発達検査，特殊能力検査など）および心理療法（芸術療法，家族療法，行動療法など）を実施する．このほか，デイケア，リハビリテーション，病棟生活，家族支援などの企画，管理にも関わっている．

臨床心理士

g.　臨床工学技士　　医師の指示のもとに生命維持管理装置の操作および保守点検をする者．生命維持管理装置とは，"人の呼吸，循環又は代謝の機能の一部を代替し，又は補助することが目的とされている装置をいう．"（臨床工学技士法　第2条）．近年の医用工学の発展によりさまざまな生命維持管理装置が販売されているが，医療の効率化と安全の担保のため，その専門職である臨床工学技士が業務を担っている．

臨床工学技士

h.　診療放射線技師　　放射線診療技術の高度化に従い，専門知識をもつ診療放射線技師の職域が形成された．医師または歯科医師の指示のもと，X線撮影，CT，血管造影などの放射線照射業務のほか，MRI，超音波診断装置などの放射線を用いない機器操作や画像処理業務も実施する．放射性医薬品や造影剤の医薬品管理や，造影剤のアレルギー歴管理など，適切な診断業務においても薬剤師が十分に関与すべきである．

診療放射線技師
radiological technologist

CT：computerized tomography（コンピューター画像診断）
MRI：magnetic resonance imaging（磁気共鳴画像法）

i.　救急救命士　　"厚生労働大臣の免許を受けて，医師の指示の下に，救急救命処置を行うことを業とする者"（救急救命士法　第2条）．負傷者を救急車などで医療機関に搬送し，必要に応じて医師の具体的な指示を受けながら（メディカルコントロール），特定行為として静脈路確保，医療機器を使用した気道確保，アドレナリンなどの薬剤投与，心肺機能停止前の重度傷病者に対する静脈路確保

救急救命士

64　　第Ⅰ部　臨床薬学の基礎

および輸液，血糖測定ならびに低血糖発作症例へのブドウ糖溶液の投与の救命救急処置を施すことができる．

医療ソーシャルワーカー

j. 医療ソーシャルワーカー　　社会福祉の専門的立場から疾病に伴って発生する患者や家族の経済的，心理的・社会的問題（生活障害）に対して解決，援助を行う．具体的には，療養中の心理的・社会的問題の解決・調整援助，退院援助，社会復帰援助，受診・受療援助，経済的問題の解決・調整援助，地域活動医療を実施しており（厚生労働省，"医療ソーシャルワーカー業務指針"），病院から地域への医療の橋渡しのキーパーソンとなっている．

医療クラーク

k. 医療クラーク　　医療事務作業補助者のことであり，医者の負担軽減のため医師のみができる診断書作成や傷病手当金・身障認定，また検査などのオーダリング，処方箋および紹介状返書などの作成を補助することがおもな業務である．

5・1・3　病院内の薬剤部の位置づけ

以前の病院薬剤師は，調剤をおもな業務としており調剤室がおもな活動の場であったため入院患者のみならず多職種とも顔の見える機会は少なかった．近年，病院薬剤部は，調剤業務だけでなく入院診療棟や外来診療棟および中央診療棟など病院全体において活躍する場が拡大されつつある．また，チーム医療[*1]の一員として医師や看護師のほか多職種の医療スタッフとコミュニケーションをとりながら，患者に対して最適な医療を提供している．

*1 本シリーズ **1** Ⅰ，第13章および **7** Ⅲ，第4章参照．

"医療スタッフの協働・連携によるチーム医療の推進について"（表5・1）においてチーム医療のスタッフとしての薬剤師のあり方が示され，多職種の医療スタッフとの共同業務を実施することが提言された．近年，医療技術の進展とともに薬物療法が高度化しているため，チーム医療において薬剤の専門家である薬剤師が主体的に薬物療法に参加することが強く求められており，医療の質の向上および医療安全の確保の観点から非常に有益であることが報告されている．なおチーム医療においてはすべての薬剤について診療科横断的に広く理解しているジェネラリストとしての薬剤師，また各領域において専門・認定薬剤師を取得しているスペシャリストとしての薬剤師の知識が必要である．近年，各学会などからさまざまな専門・認定薬剤師制度が制定され，個々の薬剤師は臨床経験と自己研鑽を積むことにより薬物治療の質の向上に貢献している．各病院では，下記の専門チームの一員として患者に対する薬物療法に関与している．

緩和ケアチーム
pain control team, PCT

a. 緩和ケアチーム（PCT）

> **メンバー**　医師，精神科医師，看護師，薬剤師など．

がんによる身体的，精神的苦痛を軽減することを目的とするチーム．がんの治療中にはさまざまな苦痛が生じる．がんによる身体の疼痛は，持続的で強い痛みであり，苦痛の訴えの中で最も頻度が高い．緩和ケアチームでは，専門的な知識と技術を駆使して，各種の医療用麻薬や精神治療薬を使用し，がんによる身体および精神的な苦痛に対応する．チーム内における薬剤師の役割としては，患者の症状や治療計画を薬学的視点からアセスメント[*2]することや担当医・病棟ス

*2 アセスメント：ある事象を客観的に評価すること．

第 5 章　入院患者に対する薬剤師業務と薬学的管理の概要　　65

タッフやチームメンバーに対して，問題解決につながる薬剤の情報を提供することがあげられる．

b. 栄養サポートチーム（NST）

メンバー　医師，薬剤師，栄養士，理学療法士など．

患者の栄養状態を判定し，患者ごとに最適な栄養管理法を提案することで，栄養状態の維持・改善，入院期間の短縮を目的とするチーム．医師を中心に，看護師，薬剤師，管理栄養士，リハビリスタッフなど，多職種の専門スタッフで構成されている．それぞれの専門知識や技術を出し合い食事内容や点滴方法など，患者にとって最良の栄養プランを提案し，病棟主治医と連携して栄養面から治療を支援する．薬剤師の役割としては，患者の病態を考慮し，エビデンスに基づいた輸液・経腸栄養療法の適正化の推進がある．

栄養サポートチーム
nutrition support team,
NST

c. 感染制御チーム（ICT）

メンバー　医師，看護師，薬剤師，臨床検査技師など．

院内感染の管理と抗菌薬の適正使用による感染症の早期治癒と耐性菌の出現防止を目的とするチーム．おもな活動としては，1）医療従事者への教育・啓発活動，2）サーベイランス[*1]の実施，3）アウトブレイク[*2]対応，4）病棟ラウンド，5）地域への感染対策支援などを行っている．薬剤師は，科学的根拠に基づき耐性菌を発生させにくい適切な抗菌薬の使い方や感染管理，感染経路の対策など，感染症薬物治療の適切かつ安全な実施に貢献している．

感染制御チーム
infection control team,
ICT

[*1] **サーベイランス**：感染患者数や感染菌または抗菌薬の使用状況などを定期的に調査すること．

[*2] **アウトブレイク**：感染が爆発的に広がること，感染症の集団発生．

d. 褥瘡対策チーム

メンバー　医師，看護師，薬剤師，栄養士，理学療法士など．

院内の褥瘡の発生状況を把握し対策を講じるチーム．薬剤師としては，患者の基礎疾患や健康状態に基づいた使用薬剤の選択および情報提供を行っている．

褥瘡対策チーム

66　第I部　臨床薬学の基礎

5・2　入院治療において患者の医療に継続的に関わることができる.

学生へのアドバイス

　入院患者の中には，複数の疾患を合併している患者もいる．大学での学習では，それぞれの疾患を個別のものとして学習することが多いが，実際に入院患者の薬学的管理に携わる場合，これらの疾患を総合し，一人の患者に対して向き合うことで適切な薬学的管理を実施しよう．これから薬学実務実習に取組む実習生は，これまで大学で教科書などを用いて学習し，獲得してきた疾患や薬物治療についての知識を，存分に実臨床における薬学的管理に生かしてほしい．しかしながら，実臨床での薬学的管理では，これまで学習してきた知識のレベルを超えた問題に直面する場合がある．そのような場合には積極的に薬剤師に相談するとともに，大学で学習した医薬品情報学の知識に基づいてEBMを実践し，薬学的判断を行う必要がある．

この学習に必要な予備知識

医療人として　（⇨A(1)①，**1** I，第3章）
多職種連携協働とチーム医療　（⇨A(4)：**1** I，第13章）
薬理・病態・薬物治療　（⇨E2(1)〜(7)：**6**，第I〜IV分冊）

この学習が目指す成果

　入院患者の薬学的管理に関わる際に，医療人として必要な心構えをもつ.

対応 SBO

F(1)③ 7,8
詳細は p.xvii 参照.

＊本シリーズにおいて，がんは **6** IV，第7〜10章，高血圧 **6** II，SBO 21，糖尿病 **6** III，SBO 15，心疾患は **6** II，第5章，脳血管障害は **6** I，SBO 44，精神神経疾患は **6** I，第V部，免疫・アレルギー疾患は **6** II，第2章，感染症は **6** IV，第1〜6章参照.

ハイリスク薬
(high risk drug)：
本書 §11・2 参照.

5・2・1　入院治療における薬学的管理の全般的な薬剤師に対する注意点

　薬学教育モデル・コアカリキュラムでは，薬剤師を目指す学生が特に積極的に関わるべき疾患および薬物治療として，がん，高血圧，糖尿病，心疾患，脳血管障害，精神神経疾患，免疫・アレルギー疾患，感染症があげられている＊．これらの疾患の多くは，患者の生命予後やQOLの低下につながる疾患であり，また疾患の管理のため長期的な薬物療法が必要となる．これらの疾患に用いられる薬剤には，薬剤管理に特別の注意を要する**ハイリスク薬**に規定される薬剤が含まれるため，薬剤師を目指す学生がこのような薬剤の薬学的管理に関わる場合も多い．ハイリスク薬の薬学的管理が適切に行われなければ，重篤な副作用を生じる場合があるため，薬物治療の最適化を目指して実習に取組む必要がある．

　§5・2では個々の代表的疾患患者に対して薬学的管理を行う際の心構えや留意点を中心に記載するが，実臨床では複数の疾患を合併している患者も多い．このような患者に対しては，個々の疾患に対する知識を総合し，一人の人間に対して向き合う姿勢が必要である．

5・2・2　各疾患の特徴と薬学的管理の注意点

がん　cancer
がん化学療法

支持療法
supportive care, supportive
therapy
レジメン(regimen)：本シリーズ **6** IV，SBO 30 および本書 §11・5・8，コラム 17 (p.67) 参照.

　a. が　ん　　がんに対する薬物療法は，がん細胞に直接作用する抗悪性腫瘍薬を用いて細胞の増殖を抑制する**がん化学療法**と，がんの症状や化学療法による副作用を軽減する目的で行われる**支持療法**に大別される．

　がん化学療法は，一つのがん種に対し患者の病気や状況に応じて複数の**レジメン**が存在する．治療効果の向上を目指し，世界中で新たなレジメンが次々に発表されているが，新たに開発されたレジメンが必ずしも既存レジメンと比較して優れているとは限らない．また，類似した抗悪性腫瘍薬の誤投与や，類似したレジメンの選択間違いによる過量投与などの医療事故が多発しており，確実な処方監査が必要とされる．このような背景から，近年，がん化学療法レジメンを審査・登録制にしている施設が増えてきており，レジメン審査において薬剤師が有効性

第 5 章　入院患者に対する薬剤師業務と薬学的管理の概要　　67

> ### コラム 16　意思疎通をとりにくい患者への対応　解説
>
> 　病棟実習中に出会う患者は，すべてが愛想よくこちらの問いかけに返答してくれるとは限らないし，患者によっては病状のために返答ができない場合がある．そのような場合には，思考力を必要とさせない "Yes" と "No" の二択でシンプルに答えられる**クローズド・クエスチョン**の効果的な利用などのコミュニケーションスキルが重要であるとともに，非言語的な情報の収集が役に立つ場合がある．非言語的な情報には，発疹や出血痕の有無といった身体症状のほか，手足の動きや表情，発汗の有無や目線の動きなどが含まれる．また，意思疎通をとりにくい患者であっても，体調のよいときには返答できるかもしれないし，頻繁に面談を行うことで心を開き，問いかけに答えてくれる場合もある．1 回の面談で患者の特徴と決めつけず，繰返し訪問することで必要な情報を収集することが必要である．

クローズド・クエスチョン

や安全性について薬学的観点から審査に参加し，患者の治療に貢献することが求められている．抗悪性腫瘍薬の多くは休薬期間を含む投与計画が設定され，患者の病状や忍容性に応じて投与計画が変更される場合がある．投与計画が適切に実施されない場合，副作用の増加や治療効果の減少など患者自身にとって不利益が生じる．がん化学療法に関して薬剤師が患者に十分な薬学的指導を行うことで，治療に対する理解が深まり積極的な治療への参加が期待できる．したがって，薬剤師の積極的な薬学的介入は，がん患者の治療に大きく貢献できる．

　がん化学療法は正常な細胞に対しても細胞障害性を示し，副作用を生じる．抗悪性腫瘍薬による副作用には，骨髄抑制，嘔吐および下痢など多くの抗悪性腫瘍薬に共通するものと，膀胱粘膜障害や末梢神経障害など特定の抗悪性腫瘍薬で現れやすいものがあり，患者ごとに注意すべき副作用は異なる．このような副作用症状や，また，がんの進行に伴って生じた疼痛に対して，薬剤師が薬学的管理を通じて適切な支持療法を提案できれば，がん化学療法に臨む患者の苦痛を軽減し生活の質（QOL）を向上させることが可能になる．さらに，副作用が軽減できれば化学療法を十分に実施でき，がんの治療にも貢献することが可能になるため，薬剤管理指導を通じて患者の訴えを適切に評価し，最適な薬学的介入が何か

> ### コラム 17　レ ジ メ ン　解説
>
> 　化学療法を行ううえでの投与する薬剤，輸液，投与量，投与速度，投与順，さらに投与期間などを示した治療計画書をレジメンとよぶ．
>
> 　抗悪性腫瘍薬はその薬剤特性から有害反応などのリスクが高い薬剤である．また，抗悪性腫瘍薬による治療効果は投与量と投与期間にも関連性があるとされている．つまり，抗悪性腫瘍薬の有効性と安全性を確保するためには適正な管理に基づいた投与が必要とされる．そのため，投与量や投与方法などの時系列で示した計画書を作成し，化学療法における有効性と安全性，さらに標準化と効率化を目的として多くの施設で運用されている．
>
> 　レジメン管理している施設では，原則，レジメンを逸脱した抗悪性腫瘍薬の使用は認められていない．そのため新しく抗悪性腫瘍薬治療を始めたい場合には，院内での委員会などの承認が必要とされることが多い．

68　第Ⅰ部　臨床薬学の基礎

判断する必要がある．

　がんは，近年の化学療法の発展によって病勢をある程度コントロールできるようになってきている．しかしながら，多くの場合にはいまだ不治の病であり，がんを告知され，がんと向き合い，化学療法を実施し，やがて終末期へ向かっていく患者本人とその家族の負担は，身体的のみならず精神的にも大きい．がん患者に対する薬学的管理に関わる際には，患者本人および家族の思いや悩みを真摯に受け止め，一緒に解決していく姿勢が必要である．

高血圧
hypertension, hypertonia

　b. 高 血 圧　　高血圧はサイレントキラーともよばれ，脳血管障害，腎障害あるいは心疾患など重篤な合併症のリスクファクターとなる．高血圧治療の目的は，血圧を目標値まで低下させ維持することで臓器の毛細血管障害を予防することである．しかしながら，高血圧自体には自覚症状がほとんどなく効果の実感も得がたいため，患者の服薬アドヒアランスが低下しやすい．病院実習で高血圧患者の薬学的管理に関わる場合，患者の服薬アドヒアランス*について評価し，アドヒアランスが低い場合，患者自身に降圧薬服用の必要性・意義について十分に説明し，アドヒアランス向上を図ることが重要である．また，高血圧は加齢とともに増加する疾患であり，種々の合併症を抱える高血圧患者も多い．合併症をもつ高血圧患者への薬剤管理指導を行う際には，降圧薬だけでなく併用されている薬剤も含めた総合的な薬学的管理が必要となる．

* アドヒアランス：患者
自身が積極的に治療方針の
決定に参加し，その決定に
従って治療を受けること．

　近年，2種類の有効成分を配合して1剤とした降圧薬が市販されている．このような配合剤を使用することは，服用剤数が少なくなる利点がある．しかしながら，特に病院では薬剤の採用に制限があり，入院患者が持参した配合剤が採用されていない場合もある．そのような場合には，配合されている成分に基づいて薬剤師が適切な代替薬を提案する必要がある．

心疾患

虚血性心疾患
ischemic heart disease

不整脈　arrhythmia,
irregular arrhythmia

　c. 心 疾 患　　心疾患は，心血管系が狭窄や攣縮のために虚血状態に陥った**虚血性心疾患**と，心臓の働きを調節する電気信号の生成・伝達に異常を来した**不整脈**に大別される．いずれの心疾患も，重度であれば生命を脅かす疾患である．心疾患の治療は，自覚症状の軽減とQOLの向上，生命予後の延長を目的に行われる．適切な薬物療法によって自覚症状が改善すればQOL向上につながるため，疾患の重症度や病態に応じた適切な薬剤選択および副作用の確認など，薬剤師が薬学的管理を行う意義は大きい．

　心疾患患者の多くは高齢者である．一般に高齢者は複数の病院や診療科を受診し，多種類の薬剤を内服している患者が存在するため，入院して持参薬を一元管理することで内服薬の重複や相互作用が初めて明らかになる可能性がある．また，高齢者は生体機能が低下している場合が多く，薬剤の投与量が通常使用量であっても副作用を生じる可能性があり，ていねいな副作用モニタリングが求められる．

　一方，三環系抗うつ薬や抗精神病薬，一部の降圧薬などは，副作用として心機能異常が報告されている．入院患者の薬剤管理に関わる場合には，薬剤の副作用としての心機能異常にも注意して関わる必要がある．

糖尿病　diabetes

　d. 糖 尿 病　　糖尿病治療の目標は，糖尿病症状を除くことはもとより，糖

第5章　入院患者に対する薬剤師業務と薬学的管理の概要　69

尿病に特徴的な合併症，糖尿病に併発しやすい合併症の発症，増悪を防ぎ，健康人と同等な日常生活の質（QOL）を保ち，健康人と変わらない寿命を全うすることである．糖尿病性合併症の薬学的管理上の問題として，合併症のため腎障害が発生した患者では，腎排泄型薬物は排泄が低下するため用量の調節や薬剤の変更が必要になる．重度の糖尿病患者や病歴の長い患者に関わる際には，血糖値だけでなく腎機能などの検査値にも注意する必要がある．

　糖尿病性合併症を未然に防ぐことを目的として，疾患教育やインスリン自己注射の導入のため入院する糖尿病患者は多い．患者の生活習慣や病態に応じて，血糖値上昇の程度やピーク時間には個人差がある．糖尿病性合併症の予防および治療のためには，血糖値上昇に合わせて体内インスリン量を調節し，高血糖および低血糖を防ぐ必要がある．そのためには，適切なインスリン製剤および経口血糖降下薬の選択や投与量などの提案が必要である．しかしながら，インスリン製剤および自己注射自体に抵抗感のある患者は多く，このような患者にインスリンを導入する際の心理的負担は大きい．このような患者への薬学的管理は，自己注射の手技を指導するだけでは不十分であり，少しでも前向きな気持ちでインスリン自己注射を開始・導入し，アドヒアランスが維持できるようサポートすることが求められる．その際，患者の治療意欲が向上するように疾患教育や薬剤管理指導を行うことが基本となる．

　糖尿病のために入院した患者に対して関わる際には，入院中に退院後の生活習慣についても十分に確認し指導する必要がある．

　e. 脳血管障害　　脳血管障害は，脳に血流が流れなくなることによって，脳神経細胞が壊死する病態を示し，脳血管が狭窄や血栓による閉塞によって虚血状態になる**脳梗塞**と，脳内に出血が生じた状態である**脳出血**に大別される．脳血管障害による死亡率は高く，また生存した場合でも運動や言語，認知などに多彩な後遺症が認められ QOL が大きく低下することから，血栓溶解薬などを用いた早急な治療，および発症予防のための基礎疾患やリスク因子の管理が重要である．

　脳血管障害が生じると経時的に神経細胞の壊死が進み，機能障害が不可逆的なものとなる．また，虚血性脳血管障害の治療に広く用いられている血栓溶解療法は，投与開始までの時間的制限が設けられている．脳卒中患者が病院に到着した場合，速やかに診断および薬剤の使用可否を判断しなければならない．このとき，薬剤師は血栓溶解療法の適用可否，相互作用の確認など多くの場面で職能を発揮し，迅速かつ最適な治療の提供に貢献できる．このような急性期の治療は救急外来や重症病棟で行われるが，近年，これらの超急性期の薬物療法が実践されている診療部門に薬剤師が配属されている施設も多い．

　虚血性脳血管障害の予防に用いられる抗凝固薬や抗血小板薬は，過量服薬によって出血性脳血管障害のリスク因子となるため，服薬管理には特に注意が必要な薬剤である．このような薬剤を服用している患者に関わる際には，薬剤管理指導による規則正しい服薬継続の意義を教育するだけではなく，薬剤の過量投与による副作用の徴候を確認する必要がある．

　f. 精神神経疾患　　精神神経疾患には，**パーキンソン病**や**認知症**といった

脳血管障害
cerebrovascular
disturbance

脳梗塞
brain infarction, cerebral
infarction

脳出血
brain hemorrhage, cerebral
hemorrhage

パーキンソン病
Parkinson disease

認知症　dementia

70 第Ⅰ部 臨床薬学の基礎

神経疾患 nervous disease
精神疾患 mental disease

神経細胞の変性を伴う**神経疾患**と，おもに神経細胞の機能的な障害による**精神疾患**が含まれる．いずれの精神神経疾患においても，治療の主体は薬物療法であり，長期間の服薬が必要となるため薬学的管理の重要性は高い．また，身体疾患の治療のため入院している患者にも，抑うつや睡眠障害などの精神疾患が合併する場合があることを意識する必要がある．精神疾患は，それ自体が生命の脅威となることは少ないが，特に気分障害の患者では自殺リスクが上昇することが問題となる．

精神神経疾患は脳に基質的あるいは機能的な障害を及ぼす場合があり，その結果，薬学的な指導の理解や錠剤の取出しなどの作業が困難になる患者も多い．このような患者の薬学的管理に携わる際には，患者の理解が得やすいように指導内容を工夫し，簡便な薬剤の管理方法を患者とともに考える姿勢や，場合によっては服用回数や服用タイミングなどを医師と相談し，処方設計に関わることも必要となる．

一部の精神神経疾患患者では，客観的に重症であっても自覚症状に乏しい（病識がない）ことが問題となる．病識がない患者に服薬を強要することは，患者自身にとって"毒を飲まされる"と捉えられ，アドヒアランス低下をまねきかねない．十分に患者の訴えを傾聴することや患者との信頼関係を構築することで抵抗感を軽減するとともに，病識を獲得できるような面談上の工夫が必要となる．

免疫疾患
immune system disease,
immunological disease,
immunologic disease
アレルギー疾患
allergic disease

g. 免疫・アレルギー疾患　本来，生体の免疫機能は体外からの異物を排除するために必要な機能であるが，免疫機能に異常が生じた結果，自己の正常な細胞や通常は免疫反応を起こしにくい物質に対しても過剰に免疫反応を示す場合がある．また，薬剤に対する過敏症状や薬疹なども生体の免疫応答の結果である．このような免疫・アレルギー疾患患者に対する治療の目的は，患者の免疫反応を正常に近づけ，症状を軽減し QOL を改善することにある．比較的軽症の疾患に対しては各種抗アレルギー薬が処方される場合がほとんどであるが，重篤な疾患には生体の免疫機能を低下させる免疫抑制薬が投与され，また一部の自己免疫疾患には分子標的薬剤が用いられる場合がある．

抗アレルギー薬は今や一般的に普及し，医師により処方される場合や一般用医薬品に含有され，自身が気づかずに服用している場合がある．入院患者の薬剤管理を行うにあたっては，これらの持参薬・常用薬の内容を詳細に調査し，薬理作用が重複し有害反応が生じないようにすることが重要である．

TDM: therapeutic drug
monitoring

免疫抑制剤の中には，副作用の防止および治療効果の向上を目的として，薬物血中濃度の測定ならびに薬物血中モニタリング（TDM：治療薬物モニタリング）が行われる薬剤がある．TDM は十分な治療効果や副作用の発現を予測するために有用であるが，一般的な有効血中濃度域でも副作用を生じる患者も存在する．患者面談を通じた効果や副作用のモニタリングを忘れてはならない．また，免疫抑制作用をもつ薬剤の投与は感染症のリスクを上昇させるとともに過去に感染していた B 型肝炎ウイルスなどを再活性化させる危険性があることから，過去の感染歴を十分に確認しておく必要がある．

自己免疫疾患に対して抗体製剤を用いる場合，長期にわたって投与する場合が

第 5 章　入院患者に対する薬剤師業務と薬学的管理の概要　　71

多い．抗体製剤の投与回数が増加すると，抗体製剤に対する抗体が産生され，有効性が低下する場合や過敏症状が現れやすくなる場合がある．抗体製剤を使用する患者に関わる際には，長期的な有効性や副作用の推移にも注意する必要がある．

h. 感 染 症　　世界的な衛生環境の改善に伴って感染症患者は激減しているが，一方で不適切な抗菌薬の使用による多剤耐性菌の出現や，HIV 感染症や重症急性呼吸器症候群（SARS），中東呼吸器症候群（MERS）といった**新興感染症**および**再興感染症**が世界的な問題となっている．また，社会情勢の国際化や環境の世界的変化に伴って，感染症の分布も変化してきている．薬剤師は，このような変化を把握したうえで他の医療従事者とともに対応しなくてはならない．特に抗菌薬の適切な使用ならびに新たな耐性菌の発生予防は，薬剤師が積極的に関与すべき分野である．

感染症　infectious disease

SARS：severe acute respiratory syndrome
MERS：middle east respiratory syndrome
新興感染症
emerging infectious disease
再興感染症
re-emerging infectious disease

抗菌薬を適切に使用するためには，患者のどの部分が細菌などの病原微生物に侵されているのか感染部位を特定し，その感染部位への移行性のよい抗菌薬を選択する必要がある．さらに，感染症の原因となっている病原微生物を特定し，薬剤感受性を明確にすることで十分な作用が期待できる抗菌薬を選択することができる．一般的には，感染初期の原因菌が不明な場合には広域スペクトルをもつ抗菌薬を使用し，原因菌が判明した後には抗菌スペクトルの狭い薬剤へ切替えていく de-escalation（段階的な縮小）の手法が用いられる．また，近年では医師の負担軽減や医療の効率化を目的として，医師の業務を代行し薬剤師が細菌培養および薬剤感受性試験を依頼する施設も増えてきている．抗菌薬を適切に使用するためには，PK/PD 理論*をもとにした抗菌薬の投与方法の最適化の手法を用い，TDM を駆使して抗菌薬の血中濃度を推定し，十分な治療効果と副作用の最小化が期待できるような抗菌薬の血中濃度および作用時間が得られるように投与量・投与時間などを決定することも薬剤師に求められる職能である．

* **PK/PD 理論**：　PK は pharmacokinetics（薬物動態学），PD は pharmaco-dynamics（薬力学）の略．本シリーズ **6** Ⅵ，SBO 29 参照．

また，医療従事者や医療機関の設備を介して患者から他の患者に病原微生物が伝播し院内感染が発生する可能性は否定できない．入院患者の中には上述の免疫療法施行者など，免疫機能が著しく低下している患者もいる．感染症患者に接していなくとも医療関連感染拡大の原因となりかねない．日常的な手指衛生の徹底と，日頃の体調管理は重要である．

5・2・3　入院患者の医療に対する入院から退院に至るまでの継続した関わり

近年，医療技術は飛躍的に進歩しており，医療の高度化が急速に進んでいる．医薬品においても例外ではなく，分子標的薬をはじめとした新機序の医薬品が数多く上市されている．特に抗悪性腫瘍薬を用いた治療では，画期的な新薬の登場により，これまで以上の治療効果を発揮することが可能となった．しかしその反面，これまでにはない有害反応の発現も数多く報告されている．そのため薬物治療を進めていくうえでは，治療効果の向上と有害反応の軽減といった両側面を考慮した適切なマネジメントを進めていくことが重要である．このような有効性と安全

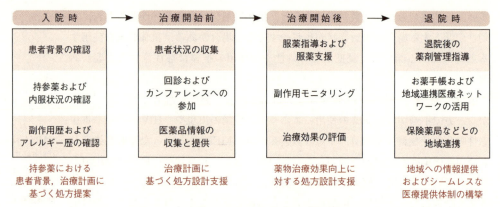

図5・5　入院から退院に至るまでの薬剤師の関わり

ファーマシューティカルケア
pharmaceutical care

性を考慮した**ファーマシューティカルケア**を薬剤師が実践していくためには，多職種連携を基盤とした入院から退院までのシームレスな関わりが必要とされる．具体的な関わり方を次にあげる．

　まず，入院時における関わりとしては患者背景や持参薬の確認とその評価である（図5・5）．薬剤師は入院患者に対して面談を行い，副作用歴やアレルギー歴，さらには内服状況や服用中の薬剤の効果などについて評価を行う必要がある．その後，入院治療計画に沿った薬物治療が遂行できるように持参薬の休薬，継続，さらには代替薬などについて処方設計を行う．

　次に，"治療開始前"からの関わりも重要なポイントである．これまで薬剤師の病棟業務は薬剤管理指導業務が中心であり，これはおもに"治療開始後"の関わりとされてきた．2012年に設けられた病棟薬剤業務実施加算に基づく病棟薬剤業務では"治療開始前"の関わりが重要視されている．カンファレンスや回診などへの参加，さらに積極的な患者情報の収集などを行い，"治療開始前"における処方提案や処方設計に携わることが求められている．

　さらに，"治療開始後"においても従来の薬剤管理指導業務に加え，副作用のモニタリングをはじめとした有害反応の未然回避および重篤化回避，さらには患者症状を把握し，症状改善に向けた最適な薬物療法の提案に努める必要がある．

　そして，退院時の関わりとしては"情報提供"がある．退院後の適正な薬物治療を継続させるための薬剤管理指導を実施することが重要である．一方で，近年は高齢化率の上昇や医療費の問題などから医療提供体制は"入院"から"地域"へシフトしている．そのため，退院後も入院中の最適な薬物治療を継続させることが必要であり，退院先や転院先の医療機関，または保険薬局に対して入院期間中の薬学的管理内容などについて情報提供することが必要となってくる．このように地域との連携を深めていくことも入院期間中の継続した医療の関わりの一部である．

　薬剤師は，患者個々に見合った安心で安全な薬物療法を提供するためには，入院から退院における医療に対して切れ目のない薬学的管理を進めていくことが重要であり，そのためには病棟および地域における"情報の共有化"を実践していく薬剤師の活動が必要不可欠である．

第 5 章　入院患者に対する薬剤師業務と薬学的管理の概要　　73

5・3　入院患者における専門的な薬学的管理を説明できる.

学生へのアドバイス
　臨床実習で患者に触れ，患者の痛みを知ってほしい．薬剤師は，薬物療法の安全性と有効性を担保し，患者 QOL の向上に寄与する．入院患者に対する専門的な薬学的管理は，これまで履修してきたすべての薬学領域の集大成である．断片的な知識を体系化し定着させていくように心がけてほしい．

この学習に必要な予備知識
薬剤師の使命　（⇨A(1)：**1** I，第 II 部）

薬剤師に求められる倫理観　（⇨A(2)：**1** I，第 III 部）
信頼関係の構築　（⇨A(3)：**1** I，第 IV 部）
多職種連携協働とチーム医療　（⇨A(4)：**1** I，第 V 部）
人体の成り立ちと生体機能の調節　（⇨C7：**4** II）
医療薬学　（⇨E1〜E5：**6** I〜VII 分冊）

この学習が目指す成果
　薬剤師が急性期や周産期，周産期，小児，終末期の患者に対する医療において専門的な薬学的管理を行うことによって，患者にもたらされるメリットについて具体例をあげて説明できる.

5・3・1　急性期医療における薬学的管理

　急性期とは，病気の発症から回復期や亜急性期に移行するまでの期間（一般的にはおおむね 14 日以内）をさす．**急性期医療**においては，回復期や慢性疾患の入院患者に対する薬学的管理に加えて，より専門的な管理が必要となる場合がある．なかでも術後や状態の早期安定化に向けて診療密度が特に高い医療が提供される救急医療や集中治療室などでの医療（**高度急性期**とよばれることもある）への薬剤師の参画が拡大している.

　専門的な薬学的管理にあたっては，薬物動態をはじめとする医薬品についての最新の知識をもつとともに，病態と薬剤の関わりを深く理解することが必要である．そのうえで，科学的根拠のある薬剤選択，副作用・相互作用の予測や効果判定などに関わることが求められる．最新の医薬品情報を医療者間で共有し，医薬品の適正使用に努めることが重要である.

　a. 救急医療・集中治療などの特徴　　**救急医療**は，患者の重症度に応じて，各施設の役割に応じた診療が分担して行われる．**一次救急医療**は，地域の在宅当番医，休日・夜間急患センターなどが受持ち，入院治療や手術の必要がなく，外来で対処可能な比較的軽症な救急患者が対象となる．**二次救急医療**は，都道府県が定める医療圏域ごとに整備された 24 時間体制の救急医療機関や病院群輪番制医療機関，共同利用型医療機関などが担い，入院治療を必要とする重症患者が対象となる．**三次救急医療**は，おもに救命救急センターや高度救命救急センターが担い，二次救急医療機関で対応できない複数診療科領域にわたる重症患者が対象となる．三次救急医療機関では，学生や研修医などに対する救急医療の臨床教育も行われる．これらを総称して**救急医療システム**という.

　一般診療では受付け順に診療が行われるのに対して，救急医療では，症状の緊急度が高い順に決定される．このような緊急度の判別を**トリアージ**という．患者は，救急車やドクターヘリなどにより医療機関に搬送されるが，自力で直接来院することもある．救急車などによる救急搬送では，搬送中に患者の情報を受け入れ施設との間でやり取りをして病態の予測とそれに応じた診療準備を行い，患者

対応 SBO

F(1)③ 9〜11
詳細は p.xvii 参照.

急性期　acute stage
急性期医療　acute care

高度急性期

救急医療
emergency medical-care,
emergency care,
emergency medical service
一次救急医療
（primary emergency
medical-care）：初期救急
医療ともいう.
二次救急医療
secondary emergency
medical-care
三次救急医療
tertiary emergency
medical-care
救急医療システム
emergency medical service
system
トリアージ（triage）：コラム 18（p.74）参照.

74   第I部　臨床薬学の基礎

来院直後から速やかな対応が行われる．一方，直接来院した場合には，来院時に速やかに症状を観察し，必要な情報を収集する必要がある．

ハイリスク薬　(high risk drug)：本書§11・2参照.

救急医療や集中治療では，シリンジポンプなどを用いて厳密に投与速度が調整される必要がある**ハイリスク薬**（麻酔薬，筋弛緩薬，循環器系作用薬など）が多く用いられる．患者の容体が刻々と変化するためたびたび処方が変更される．薬剤師は，治療方針の決定から薬剤の投与までの時間がきわめて短い中で，薬物動態が通常とは異なる重症例や多剤併用による相互作用を速やかに把握する必要がある．また，期待する効果と許容される副作用のバランスが通常診療と異なる薬物中毒においても専門的な知識を発揮して適切な薬剤の選択と投与計画に寄与することが重要である．

b. 救急医療における薬学的管理　　薬剤師も医師や他の医療スタッフと協力して救急患者の情報を把握，整理し，評価を行う．しかしながら，救急患者の多くは意識障害や鎮静下にあり，患者から直接情報を得られない場合が多いため，救急隊からの情報や，家族などから得られる持参薬やお薬手帳，診察券なども貴重な情報源となる．たとえば，中毒患者における薬歴の確認，持参薬，薬の空包と病態との関連性は特に重要な情報であり，患者のかかりつけ薬局に調剤歴や処方歴を確認することもある．薬剤師は中毒物質の治療への影響も含めて医療スタッフに情報提供する．重症患者においては，腎機能障害，肝機能障害，その他の臓器不全を念頭に置いた薬剤の選択，投与設計（投与経路，投与量，投与速度，投与間隔など）について積極的な助言やチェックが重要である．

しかし，救急医療が多くのスタッフが関わり24時間体制で行われる中で，救急部に薬剤師が常駐していない施設が多いのが現状である．そのため，薬剤師がさまざまな医療者や患者との間で直接対話ができないことも多い．そのような環境においては，事前に，典型的な薬剤の禁忌事項やその他の注意事項，投与速度や配合変化などの一覧表を作成したり，頻度の高い問い合わせ事項を類型化したQ&A集を配布する，薬剤部職員が部署に出向いて勉強会を開催したりするなど

救急外来トリアージレベル
＊参考：奥寺 敬 編著，"救急外来トリアージ 実践マニュアル"，メディカ出版 (2010).

コラム18　救急外来トリアージレベル　　発 展

症状の緊急度の判断にはガイドライン＊が用いられ，以下の5段階に区分される．

レベルI（蘇生レベル）	生命または四肢を失うおそれのある状態であり，積極的な治療が直ちに必要な状態．
レベルII（緊急）	潜在的に生命や四肢の機能を失うおそれがあるため，迅速な治療が必要な状態．
レベルIII（準緊急）	場合によっては重篤化し，救急処置が必要になる状態．仕事や日常生活に支障を来す強い症状がある状態．
レベルIV（低緊急）	患者の年齢や悩みに関した症状，または悪化する可能性のある症状に対して治療または再評価を1～2時間以内に行うことが望ましい状態．
レベルV（非緊急）	急性期の症状であるが緊急性のない状態，および憎悪の有無に関わらず慢性期症状の一部である状態．

して，関係するすべての医療スタッフに適切な医薬品情報が伝わった状態にしておくこと必要がある．可能な限り業務を標準化しておくことも有効である．緊急の問い合わせにも対応できる体制を整えておくことが望ましい．薬剤師は，救急医療においても安全で良質，適正な薬物療法が提供されるよう，患者のみならず，医師，看護師，その他の医療職種への説明と情報の提供を行わなければならない．

c. 集中治療室における薬学的管理　集中治療室（ICU）とは，高度な医療設備を備え，一般病棟では管理することが困難な重症患者や術後の患者を対象として 24 時間連続監視下で必要に応じて救急処置を施すことが可能な特殊治療施設である*.

＊コラム 19 参照.

持参薬の把握と服薬計画の提案，薬剤の選択，投与量・投与方法の確認，副作用と効果のモニタリング，定数配置される医薬品の管理などは一般病棟と基本的に同様であるが，麻薬，毒薬，向精神薬，特定生物由来製品の実施記録と管理は特に重要である．多種多様な薬剤が併用されることが多いため，相互作用や薬剤アレルギーには十分な注意を払う必要がある．限られた投与経路（おもに点滴ルート）から多種類の薬剤が投与されるため，注射剤のルート管理，配合変化にも特に注意が必要である．循環器系薬や，麻薬，筋弛緩薬，インスリン，抗凝固薬などは厳密な投与速度の管理が必要なため，シリンジポンプや輸液ポンプを用

コラム 19　さまざまな集中治療室（ICU，HCU，CCU，NICU）　発展

ICU（集中治療室）

集中治療室
intensive care unit

重篤な症状を呈し継続的な状態管理が必要な患者や手術後に高度な状態管理が必要な患者が収容される．代表的な症例としては，肝不全，食道静脈瘤破裂，開心術術後，消化管穿孔，開腹術術後，大量服薬，痙攣重積発作などがあげられる．呼吸管理，循環動態，電解質その他の代謝状態が 24 時間体制で管理される．重篤な患者に対応するために，一般病棟より対患者当たりの看護師の配置人数が多い．また，ICU に専従の医師や，救急蘇生装置（気管挿管セット，人工呼吸器など），除細動器，ペースメーカー，心電計，ポータブル X 線撮影装置，呼吸循環監視装置などの一般病棟には配置されていない医療機器類，その運用や整備を行う臨床工学技士などのスタッフが配備されている．

HCU（高度治療室/準集中治療室，ハイケアユニット）

HCU：high care unit

ICU の入室期間は原則 14 日以内とされているため，ICU よりもやや重篤度の低い患者や手術直後の患者などを一時的に収容するなど，ICU と一般病棟とをつなぐ役割を担う．

CCU（冠疾患集中治療室）

CCU：coronary care unit

心筋梗塞や狭心症などの冠状動脈疾患，心不全，不整脈，心筋炎，急性大動脈解離，急性肺血栓塞栓症など，心血管系に起因した疾患に特化した重症患者を収容する．循環器専門医の指示のもと，厳重な監視モニター下で持続的な管理が行われる．

NICU（新生児集中治療室）

NICU：neonatal intensive care unit

産婦人科に併設され，新生児のうち，極低出生体重児や先天性心疾患，染色体異常，重症感染症，仮死新生児などの集中治療が必要な患児を収容する．新生児，未熟児専用の保育器や人工呼吸器，心拍監視装置，点滴器具などを備える．新生児 3 人当たり看護師 1 名を常時配置し，医師が 24 時間体制で治療にあたる．

いて持続投与される.

　患者の容態変化が激しいため，薬剤の選択や投与量も頻繁に変化する. 腎機能・肝機能などの臓器障害，凝固系の異常，浮腫，腹水，胸水など，水分貯留の変化，電解質，酸塩基平衡の異常に注目する. 治療方針の決定から薬剤が投与されるまでの時間がきわめて短いため，カンファレンスや回診（ベットサイドラウンド）に参加し，患者情報の共有や提供を行う. 腎機能障害患者に対する**血液透析（HD）**や**持続的血液濾過透析（CHDF）**，また，腎機能は正常でも，敗血症など重症感染症でのサイトカイン除去などを目的として CHDF などの血液浄化療法が行われることがある. その場合は，薬物のタンパク結合率，分布容積，透析条件などから血液浄化療法による除去率を推算するとともに，残存する腎機能を合わせたクリアランスを算出する必要がある. 間欠的に投与される抗菌薬の投与設計などには **PK/PD 解析**と治療薬物モニタリング（TDM）が威力を発揮する. 急性肝不全では，肝クリアランスの低下やアルブミン濃度の低下による薬物のタンパク結合の変動（遊離形分率の上昇）に注意が必要である. 肝初回通過効果を強く受ける薬物では，肝外シャント形成[*1]による生物学的利用能（バイオアベイラビリティー）[*2]の増加に注意する. 心不全では，心拍出量が低下するため，循環動態の変化による薬物動態への影響にも注意が必要である. 急性薬物中毒やその他の重篤な状態では，期待される薬剤の効果と許容される副作用に関して，通常とは異なるバランスでの判断を求められることもしばしばである. 薬物動態の変動の可能性の有無，程度を，薬物動態パラメーターを利用して定量的に評価することで薬剤師の専門性が発揮される. その他，薬剤投与歴の把握，病態に応じた輸液療法・栄養療法の提案，臓器障害，薬剤性皮疹や薬剤熱をはじめとした薬剤による有害事象の出現の有無の確認など，さまざまな場面で薬剤師の活躍が期待されている.

5・3・2 周術期における薬学的管理

周術期とは，入院，麻酔，手術，回復といった，術前から術中，術後を含む一連の期間をさす. 周術期には，麻酔薬や筋弛緩薬などさまざまな薬剤が用いられる. 患者の持参薬や薬歴を把握し，薬剤アレルギーや相互作用，手術に影響のある薬剤やサプリメントについても確認することが重要である. 薬剤師が，麻酔科医などによる事前診察や入退院センターなどに関わることで医療の質の向上を図ることができる.

　手術に影響のある薬剤などについては，手術日程に合わせた休薬，再開のスケジュールを作成するなどの薬学的管理を行う. たとえば，抗血小板薬や抗凝固薬は，侵襲性が高く出血リスクの高い手術では，術前に中止し，必要に応じてヘパリンを投与する必要がある. また，術後には適切な時期に投与再開し静脈血栓塞栓症などを予防する必要がある. エチニルエストラジオール・レボノルゲストレル配合錠などの経口避妊薬は，血栓形成を促進するため術前 4 週間は禁忌となっている. また，術後 2 週間以内の再開は，心血管系の副作用の危険性が高くなることがあるため注意が必要である. 全身麻酔の導入や維持に用いられるプロポ

血液透析（hemodialysis, HD）：人工透析ともいう.
持続的血液濾過透析 continuous hemodiafiltration, CHDF

PK/PD 解析（PK/PD analysis）：PK/PD は pharmacokinetics（薬物動態学）/ pharmacodynamics（薬力学）の略. 本シリーズ **6** Ⅵ, SBO 29 参照.
TDM: therapeutic drug monitoring
*1 **肝外シャント形成**：門脈が肝臓に流入することなく直接体循環血に流出する異常な経路が形成されること.
*2 本シリーズ **6** Ⅵ, SBO 7 参照.

周術期 perioperative period

第5章　入院患者に対する薬剤師業務と薬学的管理の概要　　77

表5・3　周術期に薬学的管理が必要な薬剤（代表例と休薬時期の目安）

薬剤の分類	代表的薬剤	休薬期間・注意点
抗血小板薬	アスピリン	休薬：術前7日前から
	チクロピジン，クロピドグレル	休薬：術前7〜14日前から
	シロスタゾール，ジピリダモール	休薬：術前2〜3日前から
循環機能改善薬	エイコサペント酸エチル	休薬：術前7日前から
経口抗凝固薬	ワルファリン	休薬：術前3〜5日前から
直接トロンビン阻害薬	ダビガトランエテキシラート	休薬：術前1〜4日前から
Xa因子阻害薬	リバーロキサバンほか	休薬：術前1日前から
合成Xa阻害薬	フォンダパリヌクス	休薬：術前3〜5日前から
未分画ヘパリン	ヘパリンナトリウム	休薬：術前6時間前から
経口避妊薬	エチニルエストラジオール・レボノルゲストレル配合錠	休薬：術前4週間前から
降圧薬	アドレナリンβ受容体アンタゴニスト	当日も服用（突然中止によるリバウンド注意）
	アンギオテンシン変換酵素（ACE）阻害薬，アンギオテンシンII受容体アンタゴニスト（ARB）	当日の朝の中止を考慮する（低血圧を防止するため）
	カルシウム拮抗薬	適応疾患と薬剤の種類により異なる
糖尿病治療薬	種　々	当日は休薬（術中の低血糖防止のため）
	インスリン	術後高血糖防止には積極的に用いる
脂質異常症治療薬	スタチン類	基本的に継続
向精神薬・抗精神病治療薬	種　々	継続が望ましい（病状悪化予防のため）
抗てんかん薬	種　々	基本的に継続（痙攣発作リスク避ける）
抗喘息薬	アドレナリンβ受容体アゴニスト，吸入ステロイド	継続（気管支攣縮を予防）
全身麻酔薬	プロポフォール	卵アレルギー
注射用非ステロイド性抗炎症薬（NSAID）	フルルビプロフェン アキセチル	卵アレルギー（注射剤が卵黄レシチンを含むため）
局所麻酔薬	ベンゾカイン，リドカイン	アレルギー歴
抗菌薬	βラクタム系抗生物質	アレルギー歴
消毒薬	ポビドンヨード，クロルヘキシジン	過敏症
造影剤	イオパミドールほか	ヨード過敏症，その他のアレルギー歴
ステロイド	ヒドロコルチゾンほか	常用量を服用（術中に追加投与も考慮）
麻　薬	モルヒネ，ペチジン，フェンタニル	術後せん妄に注意
麻薬拮抗性鎮痛薬	ペンタゾシン，ブプレノルフィン	術後せん妄に注意
抗コリン薬	ベンプロペリンほか	術後せん妄に注意
ビスホスホネート	ゾレドロン酸，リセドロン酸ほか	挿管操作による顎骨壊死
α_1遮断薬	タムスロシン，ウラピジルほか	術中虹彩緊張低下症候群
生物学的製剤	種　々	手術の種類により半減期の3〜5倍期間を目安に術前の中止を考慮する

78　第 I 部　臨床薬学の基礎

*1 リフィリング (refilling):
組織間液から血管内に水分
が戻ること.

フォールは，大豆油や精製卵黄レシチンを含むため，患者のアレルギーの情報は確実に共有される必要がある．手術の外科的侵襲は，大きな体液変動をもたらす．血管透過性が亢進するため血管内の水分が組織間液などに移動して循環血液量が減少するので，血圧の低下を防ぐために細胞外液の補充が行われる．逆に回復期ではリフィリング*1 が生じるため，それに応じた輸液量の調整や，時に利尿薬の投与が必要となる．薬物動態の変化を考慮した投与設計の見直しが必要になる場合もある．このように，薬剤師と麻酔科医が患者情報を共有することはきわめて重要である．

手術室内で用いられる薬剤には，麻薬・向精神薬をはじめ，筋弛緩薬など，厳密な管理が必要な薬剤が多く含まれる．特に麻薬・向精神薬，毒薬，麻酔薬については，使用薬の確認・照合，医薬品カートなどによる医薬品のセット管理（使用期限の管理も含む）などが行われる．一部の施設では，薬剤師により手術で用いる吸入麻酔薬や持続硬膜外麻酔薬などの充填やミキシング，手術室で使用される薬剤の選択や用法・用量，相互作用の監査が行われている．

手術部位感染
surgical site infection, SSI

*2 デ・エスカレーション
(de-escalation): 培養の結
果が判明した時点で狭域な
薬剤に変更すること.
感染制御チーム (infection
control team, ICT): 本シ
リーズ **7** Ⅲ, §4・1 参照.
栄養サポートチーム
(nutrition support team,
NST): 本シリーズ **7** Ⅲ,
§4・2 参照.

周術期には，**手術部位感染**（SSI）の予防を目的として抗菌薬の予防的投与が行われる．適切な抗菌薬の選択と投与法（投与時期や間隔，投与期間）の適正化が必要である．重症例では，初めに広域で強力な薬剤を用い，後にデ・エスカレーション*2 を行うことが推奨されている．抗菌薬の適正使用は，当該患者のみならず，施設内の薬剤耐性菌の出現を避けるためにもきわめて有効であるため，**感染制御チーム**（ICT）としての薬剤師の活躍が期待されている．また，周術期の栄養管理が適切に行われることで，術後の回復が早まり早期離床や在院日数が短縮されることが知られている．**栄養サポートチーム**（NST）の一員としての薬剤師の役割も重要である．

表5・3に，周術期において注意が必要な薬剤を示す．

5・3・3　周産期における薬物療法と薬学的管理

周産期　perinatal period

周産期とは，出産前後の期間（通常，妊娠22週から出生後7日未満）のことをさす．薬物の中には，多発性骨髄腫治療薬のサリドマイドなど，妊婦の服用後に胎児に移行して催奇形性や胎児毒性を示すものや母乳中に移行するものがあるため，妊婦，授乳婦に対する薬物投与においては，胎児・乳児への影響を考慮して忌避される一方，妊娠高血圧症候群に対する降圧薬や抗リン脂質抗体症候群に対する抗血栓薬あるいは子宮用薬など，母体の生命や妊娠の継続に必要な薬物療法が行われないことは母児の不利益となるため，適切な薬物療法が選択される必要がある．

糖尿病
(diabetes mellitus): 本シ
リーズ **6** Ⅲ, SBO 15 参照.
妊娠糖尿病
gestational diabetes

妊婦の代謝異常の代表例として**糖尿病**と**妊娠糖尿病**があげられる．ともに，母体および胎児の合併症を予防するため血糖コントロールを厳密に行う必要があり，食事療法と運動療法で血糖コントロールが困難な場合には薬物療法を行う．経口血糖降下薬は，妊娠から授乳期において胎児および母乳中に移行する可能性があるためインスリンが用いられる．妊娠初期の血糖コントロール不良は胎児の先天異常や流産のリスクとなるため，妊娠前からインスリン療法を開始する．抗

てんかん薬は催奇形性の危険度を増加させることが明らかにされているが，治療上の必要性が高く，その有益性が胎児への危険性を上回ると考えられる症例に使用される場合がある．クローン病・潰瘍性大腸炎・全身性エリテマトーデス（SLE）などさまざまな持病に対する薬物についても，投与薬物の胎児への影響，母乳移行率，授乳可否などについて医療スタッフに対する情報提供と，妊婦に対しての薬剤管理指導が必要である．

多くの医薬品について妊婦や胎児に対する安全性が確立しておらず，添付文書などから得られる情報は限られている．妊婦への薬物投与にあたっては，胎児に対する薬物の影響がその発生段階（妊娠経過）によって異なることを考慮する必要がある[*1]．受精から妊娠3週末頃までは，受精した細胞（胎芽）の増殖期にあたる．この時期に重篤な細胞障害が起こった場合には流産し，軽微な場合は他の細胞で完全に修復されるためこの時期に投与された薬物の影響は後には残らないとされている．妊娠4週目から7週末までは胎芽の器官形成期にあたり，重要臓器が発生・分化するため理論的に催奇形性リスクが最も高い絶対過敏期とされる．ワルファリン，メトトレキサート，抗てんかん薬で催奇形性が確認されている．8週目から15週目は絶対過敏期より危険性は下がるが，外性器や口蓋への影響がみられることがある．16週目以降は，胎児の成長・機能成熟期にあたるため催奇形性は問題とならないが，発育遅延など胎児毒性が問題となる．

> [*1] 本シリーズ **4** II, SBO 4 参照.

薬物の胎児移行性を推定するためには，生物薬剤学[*2]の知識が役立つ．具体的には，薬物の分子量，脂溶性，イオン形分率の影響を受ける．分子量が600程度までで脂溶性の高い非イオン形分子は胎盤透過性が高く，胎盤透過速度は胎盤内の母体血と胎児血の血流速度に依存する．分子量が1000を超える分子の胎児移行は制限されている．抗凝固療法が必要な妊婦には，ワルファリンを避けヘパリンが用いられる．薬物のタンパク結合も胎児移行性に影響を与える．タンパク結合率が高い薬物は，非結合形薬物のみが胎盤関門を透過する．妊娠により母体血中のアルブミン濃度は低下する．胎児血中のα_1酸性糖タンパク質（AGP）は，12週では母体血の10％，末期で30〜40％である．AGPに結合するブピバカインの非結合形濃度は胎児血中の方が高い．胎盤は胎児性Fc受容体を発現し，母体のIgGを胎児に輸送する．近年，抗体医薬品が数多く開発されているが，抗TNF-α抗体のインフリキシマブはキメラ型IgG_1モノクローナル抗体であるため，妊娠初期は胎盤を透過しないが妊娠中期〜妊娠後期は胎児移行がきわめて高い．胎盤を通過できる抗体はIgGだけである．

> [*2] 本シリーズ **6** VI 参照.

> AGP
> (α_1-acid glycoprotein)：本シリーズ **6** VI, SBO 8 参照.

妊娠中のさまざまな苦痛を軽減できるような薬剤の提案も適宜行う．投与薬剤によっては，胎児の予防接種に影響を及ぼすものもあるため，それらについても情報提供・指導を行う．回診やカンファレンスに参加し，治療方針を確実に把握することが重要である．

5・3・4　小児医療における薬学的管理

小児の入院患者に対する薬学的管理も，一般病棟と同様，持参薬の把握と服薬計画の提案，患者および医療スタッフへの医薬品情報の提供と共有，薬剤の選

80 第Ⅰ部 臨床薬学の基礎

択，投与量・投与方法の確認，副作用と効果のモニタリング，退院時薬剤管理指導，定数配置される医薬品の管理などが必要である．ほとんどの患者に保護者（母など）が付き添っているので，服薬指導は患者と保護者に行うことになる．特に専門的な薬学的管理が必要となる小児入院患者の代表的な疾患としては，白血病，悪性腫瘍，気管支喘息，慢性腎炎，先天性疾患などがあげられる．入院期間は白血病や悪性腫瘍の患者では，半年から1年程度，気管支喘息では，1〜2週間と幅がある．血液内科の造血幹細胞移植で無菌的治療が必要な患者では，無菌病床での治療が行われる．

MRSA：methicillin resistant *Staphylococcus aureus*

　小児科病棟での専門的な薬学的管理の例としては，免疫抑制薬の投与設計，メチシリン耐性黄色ブドウ球菌（MRSA）感染患者へのバンコマイシンやテイコプラニンの投与設計，化学療法施行患者のレジメンチェック，副作用モニタリング，支持療法の提案などがあげられる．薬剤の投与にあたっては，注射剤では，投与速度がとても遅く，ルート内での混合時間が長いことを熟慮して，配合変化の確認とルート管理を行う．内服薬では乳幼児には細粒・水剤しか投与できないため，剤形や投与方法について提案する．テトラサイクリン系抗菌薬やニューキノロン系抗菌薬は牛乳やミルクと一緒に服用すると吸収が低下する．セフェム系抗菌薬は，鉄分を含有する牛乳やミルクと一緒に服用すると便が赤く着色したり吸収が低下したりするものがある．乳酸菌製剤やタンニン酸アルブミンなどでは，卵アレルギーや牛乳アレルギーの小児に禁忌となる製剤が存在する．アレルギー歴と投与後の経過に十分な確認が必要である．治療上不可欠と考えられるものでも，データの集積が少ないなどの理由により小児への適応が限られている医薬品が多く存在する．たとえば，ニューキノロン系抗菌薬の多くは小児に禁忌である．テトラサイクリン系抗菌薬は，特に歯牙形成期にある8歳未満の小児への使用は推奨されないなど注意が必要である．

Augsberger 式
von Harnack の表

　小児の体は成長過程にあり個人差が大きいため患者に合わせた薬用量を設定する必要があるが，添付文書に小児用量が明記されている医薬品は少なく，さまざまな推算式が用いられている（図5・6）．体表面積に基づく方法が優れているとされ，2歳以上の患児では，年齢から算出できる体表面積比に近似した **Augsberger 式**が汎用されている．　未熟児・新生児には **von Harnack の表**が広

(a) Augsberger 式（最もよく用いられている）

小児量 ＝（年齢 × 4 ＋ 20)/100 ×（大人量）

(b) von Harnack の表（未熟児・新生児に汎用）

新生児	6カ月	1歳	3歳	7.5歳	12歳	成　人
1/10	1/5	1/4	1/3	1/2	2/3	1

　＊　表中の1/10〜1の数値は，成人の薬用量を1とした場合の，小児の薬用量．

(c) Young 式

小児量 ＝（年齢)/(12 ＋ 年齢)×（大人量）

図5・6　小児薬用量の計算法

第5章　入院患者に対する薬剤師業務と薬学的管理の概要　　81

く用いられる．近年 Young 式はあまり用いられない．特に精密な用量設定が必要な場合には，以下のような小児の薬物動態の特徴を考慮する．

a. 小児の薬物動態の特徴[*1]

① 胃内 pH が高い：胃内 pH は，生後数日はほぼ中性で，生後数カ月でほぼ成人と同程度となるが，胃酸の分泌は通常 12 歳までには十分に成熟していないとされ，母乳や授乳による影響を受ける．胃内の pH 値が高い場合，酸性薬物の吸収遅延や生物学的利用能（バイオアベイラビリティー）が低下する可能性がある．

② 胃内容排出時間が長い：新生児は胃内容排出時間が長い．胃内容排出時間は，食物のカロリー密度が高いと遅くなり，脂質・糖複合体濃度が高い食物でも遅くなる．人工乳の乳児では母乳の乳児よりも腸管通過時間が短い．

③ 体水分量が多い：小児は，成人と比較して体水分含率が高い．細胞外液の割合でみると，成人では体重の 20％であるのに対して，出生時は約 45％ときわめて高く，最初の 1 年間で約 28％まで減少してゆく．したがって，たとえば，親水性のアミノグリコシド系抗菌薬の分布容積は乳児では成人より大きく，体重当たりの用量は成人量よりも小児の用量が高く設定されている．体重当たりの脂肪の割合も年齢とともに変化する．正期産児の脂肪の割合は 12％で，1 歳までにピークの 30％となり，その後成人量である 18％程度まで徐々に減少する．生後 1 歳までの間は吸入麻酔薬や鎮静催眠薬などの親油性薬物の分布容積は大きい．フェノバルビタールの成人の分布容積は 0.6〜0.75 L/kg だが，乳児で 0.6〜1.2 L/kg，1 歳以上の小児で 0.67 L/kg と報告されている．

④ 血中アルブミン濃度が低い：タンパク結合率の高い薬物では，遊離形薬物濃度が高く薬効や副作用が強く現れる可能性が考えられる．新生児にビリルビンよりもアルブミンに結合しやすいサルファ剤を投与すると遊離型ビリルビン濃度が増加し核黄疸を起こす危険性がある．ST 合剤[*2]の低出生体重児や新生児への投与は禁忌である．

⑤ 肝機能と腎機能の発達が未熟である：薬物代謝で最も重要な第Ⅰ相酵素のシトクロム P450（CYP）は，分子種によっても異なった発達パターンを示す[*3]．CYP3A4 は，胎生期活性は成人の 30〜75％である．乳児期に漸増し，やがてその比率は成人を超えるが思春期の終わりには成人レベルまで減少する．CYP2C9 は出生時の活性は低いが，生後 1 週間で急速に活性を獲得し，1 歳までに成人の約 30％になる．乳児期の終わりから小児初期には成人以上になり，思春期末には成人値まで減少する．CYP2D6 は，胎児期の活性はほとんど認められないが，生後 1〜4 週間までに活性が漸増し，10 歳以上ではほぼ成人と同じであることが示されている．CYP1A2 は，生後 4〜5 カ月で成人の活性を獲得し，1〜3 歳児では成人の約 2 倍の活性を示し，思春期になると成人レベルに減少する．UDP-グルクロン酸転移酵素（グルクロノシルトランスフェラーゼ，UGT）にはいくつかのアイソフォームがあるが，成人値まで成熟する期間は生後 2 カ月〜3 年までとさまざまで変動しやすい．スルホトランスフェラーゼ（ST）は，出生時には活性が成人の 2/3 以上になっているとされている．N-アセチルトランスフェラー

[*1] 本シリーズ **6** V, SBO 49 参照.

[*2] **ST 合剤**
（ST combination, trimethoprim-sulfamethoxazole combination）：サルファ剤であるスルファメトキサゾールとトリメトプリムの配合剤.

[*3] 薬物代謝の第Ⅰ相反応については，本シリーズ **6** VI, SBO 15 参照.

82   第Ⅰ部　臨床薬学の基礎

ゼ（NAT2）は，生後2カ月までは活性が低い．生後15カ月〜4歳までに成人レベルに成熟する．小児期に投与される薬物の多くは第Ⅰ相および第Ⅱ相の両代謝酵素が関わることが多い．未変化体の代謝速度と代謝物の生成パターンが動的に変化するため，小児患者に対しては高度な個別投与計画が必要となる．

グレイ症候群
gray syndrome

　新生児では，成人と比べてクロラムフェニコールの腎排泄が低いため，半減期は成人と比べて延長している．低出生体重児や新生児では**グレイ症候群**（腹部膨張に始まる嘔吐，下痢，皮膚蒼白，虚脱，呼吸停止など）が現れるため禁忌である．糸球体沪過量は出生時に2〜4 mL/分，生後2〜3日で8〜20 mL/分，生後6カ月で成人とほぼ同等の100〜120 mL/分に変化する．腎排泄型の薬物では，投与量を調節する必要がある．糸球体沪過により腎排泄を受けるアミノグリコシド系抗菌薬は，腎クリアランスが年齢で変化する典型的な薬物である．腎クリアランスには在胎週数が受胎後週よりも強く相関していることから，早産児に対する推奨投与量は，年齢（暦年）でなく，在胎週数に基づいて決定する．尿細管分泌能が成人と同じになるのには生後約7カ月〜1年である．その他，尿細管分泌の発達によって腎クリアランスが変動する薬物として，フロセミド，アンピシリン，ベンジルペニシリン，メチシリンなどがあげられる．

5・3・5　終末期医療における薬学的管理

終末期

　終末期に公的な定義はないが，一般的には数週間〜半年で死を迎えると予想される時期をさす．厚生労働省では2015年から終末期医療を“人生の最終段階における医療”とよんでいる．終末期の患者にはさまざまな代謝・栄養学的な異常や合併症が生じている．特にがん患者では悪液質*での食欲不振，炎症状態の亢進，インスリン抵抗性，タンパク質異化の亢進，消化管閉塞・狭窄，脳腫瘍や脳転移による嘔気・嘔吐，骨転移による高カルシウム血症による嘔気・嘔吐や食欲不振，多発転移による臓器障害，その他，さまざまな症状が出現し，多くの薬剤が処方された状況になる．各薬剤の効果や副作用を評価し，それらの必要性を包括的に考え，最低限の薬剤で症状の管理ができることが望ましい．薬剤師は，緩和ケアや終末期医療においても，患者状態に合わせた適切な薬物療法の提供と，その効果や副作用のモニタリングを行うことが求められる．その際には，患者の病態について，疼痛の種類や程度，心理状況も含めて把握し，患者や家族が治療方針や治療の場（入院，外来，在宅など）を選択するために必要な情報を提供し，患者の意思決定を支援すること，そのうえで，患者の意思や家族の意向も踏まえて互いに納得できる薬物療法が提供されるように努める必要がある．また，褥瘡や，胸水，腹水のコントロール，経口栄養摂取困難時の栄養管理など，さまざまな面で関わる必要がある．

＊**悪液質**（cachexia）：複合的な代謝異常のために栄養療法に抵抗性となり，著しく体重が減少した状態．

5・3・6　緩和ケアにおける薬学的管理

緩和ケア（palliative care）：本シリーズ **7** Ⅲ，§4・3参照．

　緩和ケアについては，世界保健機関（**WHO**）が2002年に以下のように定義している．

　緩和ケアとは，“生命を脅かす病に伴う問題に直面した患者とその家族の痛み

や物理的，社会的および精神的な問題を，早期発見と的確な評価と処置を行うことで，予防あるいは，緩和することで，QOL（生活の質，人生の質）を改善する取組みである"．さらに，緩和ケアは，"痛みやその他の苦痛からの解放，生命を尊重し，死ぬことを自然な過程であると認め，早めたりひき延ばしたりしないこと，患者の心理的あるいは霊的な側面の統合，患者が死を迎えるまで可能な限り積極的に生きてゆけるような支え，家族が患者との死別を受け入れられるような支え，チームで取組み必要に応じて死別後の患者らのカウンセリング，QOLを高め病気の経過によい影響を与えること，病気の早い段階や，延命を目指す化学療法，放射線療法などの他の治療法と組合わせての適応，さらには，つらい合併症のよりよい理解と対処のための研究も含むもの"とされている．すなわち，緩和ケアが対象とする痛みは"トータルペイン"あるいは"全人的苦痛"とされ，互いに密接に関連した，"身体的苦痛"，"精神的苦痛"，"社会的苦痛"，"スピリチュアルな苦痛"の四つの側面から捉えられている．

疼痛は，侵害受容性疼痛と神経障害性疼痛の2種類に分類され，侵害受容体性疼痛はさらに体性痛と内臓痛に分類される．**がん性疼痛**の多くはこれらの複数が混在している．体性痛は，皮膚や骨，関節，筋肉，結合組織といった体性組織へのがんの浸潤，手術による切開やその他の機械的損傷や刺激が原因の痛みで，非オピオイド系鎮痛薬，オピオイド系鎮痛薬が有効である．体動時の痛みの増強にはレスキュー薬を使用する．内臓痛は，食道，胃，小腸，大腸などの管腔臓器の炎症や閉塞，肝臓や腎臓，膵臓などの炎症や腫瘍による圧迫，臓器被膜の急激な伸展が原因の痛みで，非オピオイド系鎮痛薬，オピオイド系鎮痛薬が有効である．神経障害性疼痛は，痛覚を伝える神経の直接的な損傷やこれらの神経の疾患に起因する痛みで，非オピオイド系鎮痛薬，オピオイド系鎮痛薬の効果が乏しく，鎮痛補助薬が併用される．

疼痛管理は，WHO方式に従い，以下の原則に基づいて行われる．

① by mouth（経口的に）

② by the clock（時刻を決めて規則正しく）

③ by the ladder（除痛ラダーに従って）

④ for the individual（患者ごとに個別の量で）

⑤ attention to detail（細やかな配慮を）

WHO三段階除痛ラダーでは，痛みの強さによって鎮痛薬の選択方法が3段階で示されている．第一段階としては，非オピオイド系鎮痛薬を用い，増量しても効果が不十分な場合には，鎮痛補助薬[*1]を併用する．それらが有効でないときは，弱オピオイド系鎮痛薬を追加する．弱オピオイド系鎮痛薬でも十分な効果が得られない場合は，強オピオイド系鎮痛薬に切替える．耐性や副作用により強オピオイド系鎮痛薬の増量が困難になった場合には，オピオイドローテーション[*2]を検討する．さらに，神経ブロックや放射線療法など薬以外の方法の検討が必要な場合もある．

非オピオイド系鎮痛薬としては，アスピリン，アセトアミノフェン，イブプロフェン，インドメタシンなどが，鎮痛補助薬としては，抗うつ薬（アミトリプチ

がん性疼痛
(canser pain)：本シリーズ**❻**Ⅳ，SBO 41 参照．

三段階除痛ラダー
(the three-step analgesic ladder)：本シリーズ**❻**Ⅳ，図 41・1（p. 259）参照．

*1 鎮痛補助薬：本来の痛みの治療薬ではないが痛みの治療に併用される薬の総称．

*2 オピオイドローテーション：モルヒネ，オキシコドン，およびフェンタニル間で種類を変更することで，効果や副作用の改善がみられることがある．

リン，フルボキサミン），抗痙攣薬（カルバマゼピン，バルプロ酸），コルチコス
テドイド（ベタメサゾン），抗不安薬（ジアゼパム）などが用いられる．弱オピ
オイド系鎮痛薬としては，リン酸コデイン内服や，ブプレノルフィン坐薬が用い
られる．強オピオイド系鎮痛薬としては，モルヒネ製剤の内服，注射，フェンタ
ニル製剤の貼付，舌下，バッカル錠，注射，オキシコドン製剤の内服，注射，メ
サドンの内服製剤が用いられる．薬剤の使用時には，予測される副作用対策を前
もって立てるとともに患者への説明が重要である．

　痛みの評価は，日常生活への影響，痛みのパターン，痛みの強さ，痛みの部
位，痛みの経過，痛みの症状，痛みの憎悪因子，軽快因子，現在の治療の反応，
レスキュー薬の効果と副作用など，包括的に評価することが重要である．痛みの
強さの評価法としては，0～10 の 11 段階の NRS，長さ 10 cm の黒い線を患者に
見せて，現在の痛みが"痛みなし"から"想像できる最高の痛み"のうちのどの
程度かをさし示してもらう VAS，絵で示した痛みの表情で判定する FPS などが
用いられている．

NRS：numerical rating
scale（数値化スケール）
VAS：visual analogue scale
（視覚的アナログスケール）
FPS：faces pain scale

第 5 章　入院患者に対する薬剤師業務と薬学的管理の概要　　85

5・4　外来化学療法における適切な薬学的管理について説明できる.

学生へのアドバイス
　外来化学療法で薬剤師が担っている役割を理解し, がん薬物療法に薬剤師が関わる必要性を感じてほしい. 抗悪性腫瘍薬の副作用に苦しむ患者は多く, 薬剤師の関わりによって, 副作用を軽減させるためには, 各種ガイドラインの検索方法や内容をよく理解することが重要である.

この学習に必要な予備知識
信頼関係の構築　（⇨ A(3)：**1** I, 第IV部）
悪性腫瘍　（⇨ E2(7)⑦：**6** IV, 第 7 章）
悪性腫瘍の薬, 病態, 治療　（⇨ E2(7)⑧：**6** IV, 第 8 章）
組換え体医薬品　（⇨ E2(8)①：**6** IV, 第 11 章）

この学習が目指す成果
　外来化学療法における薬剤師の基本的な業務を理解し, 薬剤師がその有効性の確保と安全性の向上に関わる意義を説明できるようになる.

5・4・1　外来化学療法の目的と注意点

　抗悪性腫瘍薬による治療（化学療法）を外来通院で行うようになってきている. **外来化学療法**は, 自宅での日常生活の中でがん治療を継続できるため, 患者のみならず, 患者の家族にとっても負担が小さい治療である. その一方で, 抗悪性腫瘍薬による副作用の対処を患者自身が行わなければならないため, 治療開始前に白血球減少による感染症対策（うがい, 手洗い, マスクの着用など）や副作用症状に対して処方される薬剤の服用・使用方法をきちんと説明しなければならない.

> **対応 SBO**
> F(1)③ 12
> 詳細は p.xvii 参照.
> **外来化学療法**

5・4・2　外来化学療法における薬剤師の役割

　a. レジメンの管理・確認　抗悪性腫瘍薬は**レジメン**に沿って投与される. レジメンとは, 抗悪性腫瘍薬の投与量や制吐剤の投与量, 休薬期間などを時系列にまとめたものである（表 5・4）. 多くの病院では, 抗悪性腫瘍薬の投与を開始する前に, 医師より申請されたレジメンを院内の化学療法委員会（またはレジメン審査委員会など）で審査し, 承認を受けたレジメンを登録して使用する. 薬剤師は, 医師から提出されたレジメンについて, 抗悪性腫瘍薬の投与量, 投与時間, 投与順の確認に加えて, 制吐剤などの支持療法の有無, **インラインフィルター**の使用, 注意点などを確認する.

　b. 抗悪性腫瘍薬の混合調製　抗悪性腫瘍薬の混合調製をする医療者の**被ばく**を軽減するために, 抗悪性腫瘍薬の調製はガウン, マスク, 帽子, 手袋（二重）, 保護メガネを装着して, **安全キャビネット**内で行う. シリンジを扱う際は, バイアル内が陽圧にならないように十分注意する. また, アンプルから薬液を採る際にも微細なガラス片が混入しないようにする. 施設によっては, 抗悪性腫瘍薬を取扱う看護師の被ばくリスクを軽減するために, 投与ルートの**プライミング**を行うこともある. 室温で気化するシクロホスファミドなどの調製には, ファシール®, ケモセーブ®, ケモクレーブ®のような閉鎖式混注システムを用いると効果的である. 調製済み薬剤の投与時間などが一目でわかるようなラベルを作成し, 貼付する.

レジメン　regimen

インラインフィルター: 調製時に混入する可能性のある異物（ガラス片, ゴム片など）や配合変化により生じる沈殿物を除去するためのフィルター.

被ばく: 抗悪性腫瘍薬の混合調製や投与の際に, 医療者が抗悪性腫瘍薬に暴露すること.

安全キャビネット（biological safety cabinet）: 細胞毒性をもつ抗悪性腫瘍薬の混合調製は安全キャビネットを使用する必要がある. 機能などは§8・4・2参照.

プライミング: 投与前の準備作業として, 投与ルート内に点滴液を満たすこと.

表 5・4 レジメンの例[1,2] 〔エピルビシン＋5-フルオロウラシル＋シクロホスファミド（FEC）療法（1 クール 3 週間）〕

Rp	薬剤名		投与スケジュール[3] 〔日〕			
			1⋯⋯⋯8		15⋯⋯22	
1	アプレピタントカプセル　125 mg 経　口	1 カプセル	↓			↓
2	デキサメタゾン注射液　6.6 mg パロノセトロンバッグ（0.75 mg/50 mL） 点滴静注　15 分	2 バイアル 1 袋	↓			↓
3	エピルビシン[4] 生理食塩液（50 mL） 点滴静注　10 分	100〔mg/m^2〕 1 びん	↓			↓
4	5-フルオロウラシル 生理食塩液（100 mL） 点滴静注　30 分	500〔mg/m^2〕 1 びん	↓			↓
5	シクロホスファミド 生理食塩液（100 mL） 点滴静注　30 分	500〔mg/m^2〕 1 びん	↓			↓
6	生理食塩水（50 mL） 点滴静注　全開で投与（ルート内フラッシュ）	1 袋	↓			↓

[1] 上記レジメンは一例であり，施設ごとに詳細な点は異なる．
[2] §5・4・3の症例も参照のこと．
[3] ↓：投与日．この例の場合，8, 15 の日は投与なし，1 クールが 21 日で終わることを示す．
[4] エピルビシン投与時は血管外への漏出に十分注意する．

c. 抗悪性腫瘍薬の投与スケジュールと副作用発現時期の事前説明　　患者に投与する抗悪性腫瘍薬については，はじめに医師から患者へ説明される．しかし，医師からの説明には，抗悪性腫瘍薬のことだけではなく，主病名の診断に至った経緯や予後の予測についての説明も含まれており，医師からの説明のみでは，抗悪性腫瘍薬について患者が十分に理解することは難しい．そのため，抗悪性腫瘍薬の投与を始める前に，薬剤師からも改めて，抗悪性腫瘍薬の投与スケジュールや副作用について，説明する必要がある．具体的には，点滴する注射剤の順番・時間・休薬期間や副作用の出現しやすい時期（図 5・7）を説明する．

d. 副作用モニタリング　　抗悪性腫瘍薬は有効濃度と副作用発現濃度が近接しているため，ほぼすべての患者に副作用が発生する．患者により，出現する副作用症状やその強さが異なるため，どのような症状がいつごろ出現したかを丁寧に聞き取る．また，骨髄抑制や肝・腎機能障害は，抗悪性腫瘍薬を投与する当日の検査データを確認する．副作用をモニタリングする際には，共通の基準を用いて評価することで，医療者間のばらつきを抑えることができる．抗悪性腫瘍薬による副作用の評価には，2009 年 5 月に National Cancer Institute（NCI）が公表した Common Terminology Criteria for Adverse Events（CTCAE）Version 4.0 を日本語に訳した**有害事象共通用語基準 v4.0 日本語訳 Japan Clinical Oncology Group（JCOG）版**（CTCAE v4.0-JCOG）がおもに用いられる（表 5・5）．

有害事象共通用語基準 v4.0 日本語訳 JCOG 版 CTCAE v4.0-JCOG

e. 処方提案　　患者から副作用症状を聞き取ったら，その予防，軽減策を考える．たとえば，悪心・嘔吐の症状があれば，制吐薬適正使用ガイドラインに

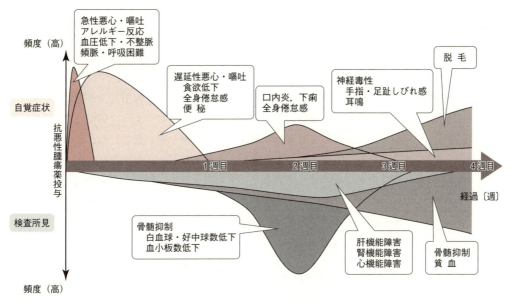

図 5・7　抗悪性腫瘍薬による副作用のおもな出現時期　これらはあくまで一例であり，その発現頻度・程度，時期については個人差がある．西條長宏・加藤治文 編，山本 昇 著，"インフォームドコンセントのための図説シリーズ 肺がん 改訂版"，p.85，医薬ジャーナル社（2004）より抜粋・改変．

表 5・5　有害事象共通用語基準の例[a]

副作用	グレード[†1]				
	1	2	3	4	5
悪　心	摂食習慣に影響のない食欲低下	顕著な体重減少，脱水または栄養失調を伴わない経口摂取量の減少	カロリーや水分の経口摂取が不十分；経管栄養/TPN/入院を要する	—	—
嘔　吐	24時間に1〜2エピソードの嘔吐[†2]	24時間に3〜5エピソードの嘔吐[†2]	24時間に6エピソード以上の嘔吐[†2]；TPNまたは入院を要する	生命を脅かす；緊急処置を要する	死　亡
白血球減少	< LLN[†3]〜3000/mm^3	< 3000〜2000/mm^3	< 2000〜1000/mm^3	< 1000/mm^3	—
血小板数減少	< LLN〜75,000/mm^3	< 75,000〜50,000/mm^3	< 50,000〜25,000/mm^3	< 25,000/mm^3	—
アラニンアミノトランスフェラーゼ（ALT）増加	> ULN[†3]〜3.0 × ULN	> 3.0〜5.0 × ULN	> 5.0〜20.0 × ULN	> 20.0 × ULN	

[a] 出典： CTCAE v4.0-JCOG より．
[†1] ；は"または"を示す．
[†2] 5分以上間隔が空いたものをそれぞれ1エピソードとする．
[†3] LLN（lower limit of normal）：（施設）基準値下限，ULN（upper limit of normal）：（施設）基準値上限．

準じて，制吐薬の追加を主治医に提案する．薬剤師は，抗悪性腫瘍薬の投与により生じる副作用に対しての対処法を熟知し，積極的な処方提案を行っていくことで，がん化学療法の安全性の向上に貢献していかなければならない．処方提案を考える際には，薬剤師が取得した情報だけでなく，医師・看護師による評価情報を得ることにより，適切な対策が実施できる．薬剤師のみの判断ではなく，医師，看護師をはじめとする多職種の意見を集約して，チームとしてのケアを提供

88　第Ⅰ部　臨床薬学の基礎

することが何より重要である.

服薬指導
medication teaching

f. 服 薬 指 導　抗悪性腫瘍薬を投与する際には，副作用の予防，軽減を目的として，さまざまな薬剤が投与される．外来化学療法では，患者が自宅で自分の副作用を管理しなければいけないため，薬剤の使用法や投与量などを正確に理解してもらう必要がある．また，副作用予防薬を使用しても症状が軽減しない場合には，病院へ連絡してもらう必要があり，どのような状況（たとえば，下痢止めを2回服用しても水様便がまったく改善しないなど）のときに連絡が必要になるかを説明しなければならない．高齢者などで，セルフケアが十分にできない可能性がある場合は，家族などにも説明を行い，理解を得る必要がある．

薬学的管理
pharmaceutical
management

5・4・3　薬学的管理の実例

【症例】40代 女性
　乳癌（stage Ⅱb），エストロゲン受容体 陰性，プロゲステロン受容体 陰性，HER2受容体 陰性．術前化学療法として，5-フルオロウラシル，エピルビシン，シクロホスファミド併用療法（FEC療法）を4クール実施することが予定された*.

＊表5・4（p.86）参照.

以下に，本症例の薬学的管理を実施する際のポイントを解説する．

a. 治療開始前の確認事項

i) 化学療法の目的

stageⅡb と術前化学療法であることから，"治癒"を目的とした化学療法であることがわかる．そのため，レジメンで定められた投与量，休薬期間を遵守する必要があり，副作用の重篤化による休薬期間の延長や減量を回避するような支持療法が必要となる．

ii) 催吐リスクの確認

制吐薬適正使用ガイドラインから，アントラサイクリン系抗悪性腫瘍薬とシクロホスファミドの併用レジメンは，高度催吐性リスクであることがわかる．制吐薬には，デキサメタゾン，アプレピタント，5-HT$_3$受容体拮抗薬の3剤を用い，それでも悪心・嘔吐がコントロールできない場合は，メトクロプラミドなどの追加を考慮する．

iii) アントラサイクリン系抗悪性腫瘍薬の蓄積投与量の確認

アントラサイクリン系抗悪性腫瘍薬は蓄積投与量の上限が定められており，その上限を超えると心障害が生じるリスクが高まる．過去にアントラサイクリン系抗悪性腫瘍薬の投与歴がないかを確認する．治療中も必要に応じて心エコー検査などを行い，心機能をモニタリングする．

b. 治療開始後のモニタリング事項

i) 骨髄抑制

抗悪性腫瘍薬による副作用で，白血球，血小板が低下すると，感染症や出血を起こすリスクが高くなる．そのため，発熱，皮下出血などの初期症状がないかを定期的にモニタリングする．自宅で38℃を超える高熱が続いたときは，あらかじめ処方された抗菌薬（例：レボフロキサシン）の服用や病院にすぐ連絡するな

どの対処法を事前に説明しておく．

ii）悪心・嘔吐

前述のように，FEC療法は悪心・嘔吐のリスクが高いため，CTCAEの基準に従い重篤度を評価する．患者との面談を通して，食事摂取量の低下など日常生活に影響が出ている様子であれば，制吐剤の追加を主治医に提案する．

iii）その他の副作用

骨髄抑制，悪心・嘔吐以外にも，全身倦怠感，脱毛，皮疹，口内炎，下痢・便秘などさまざまな副作用が出現する．問診によりこれらの症状を聞き取り，対処が必要と判断された場合には，主治医に積極的な処方提案を実施する．

5・4・4　外来化学療法加算

外来化学療法加算

2002年度に新設された加算であり，初期は300点であった．現在までに，さまざまな施設基準の改訂や薬剤の分類が行われ，表5・6に示すように保険点数が変更されてきた．2008年度の診療報酬改定時には，5年以上の化学療法の経験がある医師，看護師，薬剤師の配置および化学療法のレジメンの妥当性を評価する委員会が設置されている場合に，報酬が高くなるように変更された．このことからも外来化学療法による有効性の確保，安全性の管理に薬剤師が貢献することが強く求められていることがわかる．

表5・6　外来化学療法加算の変遷

	2002年	2006年	2008年	2010年	2012, 2014年[†2]
外来化学療法加算	300点	400点			
外来化学療法加算1[†1]			500点	550点	580点（A） 430点（B）
外来化学療法加算2[†1]			390点	420点	450点（A） 350点（B）

†1　15歳未満の場合，加算1では200点，加算2では250点が上乗せされる．
†2　(A)：緊急時の十分な対応が必要または要観察など，特定の趣旨が明記されている抗悪性腫瘍薬
　　　　や分子標的治療薬（2012年）．
　　　　外来の悪性腫瘍の患者に対して，悪性腫瘍の治療を目的として抗悪性腫瘍薬が投与された
　　　　場合（2014年）．
　　(B)：上記以外の抗悪性腫瘍薬（2012年）．
　　　　インフリキシマブ・トシリズマブ・アバタセプト製剤を使用した場合（2014年）．

コラム20　がん専門薬剤師　トピックス

がん専門薬剤師

日本医療薬学会に設置された認定制度にがん専門薬剤師認定制度がある．この制度の目的は，高度化するがん医療の進歩に伴い，薬剤師の専門性を活かしたより良質かつ安全な医療を提供するという社会的要請に応えるため，がん薬物療法などについて高度な知識・技術と臨床経験を備える薬剤師を養成し，国民の医療・健康・福祉に貢献することが示されている．2017年1月現在，529名のがん専門薬剤師が日本全国で活躍している．この資格を取得するためには，研修施設における5年間の研修，自身が体験した症例報告（50例），研修会への参加などについての審査に合格したうえで，認定試験に合格することが必要である．

医療連携

5・4・5 医 療 連 携

外来化学療法を安全に実施するためには，病院と薬局の連携は必須である．かかりつけ薬局の薬剤師は，患者のがん以外の疾患についての十分な情報をもっており，患者に生じた副作用が抗悪性腫瘍薬に起因するものか，または，原疾患やその治療薬による影響かを多角的に評価することができる．そのため，病院から薬局に対しては，レジメンの内容や検査値などを提供し，副作用モニタリングをはじめとするファーマシューティカルケアを実践できる体制を構築しなければならない．病院からの情報をベースに，薬局薬剤師が実施した患者ケアに関する情報には，病院の医師，薬剤師が気づいていなかったことが含まれるケースがよくある．そのため，薬局薬剤師から病院に患者情報や評価が提供されれば，患者ケアの変更や治療方針を決定する際の重要な情報の一つとなる．このように，病院−薬局間の連携を円滑に実施することができれば，がん治療の質を向上させることが可能となる．

薬剤師外来

コラム 21　薬剤師外来（がん薬物療法）　**トピックス**

近年，薬剤師が医師の診察前に，抗悪性腫瘍薬による治療が行われている患者と面談し，副作用のモニタリングや処方提案を実施する薬剤師外来を行う施設が増えてきている．医師は，抗悪性腫瘍薬による腫瘍縮小効果や検査結果の確認，患者への説明など，外来診察中の仕事は多岐にわたり，医師のみですべての副作用症状に対処することは難しい．薬剤師外来では，CTCAE*の基準に従い，副作用を評価し，重篤な副作用または重篤化が予測される副作用を発見した場合には，患者の生活スタイルに合わせた対処法を検討し，主治医への処方提案を行う．薬剤師が副作用のマネジメントをサポートすることで，医師の外来診察の負担が軽減するとともに，患者の QOL 向上に大きく貢献することができる．

＊ 本書 §5・4・2 参照.

第II部 処方箋に基づく調剤

> 一般目標：処方箋に基づいた調剤業務を安全で適正に遂行するために，医薬品の供給と管理を含む基本的調剤業務を修得する．

　薬剤師の行う"調剤"とは，処方箋どおりに薬剤を調製するという業務だけでなく，患者や来局者の情報に基づいた処方監査や服薬指導，使用中のモニタリングも含め，個々の薬物療法において医薬品の安全で適切な使用を確保するための幅広い内容を包括する業務である．

　"処方箋に基づく調剤"では，実務実習に行く前に，薬剤の調製において基礎となる用法・用量，配合変化など薬剤に関連した情報を学び，処方薬の面から処方監査，疑義照会などを適正に行い，法的根拠に基づいて一連の調剤業務ができるようにならなくてはならない．さらに，処方箋の背景には投与される患者がいる．患者の薬歴から必要情報を読み取るとともに，患者の状態や服薬状況をしっかり聞き取り，処方が患者にとって妥当であるかを判断する必要がある．疾患名に応じた処方薬であることに加え，個々の患者の特性に応じた処方薬であるか確認することも重要なのである．患者に安全・最適な薬物療法を提供できるようになるために，大学の事前学習において，第II部に記した処方箋に基づく調剤が確実に実践できる力を身に付けてほしい．実務実習においては，医療現場で多様な患者の処方箋に出会い，患者背景まで考慮した調剤を実践してほしい．

　一方，薬剤師の基本的な業務の一つに，薬剤の供給と管理がある．薬の専門家である薬剤師は，適切に薬剤を管理・保管し，必要時に供給するとともに，適切に廃棄も実践できなくてはならない．新薬の増加とともに，一般名処方や後発医薬品選択など処方も多様化し，各医療施設で在庫する薬剤数は増加の一途をたどっている．管理に関する基礎知識を身に付けたうえで，実務実習で実際の薬剤の管理業務を学んでほしい．また，医療現場においては，薬剤に関連したインシデント・アクシデントが多発しているのが実状である．安全管理においても，薬剤師の役割はますます重要となってきており，事例を解析し，回避策や対処法を提案できなければならない．

　第II部は，薬剤師の基本的な業務全般について学ぶところであり，基本的な知識，技能，態度を応用可能なかたちで修得したうえで，実務実習において目の前の患者に実践してほしい．

（木津純子）

第6章 調剤業務の基本事項

6・1 法的根拠に基づいて調剤業務を実践する．

学生へのアドバイス
調剤とは何か．その本質を理解するためには，まず法令の趣旨を知ることが必要であり，そこから調剤業務の基本が構築できる．

この学習に必要な予備知識
薬剤師と医薬品等に係る法規範　（⇨ B(2)：**1** Ⅱ, 第2〜4章）
医薬品と医療の経済性　（⇨ B(3)②：**1** Ⅱ, 第6章）
地域における薬局の役割　（⇨ B(4)①：**1** Ⅱ, 第7章）

この学習が目指す成果
調剤業務に求められる法的根拠を理解し，調剤業務を実践することができる．

対応 SBO
F(2)① 1〜4
詳細は p.xvii 参照．

調剤業務を実践するためには，なぜそのような手順を踏むのか，なぜそのようなことを行うのかなど，その業務のよりどころとなる規準，すなわち法的な裏づけを理解しておく必要がある．

6・1・1 調剤と調剤業務

現在，処方箋の受け取りから患者に処方箋に基づいて調製した薬剤を交付・指導する一連の行為を"調剤"と捉えている（図6・1）．

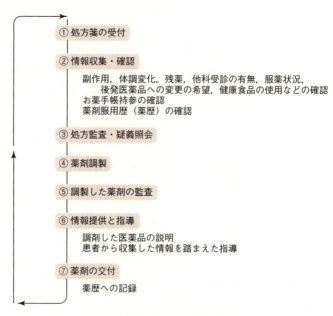

図6・1　調剤のおもな流れ

しかし，薬剤師法には何を"調剤"の行為とするかの明確な定義がされているわけではなく，薬剤師法 第1条および社会のニーズに対応すべく，行動の範囲を広く捉えて実践しているのが実状である．

第6章 調剤業務の基本事項　93

　調剤とは，一般には"一定の処方に従って1種類以上の薬品を配合し，若しくは1種の薬品を使用し，特定の分量に従って，特定の用法に適合する如く特定人の特定の疾病に対する薬剤を調製すること"（1917年3月19日大審院刑2部判決）をさすと考えられ，これを調剤の本質と捉えられてきた．ここに，"一定の処方に従って"とあるように，処方があって初めて調製行為が実現することになる．

調剤　dispensing

　この処方が記載された書面を**処方箋**とよび，調剤は処方箋を受け取って，その記述に従って行われることになる．処方の目的は，"特定人（患者）の特定の疾病を治療するため"であり，自ずと調剤の目的も同じところに置かれ，さらに治療の効果や副作用の発現の有無など，調剤後のモニタリングまで意識することが必要になる．すなわち，調剤に関連する一連の行為を，調剤業務と捉え，広義の調剤とされている．

処方箋　prescription

　また，処方箋に従って調製するうえで，留意すべき点がある．それは，処方内容がすべて正しいとは限らないことである．当然，配合や併用について，相互作用や疾患に禁忌であったり，不可であったり，あるいは同じ薬効のものが処方されているなどの重複があったりと，そのまま調製することで有害事象につながることが想定される．このため，処方内容が薬学的な観点から適正か否かを判断してからでなければ，患者に対して交付してはならない．

　さらに，患者は交付された薬剤に関し，どのような方法でいつまで服用または使用すればよいのか，どのような状態で保管すればよいのか，さらには服用・使用によって体調に変化があった場合はどのように対処すればよいのかなど，交付した薬剤の情報を提供しなければ正しく服用・使用ができないことになり，疾病の治療につながらないことは容易に想像できる．それだけ，責任の重い業務である．

　a. 処方箋とは　　処方箋とは，医師または歯科医師（以下，"医師等"という）が患者に対し治療上薬剤を調剤して投与する必要があると認めた場合に交付するもの（医師法 第22条）である．また，一般の処方箋に具備すべき事項（患者の氏名，年齢，薬名，分量，用法，用量，発行の年月日，使用期間，病院もしくは診療所の名称，所在地または医師の住所，記名押印または署名）が医師法施行規則 第21条によって規定されている．さらに，麻薬を処方する場合は，麻薬施用者が麻薬を記載した処方箋（麻薬処方箋）を交付する際に，麻薬及び向精神薬取締法施行規則 第9条の3の規定に基づき，一般の処方箋の記載事項のほか，患者の住所の記載が必要となる．

医師法施行規則

第21条　医師は，患者に交付する処方せんに，患者の氏名，年齢，薬名，分量，用法，用量，発行の年月日，使用期間及び病院若しくは診療所の名称及び所在地又は医師の住所を記載し，記名押印又は署名しなければならない．

94 第Ⅱ部 処方箋に基づく調剤

麻薬及び向精神薬取締法施行規則

第9条の3 法第27条第6項に規定する厚生労働省令で定める事項は，次のとおりとする．ただし，麻薬診療施設の調剤所において当該麻薬診療施設で診療に従事する麻薬施用者が交付した麻薬処方せんにより薬剤師が調剤する場合にあつては，第1号，第2号及び第4号に掲げる事項を記載することを要しない．

1 患者の住所（患畜にあつては，その所有者又は管理者の住所（法人にあつては，主たる事務所所在地））
2 処方せんの使用期間
3 発行の年月日
4 麻薬業務所の名称及び所在地

6・1・2 調剤業務に関わる規制

*1 §6・1・2で"法"とは**薬剤師法**をさす．

調剤業務ついては，薬剤師法[*1] 第19条から第28条の3において規定されている．

a. 調剤を行う者（法 第19条） 原則として，調剤権は薬剤師に限られる．いわゆる医薬分業に関する規定である．すなわち，一定の技術的な知識経験を必要とし，公共の福祉に該当するものとして，制度上，調剤は薬剤師の免許を取得した者に行わせることになったゆえんである．

第19条 薬剤師でない者は，販売又は授与の目的で調剤してはならない．ただし，医師若しくは歯科医師が次に掲げる場合において自己の処方せんにより自ら調剤するとき，又は獣医師が自己の処方せんにより自ら調剤するときは，この限りでない．

1 患者又は現にその看護に当たっている者が特にその医師又は歯科医師から薬剤の交付を受けることを希望する旨を申し出た場合
2 医師法（昭和23年法律第201号）第22条 各号の場合又は歯科医師法（昭和23年法律第202号）第21条 各号の場合

---

*2 薬局の開設許可を受けるためには，厚生労働省令（薬局等構造設備規則）に基づき，薬局の構造設備に関する基準を満たすことが必要となる．

*3 次に掲げる施設が含まれる．
① 老人福祉法第29条第1項に規定する有料老人ホーム，② 介護保険法（平成9年法律第123号）第8条 第18項に規定する認知症 対応型共同生活介護及び同法 第8条の2第17項に規定する介護予防認知症 対応型共同生活介護の事業を行う住居，③ 介護保健法施行規則（平成11年厚生省令第36号）第15条 第3号に規定する適合高齢者専用賃貸住宅，④ 障害者自立支援法第5条 第10項及び第16項に規定する共同生活を営むべき住居．

b. 調剤の場所（法 第22条） 一言で言えば，調剤は，薬局以外の場所で行うことはできない．このように場所を規定する理由は，調剤が，異物などの混入のおそれのない，必要な技術的操作が可能な施設[*2] で行われることが，必要と考えられるためである．

しかし，2008年4月からは，良質な医療の提供と在宅医療推進の観点から，医療を受ける者（患者）の居宅等[*3] での調剤業務が一部可能となった．つまり，患者の居宅のほか，児童福祉法に基づく乳児院，母子生活支援施設，児童養護施設，福祉型障害児入所施設および児童自立支援施設，生活保護法に基づく救護施設および更生施設，売春防止法に基づく婦人保護施設，老人福祉法に基づく特別

養護老人ホームおよび軽費老人ホーム，障害者の日常生活および社会生活を総合的に支援するための法律に基づく障害者支援施設および福祉ホームなどにおいても，当該施設に入所し，原則として当該施設を生活の本拠としている場合のみに適用されることとなっている．なお，介護老人保健施設は，病院または診療所に含めて運用されている．

このように患者の居宅等において薬剤師が行うことのできる調剤業務は，

1) 薬剤師が，処方箋中に疑わしい点があるか確認すること
2) 処方箋中に疑わしい点があるときは，その処方箋を交付した医師または歯科医師に問い合わせて，その疑わしい点を確かめること

に限られるが，処方箋の受領や薬剤を交付する業務を行うことは差支えない．当然ながら，薬剤の計量，粉砕，混合などの調製行為は薬局で行う必要があるが，残薬確認により医師または歯科医師の同意を得て，単に計数を減らして調剤する場合に限り可能とされている．（法施行規則 第13条および第13条の2関係，2007年3月30日薬食発第0330027号厚生労働省医薬食品局通知）

> **第22条**　薬剤師は，医療を受ける者の居宅等（居宅その他の厚生労働省令で定める場所をいう．）において医師又は歯科医師が交付した処方せんにより，当該居宅等において調剤の業務のうち厚生労働省令で定めるものを行う場合を除き，薬局以外の場所で，販売又は授与の目的で調剤してはならない．ただし，病院若しくは診療所又は飼育動物診療施設の調剤所において，その病院若しくは診療所又は飼育動物診療施設で診療に従事する医師若しくは歯科医師又は獣医師の処方せんによつて調剤する場合及び災害その他特殊の事由により薬剤師が薬局において調剤することができない場合その他の厚生労働省令で定める特別の事情がある場合は，この限りでない*.

* 原文から一部 略.

c. 調剤に応じる義務（法 第21条）　薬剤師には，調剤に対する応需義務がある．ただし，調剤の場所が公衆衛生の保持のため薬局や病院，診療所などの調剤施設に限られることから，当該施設に勤務する薬剤師で現に調剤業務に従事する者に限り，当該義務が発生する．また，適正な医療の機会を提供することから調剤に従事する薬剤師は，正当な理由がない限り患者からの調剤の求めに応じなければならない．この正当な理由とは，一般に社会通念によって判断されるものであり，たとえば，薬剤師が病気のときや近親の不幸による不在のときなどがあげられる．

> **第21条**　調剤に従事する薬剤師は，調剤の求めがあつた場合には，正当な理由がなければ，これを拒んではならない．

さらに調剤は，医師等の処方箋によらなければならない（法 第23条）ため，調剤の求めがあった場合も処方箋の提示によって行われることになる．したがって，処方箋に記載された薬剤が欠品の場合や後発医薬品の備蓄がないなどの理由

によって調剤を拒否することは正当の理由にはならない.

　仮に, 正当な理由がなく, 調剤を拒否した場合は, 法 第5条第4号に掲げられている "薬事に関し不正の行為" とみなされることが考えられる.

　d. 処方箋による調剤（法 第23条）　薬剤師は, 医師等でない者が作成したものや, たとえ医師等の指示であっても, 処方箋の形式をもたないものにより調剤することはできない. すなわち, 処方箋に記載されていなければならない事項（医師法施行規則 第21条）が定められているため, 仮に記載もれなどの不備がある場合は "処方箋" とはよべないのである. また, ここでいう処方箋による調剤とは, あらかじめファクシミリによって送達された情報に基づき, 薬剤を取りそろえ, 調製するなどの準備行為は含まれない. あくまで, 調剤は処方箋があって成り立ち, 処方箋は現物のみという考え方である.

> **第23条**　薬剤師は, 医師, 歯科医師又は獣医師の処方せんによらなければ, 販売又は授与の目的で調剤してはならない.
> 　2　薬剤師は, 処方せんに記載された医薬品につき, その処方せんを交付した医師, 歯科医師又は獣医師の同意を得た場合を除くほか, これを変更して調剤してはならない.

　また, 処方箋には, 使用期限を記載することになっている. これは調剤が "特定の分量に従って, 特定の用法に適合する如く特定人の特定の疾病に対する薬剤を調製すること" からも, 処方箋が交付されてからいつまでも適用されることにはならないため, 保険上は, 特に記載がない場合は, 交付の日を含めて4日以内とされるゆえんである. したがって, 使用期限の記載がなく, 4日を過ぎてしまった処方箋については, 自動的にその時点で処方箋としての効力が失効することになる. 言い換えれば, 薬剤師は, 期限を過ぎた処方箋による調剤を行うことはできず, この場合は, 再度受診したうえで, 処方箋の再発行が必要となる.

　e. 疑わしい点の確認（法 第24条）　法 第23条第2項に, "薬剤師は, 処方せんに記載された医薬品につき, その処方せんを交付した医師, 歯科医師又は獣医師の同意を得た場合を除くほか, これを変更して調剤してはならない" と規定されている. しかし, 薬剤師の薬学的知見と経験に照らし, 処方内容の適正性を判断し, 疑わしき点がある場合は, 処方箋を交付した医師等に問い合わせて確認をした後でなければ調剤してはならないのである. 仮に確認によって処方内容に変更が生じた場合は, 新たな処方箋が作成されるのではなく, 医師等の処方箋交付の権限に基づき, 処方箋はあくまで同一性が保持されることから, 処方箋の備考欄への記入（法施行規則 第15条第3号）によって医師等の同意を得たことを確認できるのである.

　また, 薬剤師が処方箋中に疑わしい点があることを認識していながら, 照会・確認を行わないで調剤し, 患者の健康上の危害の発生が認められた場合は, 薬剤師の業務上過失が問われることになる.

第24条 薬剤師は，処方せん中に疑わしい点があるときは，その処方せんを交付した医師，歯科医師又は獣医師に問い合わせて，その疑わしい点を確かめた後でなければ，これによつて調剤してはならない.

f. 情報の提供および指導（法 第25条の2） 2014年6月12日より，患者またはその看護にあたっている者に対し，調剤した薬剤の適正な使用のために必要な情報を提供し，必要な薬学的知見に基づく指導を行うことが義務付けされた．これまで，情報提供のみであったが，加えて指導が義務化されたことで，より薬剤師による対人業務が重要視され，交付する薬剤に関する情報の提供と適正使用に必要と考えられる指導を行うことが義務となった.

特に，指導については，患者は一度や二度の説明で正しく理解できたという保証はなく，間違った方法で服用または使用していることもありうることを念頭に置き，確認をしながら理解を求めることが重要である.

第25条の2 薬剤師は，調剤した薬剤の適正な使用のため，販売又は授与の目的で調剤したときは，患者又は現にその看護に当たつている者に対し，必要な情報を提供し，及び必要な薬学的知見に基づく指導を行わなければならない.

g. 処方箋への記入（法 第26条）**と保存**（法 第27条） 処方箋による調剤のすべてが完了（調剤済み）となった場合，薬剤師は当該処方箋に調剤済みの旨と調剤年月日，調剤した薬局の名称および所在地，記名押印または署名を記入しなければならない．（法 第26条）さらに，医師等の同意を得て処方に記載された医薬品を変更して調剤した場合の変更の内容，疑わしい点を確かめた場合の回答内容についてもそのつど，記入することが求められている．（法施行規則 第15条）

また，調剤が完了しなかった（調剤済みとならなかった）場合としては，おもに分割調剤が該当するが，そのときは調剤済みの旨の代わりに調剤量を記入しなければならない.

一方，調剤済みとなった処方箋については，調剤した薬局において調剤済みとなった日から3年間，保存しなければならない．（法 第27条）この保存については，調剤の場所が薬局に限定されていることからも，薬局開設者*に課せられた義務と理解できる.

＊医薬品医療機器等法 第4条の規定により薬局開設の許可を受けた者.

第26条 薬剤師は，調剤したときは，その処方せんに，調剤済みの旨（その調剤によつて，当該処方せんが調剤済みとならなかつたときは，調剤量），調剤年月日その他厚生労働省令で定める事項を記入し，かつ，記名押印し，又は署名しなければならない.
第27条 薬局開設者は，当該薬局で調剤済みとなつた処方せんを，調剤済みとなつた日から3年間，保存しなければならない.

h. 調 剤 録（法 第28条）　　処方箋の保存について考えると，薬局には，調剤済みとなった処方箋しか残らないことになり，分割調剤の場合には，調剤に関する記録が確保できないことが考えられる．そこで，調剤済みとならなかった場合の調剤の責任を明確にするために，調剤の内容について記録する調剤録の記入と，その最終の記入の日から3年間の保存が義務となっている．

調剤録へ記入しなければならない事項については，法施行規則 第16条により，次のように定められている．

① 患者の氏名および年齢，② 薬名および分量，③ 調剤年月日，④ 調剤量，⑤ 調剤した薬剤師の氏名，⑥ 処方箋の発行年月日，⑦ 処方箋を交付した医師，歯科医師または獣医師（医師等）の氏名，⑧ 処方箋を交付した医師等の住所または勤務する病院もしくは診療所もしくは飼育動物診療施設の名称および所在地，⑨ 処方箋を交付した医師等の同意を得て処方箋に記載された医薬品を変更して調剤した場合には，その変更の内容，⑩ 処方箋を交付した医師等に疑わしい点を確かめた場合には，その回答の内容

第28条　薬局開設者は，薬局に調剤録を備えなければならない．

2　薬剤師は，薬局で調剤したときは，調剤録に厚生労働省令で定める事項を記入しなければならない．ただし，その調剤により当該処方せんが調剤済みとなつたときは，この限りでない．

3　薬局開設者は，第1項の調剤録を，最終の記入の日から3年間，保存しなければならない．

6・1・3　保険に関わる業務

＊ 正式には，"医薬品，医療機器等の品質，有効性及び安全性の確保等に関する法律"．

ここでは，医薬品医療機器等法＊や薬剤師法によって規定される薬局と薬剤師，健康保険法によって規定される保険薬局と保険薬剤師があることを踏まえ，調剤業務を実践することが必要である．

医薬品医療機器等法では，"医薬品を取り扱う場所を薬局"と規定している．そして，薬剤師法では，"薬局以外の場所で調剤してはならない"，"薬剤師でない者は調剤してはならない"とある．このように薬剤師は，"調剤，医薬品の供給その他薬事衛生をつかさどることによつて，公衆衛生の向上及び増進に寄与し，もつて国民の健康な生活を確保する"のが任務である．（薬剤師法 第1条）

一方，わが国には，公的保険制度が構築されている．国民が何らかの保険に加入しており，医療機関にかかるときに利用していることから，国民皆保険制度ともよばれている．

この保険制度は，健康保険法によって規定されており，通常，医療機関に受診したり，処方箋により調剤を行う場合など，ほとんどがこの制度下で運用されている．ただし，保険制度の中で業務を行う場合は，薬剤師免許や薬局開設といった許可権限だけでなく，保険に関する登録や指定の手続きが別途必要となっている．そのうえで，登録や指定を受けたら，健康保険法に基づく療養担当上の規則

（保険薬局及び保険薬剤師療養担当規則）を遵守することが求められる。特に，健康保険事業の健全な運営を確保することはもちろんであるが，経済上の利益の提供による誘引は禁止されている。

a. 保険薬剤師　　保険制度を取扱う医療提供施設は，保険医療機関としての指定を受ける必要があり，そこで勤務する薬剤師や医師が保健医療に関わるには保険薬剤師，保険医としての登録が必要になる。また，保険薬剤師の指定を受ける場合は，薬剤師免許同様に薬剤師自らが地方厚生局に申請を行うことが必要である。ここで注意すべきことは，勤務する保険薬局ごとに登録が必要になることである。

健康保険法

第64条　保険医療機関において健康保険の診療に従事する医師若しくは歯科医師又は保険薬局において健康保険の調剤に従事する薬剤師は，保険医又は保険薬剤師でなければならない[*1]。

*1 原文から一部略．

---

b. 保険薬局　　保険薬局の指定を受ける場合は，薬局開設者が地方厚生局に申請を行うことが必要である。また，本指定を継続する場合は，6年ごとに更新しなければならない。

つまり，薬局の場合，その開設許可は都道府県知事が行うが，保険薬局の場合は，加えて健康保険法に基づく厚生労働大臣の指定が必要になる。

指定を受けた場合は，その薬局の見やすい場所（たとえば，薬局入口などの外部に面した場所など）に，保険薬局である旨を掲示しなければならない。

保険薬局及び保険薬剤師療養担当規則（薬担規則）

第2条の4　保険薬局は，その薬局内の見やすい場所に，別に厚生労働大臣が定める事項を掲示しなければならない。

健康保険法

第68条　第63条第3項第1号の指定は，指定の日から起算して6年を経過したときは，その効力を失う。

2　保険医療機関（第65条第2項の病院及び診療所を除く。）又は保険薬局であって厚生労働省令で定めるものについては，前項の規定によりその指定の効力を失う日前6月から同日前3月までの間に，別段の申出がないときは，同条第1項の申請があったものとみなす。

---

c. 保険調剤　　保険医療機関から保険医が交付した処方箋[*2,*3]に基づき，保険薬局において，保険薬剤師が行う調剤が保険調剤である。

保険調剤を行う場合，通常の調剤業務とは異なる規定がある。それは，調剤録の記載に関すること，後発医薬品の調剤に関すること，薬剤服用歴の確認に関することである。

*2 図7・1（p.103）参照．
*3 保険医療機関及び保険医療養担当規則（療担規則）第23条

100　　第Ⅱ部　処方箋に基づく調剤

調剤録については，すでに述べたとおりであるが，保険調剤においては，療養の給付の担当に関し必要な事項を記載し，これを他の調剤録と区別して整備しなければならないことになっている．つまり，すべての調剤に関し，調剤録を作成することが求められる．

保険薬局及び保険薬剤師療養担当規則

第5条　保険薬局は，第10条の規定による調剤録に，療養の給付の担当に関し必要な事項を記載し，これを他の調剤録と区別して整備しなければならない．

第10条　保険薬剤師は，患者の調剤を行つた場合には，遅滞なく，調剤録に当該調剤に関する必要な事項を記載しなければならない．

また，後発医薬品の調剤については，医療費抑制の観点からも積極的な使用が推進されており，後発医薬品の備蓄体制の確保を始め，後発医薬品の調剤に関する必要な体制（たとえば，一般名での処方，調剤の求めに応じるための薬局の営業時間など）を確保する努力が求められている．処方箋において，保険医等が後発医薬品への変更を認めているときは，保険薬剤師は患者に対して，後発医薬品に関する説明を適切に行うことと，後発医薬品を調剤するように努めることである．

そして，保険薬剤師は，患者の療養上，調剤ならびに薬学的管理および指導を行わなければならず，調剤を行う場合には，患者の服薬状況および薬剤服用歴を確認することが求められている．つまり，確認するためには，患者との対話と正確な記録の作成が必要になる．

保険薬局及び保険薬剤師療養担当規則

第7条の2　保険薬局は，後発医薬品の備蓄に関する体制その他の後発医薬品の調剤に必要な体制の確保に努めなければならない*．

第8条　保険薬局において健康保険の調剤に従事する保険薬剤師（以下「保険薬剤師」という．）は，保険医等の交付した処方せんに基いて，患者の療養上妥当適切に調剤並びに薬学的管理及び指導を行わなければならない．

2　保険薬剤師は，調剤を行う場合は，患者の服薬状況及び薬剤服用歴を確認しなければならない．

3　保険薬剤師は，処方せんに記載された医薬品に係る後発医薬品が次条に規定する厚生労働大臣の定める医薬品である場合であつて，当該処方せんを発行した保険医等が後発医薬品への変更を認めているときは，患者に対して，後発医薬品に関する説明を適切に行わなければならない．この場合において，保険薬剤師は，後発医薬品を調剤するよう努めなければならない．

---

* 原文から一部略.

6・1・4　後発医薬品の調剤

原則，処方箋の記載事項に従って調剤を行う必要がある．しかし，処方箋に記載された"一定の要件"のもとで，保険薬局において処方医に事前に確認するこ

第6章　調剤業務の基本事項　　101

となく**後発医薬品**（以下，含量規格が異なるものまたは類似する別剤形のものを
含む）に変更して調剤することが認められている．また，一般名での処方には，
従来より処方医に事前に確認することなく一般名が同一である成分を含有する医
薬品を用いて調剤することが行われている．

　一定の要件とは，次のとおりである．

- 医薬品の銘柄が記載された処方薬：
　"変更不可"欄に✓または×が記載されている場合："保険医署名"欄に処
　方医の署名または記名・押印があれば，後発医薬品への変更不可．
　"変更不可"欄に✓または×が記載されていない場合：後発医薬品への変
　更可．
- 医薬品が一般名で記載された処方薬：
　処方薬と一般的名が同一である成分を含有する医薬品（含量規格が異なる
　後発医薬品または類似する別剤形の後発医薬品を含む）を調剤可．

　このように，処方箋上で医師が後発医薬品への変更を了承し，患者が後発医薬
品への変更を希望している場合は，患者に対して後発医薬品に関する説明と情報
提供を適切に行うことが求められる．また，後発医薬品への変更調剤を行う際に
はいくつかの留意点がある．

　留　意　点：処方薬から後発医薬品（含量規格が異なるものを含む）への変更調
剤（類似する別剤形の後発医薬品への変更調剤を除く）は，処方薬と同一の剤形
の後発医薬品が対象となる．

　しかし，含量規格が異なる後発医薬品または類似する別剤形の後発医薬品への
変更調剤は，変更調剤後の薬剤料が変更前のものと比較して同額以下であるもの
に限り，対象となる．

　また，含量規格が異なる後発医薬品または類似する別剤形の後発医薬品への変
更調剤は，規格または剤形の違いにより効能・効果や用法・用量が異なる場合に
は対象外となる．

　a. 類似する別剤形の医薬品　　ここでいう"類似する別剤形の医薬品"とは，
内服薬であり，次に掲げる分類の範囲内の他の医薬品をいう．

- 錠剤（普通錠），錠剤（口腔内崩壊錠），カプセル剤，丸剤
- 散剤，顆粒剤，細粒剤，末剤，ドライシロップ剤（内服用固形剤として調剤
　する場合に限る）
- 液剤，シロップ剤，ドライシロップ剤（内服用液剤として調剤する場合に限
　る）

　b. 患者への情報提供　　後発医薬品への変更調剤を行う際に保険薬局の保
険薬剤師は，当該後発医薬品を選択した基準（当該後発医薬品に係る薬価，製造
販売業者における製造，供給，情報提供に係る体制および品質に関する情報開示
の状況など）を患者に対して説明することが求められる．また，調剤した医薬品
が先発医薬品の場合，当該医薬品の後発医薬品の有無についても情報提供するこ

後発医薬品
(generic drug)：　ジェネ
リック医薬品ともいう．本
書§8・3参照．

とが求められる.

c. 保険医療機関への情報提供　後発医薬品への変更調剤を行った場合には,調剤した薬剤の銘柄(含量規格が異なる後発医薬品を調剤した場合にあっては含量規格を,類似する別剤形の後発医薬品を調剤した場合にあっては剤形を含む)などについて,当該調剤に係る処方箋を発行した保険医療機関に情報提供することが求められる.

6・1・5　調剤業務の実践

このように調剤業務については,一定の水準を確保するためさまざまな法規制のもとに運営されているのが理解できる.

実際に調剤(保険調剤)を行う際には,医薬分業の目的を理解したうえで,薬剤師・薬局の役割を最大限に果たす努力を怠ってはならない.同じ薬剤であっても,使用の対象となっている患者が異なれば,反応も対応もおのおのであるように,一つ一つの経験から学びとっていく必要がある.

第 7 章 処方箋と疑義照会

> 7・1 処方箋の記載事項が適切か判断し,疑義照会を実践する.

学生へのアドバイス
　薬剤師の大切な使命"処方箋に基づく調剤"について基本的な事柄を理解し,処方箋を読み解いていこう.実臨床の処方は患者に応じて無限の組合わせの可能性があり,また同じ患者でもそのときの状態により異なる.それらすべてへの応用の基盤がここでの学びであることを意識してほしい.
　また処方箋を読み解くには今まで学んだ薬理や薬物治療,製剤,医薬品情報など種々の知識を統合したり,応用して考えることが大切である.

この学習に必要な予備知識
薬の作用と体の変化　（⇨E1: ⑥Ⅰ,第Ⅰ〜Ⅳ部）
薬理・病態・薬物治療　（⇨E2: ⑥Ⅰ〜Ⅳ分冊）
情報源　（⇨E3(1)②: ⑥Ⅴ,第2章）
臨床実習の基礎　（⇨F(1)③: ⑦Ⅰ,第4,5章）
法令・規則等の理解と遵守　（⇨F(2)①: ⑦Ⅰ,§6・1）

この学習が目指す成果
　処方箋の形式や基本的な医薬品情報に基づく疑義照会の必要性を判断できる.

対応 SBO
F(2)② 1〜9
詳細は本書 p.xvii 参照.
処方監査
checking prescription, checking of prescription
疑義照会　reconfirmation
＊本書 §6・1 参照.

7・1・1　調剤のプロセスと処方監査・疑義照会の意義
　調剤は,図7・1に示すように処方箋に基づいて処方箋受付,**処方監査**,**疑義照会**,薬袋・薬札(ラベル)の作成,薬剤取りそろえ・調製,調剤薬監査,薬剤交付の順に進める.疑義照会は調剤の過程において,薬剤取りそろえや調製を進める前の非常に大切な段階である.薬剤師法 第24条＊にあるように,処方箋を

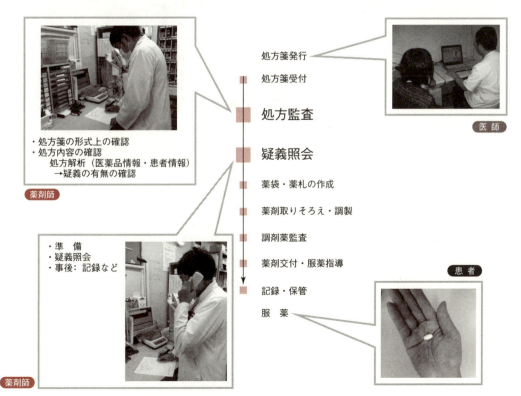

図7・1　調剤の過程と疑義照会

受付けて記載事項の確認（処方監査）を行い，疑問が生じた場合には，処方医に問い合わせ，それを明らかにしなければ，調剤を進めることはできない．このことは，処方箋を交付された患者にとって処方内容が適切かどうか，処方医以外の視点でいったん客観的に判断するという意義がある．また保険調剤上は，定められた記載事項について，もれや誤記がないかどうか確認することを通じて，保険医療制度を適切に運用するという意義がある．

§7・1では，処方監査から疑義照会に至る過程について基本的事柄を述べる．疑義照会の方法や，より深く個々の患者背景を考慮した疑義照会については，§7・2を参照してほしい．

モバイルファーマシー

コラム22　"調剤の場"の広がり　トピックス

　昨今，調剤の場は，院内薬局・薬剤部や保険薬局にとどまらず，病棟や在宅へと広ろうとしている．また災害時には，東日本大震災の経験から**モバイルファーマシー**が導入され機動力を発揮することが期待されている（図）．このような動きとともに医療チームの連携がより求められ，疑義照会のかたちも電話を介するだけでなく直接処方医と顔を合わせての意見交換が重要になることが推察される．とはいえ場所と形は変化しても，薬剤師の働きの本質が"調剤を通じて処方の適切さを考え，一人一人の患者によりよい薬物療法を提供すること"に変わりはないのである．

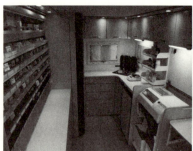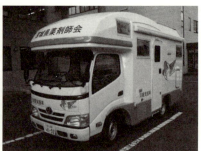

図　モバイルファーマシー　（写真は一般社団法人 宮城県薬剤師会から恵与）

7・1・2　処方箋の形式などに関する確認

　処方箋を受け取ったら，処方内容を吟味する前に，患者本人の処方箋であるかどうか確認のうえ，様式や記載事項の確認をする．

　図7・2に保険調剤に用いられる処方箋の様式を示した．その様式に沿って，記載されている保険に関する情報，患者氏名・年齢，発行元の情報，処方（医薬品名，分量，用法・用量）などすべてに目を通し，記載・押印もれや誤り，つじつまが合わない点がないかどうかなどを確認する．要点は以下の通りである．

　1) **保険調剤の対象かどうか**: 定められた様式の処方箋を用いていること．健康保険の診療に従事している医師または歯科医師が交付した処方箋であることおよび患者が保険給付を受ける資格があることを確かめる．

　2) **患者氏名・生年月日・性別**: 本人確認や処方内容の適否の考察に用いる．

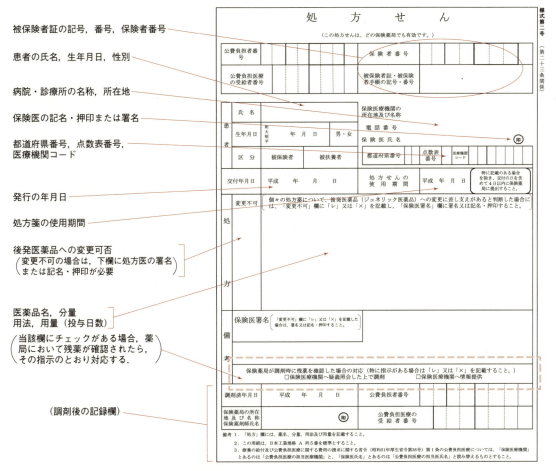

図7・2 保険処方箋の様式と記載事項 麻薬処方箋には上記のほか，患者住所と麻薬施用者免許番号を備考欄に記載する必要がある．

3) **交付年月日・処方箋の使用期間**：特に指定がなければ交付の日を含め4日以内であり，これを超えている場合には調剤できない．

4) **医薬品名**：薬価基準に収載されている名称のほか，後発医薬品が存在する医薬品については薬価収載名ではなく一般名に剤形および含量を付加した名称が書かれることもある（"一般名処方"という）．医薬品名の三要素（製品名または一般的名称，剤形，含量）が書かれていない場合には一つの製剤に特定できない場合もあるので疑義照会の対象になる．

5) **分量**：分量とは薬剤の単位投与量をいい，内用剤については1日分量，内服用滴剤，注射剤および外用剤については投与総量，頓服*薬については1回分量を記載することとされている．しかし現状では処方箋の記載方法が統一されておらず，定時服用の場合は1日分量か1回分量かあるいはその両方，頓用の場合は投与総量が記載される場合がある．また，外用剤は1日分量，1回分量のほか，投与総量が記載されることがある．

散剤および液剤の分量については，原薬量ではなく製剤量をそれぞれgとmLを単位として処方するのが基本である．原薬量か製剤量か，gかmgか，mgか

*頓服，頓用は頓服，頓用とも書く．

106　第Ⅱ部　処方箋に基づく調剤

* コラム 23 参照.

mL かなど，処方に際しても調剤に際しても誤りやすい要因があり，1000 倍量の
エラーも起こりうる．

　このような事柄を踏まえ，記載されている分量に疑われる点がある場合は疑義
照会を行う*．

　6）**用法・用量（投与日数）**：1 回当たりの服用（使用）量，1 日当たり服用
（使用）回数および服用（使用）時期（食後，食前，就寝前，疼痛時，○○時間

コラム23　処方と分量，用法・用量の記載について　解説

　服薬の方法には，1 日 3 回，1 日 1 回など定期的に服用する場合（定時服用）と，
疼痛時，便秘時，発熱時など指定された症状などに応じて服用する場合（屯用また
は屯服）がある．それぞれの処方（Rp）の記載例を以下に示す．

Rp：recipe

・**定時服用**
　　センノシド錠　12 mg　　1 回 1 錠（1 日 2 錠）
　　　　　　　　　　　1 日 2 回　朝夕食後　7 日分
・**屯用（屯服）**
　　センノシド錠　12 mg　　1 回 2 錠
　　　　　　　　　　　便秘時　7 回分

　内用剤については，現行の法令などでは分量と用法・用量の両方を記載すること
になっている*1．よって処方は上記のように書かれるべきであるが，実際には 1
回当たりの服用量は書かれないことも多い．医療安全の観点から，将来は内用剤も
外用剤や注射剤と同じように 1 回分量記載を基本とする方向が示されており，過渡
期の現在は 1 回分量と 1 日分量を併記するか，1 日分量であることがわかる "分 3
（1 日 3 回に分けて服用の意味）" などの表記は許されている*2．

　散剤や液剤に関しては，従来の慣例として g，mL の処方は製剤量，mg の処方
は原薬量と解釈することもあったが，前出の報告書*2 では製剤量での処方を基本
として，例外的に原薬量で記載した場合には【原薬量】と明示すべきとしている．

・**散剤の記載例**
　　テグレトール細粒　50 %　　1 回 0.8 g（1 日 1.6 g）
　　　　　　　　　　　　1 日 2 回　朝夕食後　7 日分
または
　　カルバマゼピン（散剤）　　1 回 400 mg（1 日 800 mg）【原薬量】
　　　　　　　　　　　　1 日 2 回　朝夕食後　7 日分

・**液剤の記載例**
　　ジゴシンエリキシル　0.05 mg/mL　　1 回 2 mL（1 日 6 mL）
　　　　　　　　　　　　1 日 3 回　朝昼夕食後　7 日分
または
　　ジゴキシン（液剤）　　1 回 0.1 mg（1 日 0.3 mg）【原薬量】
　　　　　　　　　　　　1 日 3 回　朝昼夕食後　7 日分

　しかし，これらの事柄は必ずしも遵守されていないことがあるため，細心の注意
を払って処方を確認し，疑義照会を徹底すべきである．

　なお，保険処方箋の記載に関わる通知でいう用法・用量の内容は項目 6）に示し
たように，医薬品添付文書の用法・用量と必ずしも同じでないことに注意する．

---

*1 1976 年 8 月 7 日保険
発第 82 号，"診療報酬請求
書等の記載要領等につい
て"，別紙 2，"診療録等の
記載上の注意事項" の項目
"第 5　処方せんの記載上
の注意事項"．最新の一部
改正は 2016 年 3 月 25 日；
http://www.mhlw.go.jp/
file.jsp?id=340745& name=
file/06-Seisakujouhou-
12400000-Hokenkyoku/
0000117816. pdf.

*2 厚生労働省，"内服薬
処方せんの記載方法の在り
方に関する検討会報告書"
（2010）．

ごとなど），投与日数（回数）ならびに服用（使用）に際しての留意事項などを記載することとされている．

麻薬や向精神薬など，投与日数に制限がある場合がある．

7）麻薬処方箋の場合：備考欄に患者の住所や麻薬施用者の免許番号の記載が必要である．

上記1）〜7）に示したような，おもに処方箋の形式に関わる疑義照会の例は表7・1の通りである．

表7・1　おもに処方箋の形式に関わる疑義照会対象の例

項　目	例
処方以外の部分	誤　記 記載・押印もれ 判読困難 使用期間切れ 麻薬処方箋：患者住所，麻薬施用者番号の記載もれ
処　方	医薬品名の誤り，略称や記号による記載 剤形・規格の記載もれ 1日分量か1回分量か判断できない処方 製剤量か原薬量か判断できない処方 分量の単位の誤りが疑われる処方 用法・用量の記載もれ 用法の記載不足（医師の指示通り，必要時など） 注射剤：投与ルートの記載もれ 日数・投与総数[†1]・投与回数[†2]の記載もれ

†1　外用剤・注射剤の場合．
†2　屯用の場合．

処方箋様式や処方日数制限などの保険診療に関わる規則などは社会の実情に合わせて改定されるので，その変更には常に注意を払うようにする．たとえば2016年度診療報酬改定では処方箋様式が変わり，調剤時に残薬を確認した場合の対応を記載する欄が設けられた（図7・2における淡赤色の破線枠内）．その目的は処方医と薬局の薬剤師が連携して，円滑に患者の残薬確認と残薬に伴う調剤数量調整などが実施できるようにするためである．チェック欄の"医療機関へ疑義照会した上で調剤"あるいは"医療機関へ情報提供"，どちらかにチェックがある場合，薬局において残薬が確認されたら，その対応を行う．

病院・診療所内で用いられる院内処方箋の場合，処方医の押印や施設の所在地の記載などは省略されることが多い．その一方，**処方オーダリングシステム**や**調剤支援システム**を利用して，調剤上必要な情報を付加して処方箋に印字することも行われている．たとえば処方医の院内連絡先のほか，処方された医薬品に応じて，毒薬・劇薬などの規制区分やハイリスク薬の表示，製剤識別コードや調剤棚中の所在，などである．

処方オーダリングシステム（prescription ordering system）：本書§11・6参照．
調剤支援システム

7・1・3　注射剤の処方箋の記載事項に関する確認

注射剤の処方箋の記載事項に関しては，内用剤や外用剤と同様に医薬品名，分量などの記載事項のほか，Rpごとに用法（投与時期，投与ルート，投与速度な

ど）が記載される（図7・3）．

1) 投与時期：注射剤の処方は1回量で表記されることが多く，投与の時刻が指定されることも多い．

2) 分　量：1回量処方が基本であるが，バイアル数〔V〕やアンプル数〔A〕，あるいはmgやgなど単位に注意する．実際の投与量とは異なる場合がある（端数を切り上げて本数を請求する，など）．

3) 投与ルート・用法：製剤により静脈（i.v., IV），動脈（i.a., IA），筋肉内（i.m., IM），皮内（i.d., ID），皮下（s.c., SC），腹腔内（i.p., IP），硬膜外などのルートがある[*1]．また投与法には急速投与，点滴投与，ポンプを用いる持続投与などがある．点滴投与の場合は本管からか側管からかの指示が加えられる．また静脈投与は通常は末梢静脈からであるが，高カロリー輸液の投与には中心静脈が用いられる．ダブルルーメンやトリプルルーメンといった二層・三層構造の中心静脈カテーテルが留置されている場合には，どの層（ライン）からの投与か指示が書かれることがある．インスリン製剤など患者が自己注射するときはs.c.が用いられる．

4) 投与速度：投与速度は通常 mL/hr，mL/min で表される．多くの抗悪性腫瘍薬などのように，組織傷害性が強い注射剤はゆっくり投与する必要がある．注射用ガベキサートメシル酸塩の医薬品添付文書には，投与部位の静脈炎予防のため希釈倍率と点滴速度が定められている[*2]．

*1 本書§8・4（表8・2, p.149）参照．

*2 事例2（p.111）参照．

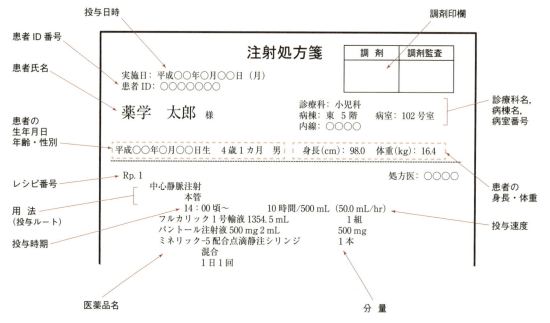

図7・3　注射処方箋の例（院内処方）

7・1・4　医薬品情報に基づいた処方の確認

調剤を行うには，これから調剤をしようとする処方が理解できなければならない．その解釈（処方解析）の過程で疑問が生じた場合には疑義照会するが，医師の処方意図を理解するための前提として，それを構成する医薬品の情報を理解して

いる必要がある．処方箋を手にしたら，処方箋に記載されている医薬品について，

- ・どのような薬か（薬効および作用機序）
- ・何の治療に用いられるか（効能・効果）
- ・どのように用いるのか（用法・用量）
- ・どのような注意事項があるのか（警告・禁忌，併用禁忌，副作用，相互作用，配合変化，溶解液の指定，休薬期間など）

などの基本的な医薬品情報を想起する．あいまいなときには必ず最新の医薬品添付文書を確認してから調剤を進めるようにする．代表的な疾患と薬，医薬品情報についてはおもに本シリーズ"第6巻 医療薬学I～VII"で学んだが，処方解析や疑義照会の際にこれらの種々の知見や情報を統合したり応用したりする．

用法・用量など医薬品添付文書に定められた内容であるかどうか考えながら処方を読み進める．表7・2に示した例は，おもに医薬品情報をもとに処方の適切さを判断するケースである．医薬品添付文書の記載と異なるいわゆる適応外処方や，処方内容から禁忌例への使用が疑われる処方例などがある．医薬品によっては投与日数に制限がある場合があるので，これを超えていないかどうかも注意する．表7・3には"食後"以外に服用する例を示したが，服用時期の指示が適切かどうかの確認も必要である．利尿薬のように，夜間排尿を避けるため昼間に服用するものもある．

表7・2　おもに医薬品情報に基づく疑義照会対象の例（院外処方箋）[a]

疑義照会対象	例
医薬品医療機器等法の承認内容と異なる適応症への使用が疑われる処方	・ゾルピデム錠を統合失調症，躁うつ病に伴う不眠症の患者に投与 ・抗菌薬，抗悪性腫瘍薬を投与していない患者に対する耐性乳酸菌製剤の投与
医薬品医療機器等法の承認内容と異なる用法・用量の処方	・1日1回投与製剤の1日2回投与（アムロジピン錠，バルサルタン錠，ドキサゾシン錠，ケトプロフェンテープ，ロキソプロフェンナトリウムテープなど） ・高用量投与（センノシド錠の1回48 mgを超える投与など） ・服用時期の違い（食直前投与の製剤の食後投与）
重複投与が疑われる処方	・異なる医師による湿布の重複処方 ・異なる医師による非ステロイド性抗炎症薬（NSAID）の内用剤と坐剤の重複処方 ・同成分で異なる剤形の重複処方（細粒とカプセルなど） ・同効成分の重複処方（ステロイド軟膏と抗生物質配合ステロイド軟膏など）
薬剤の処方内容から禁忌例への使用が疑われる処方	・消化性潰瘍が疑われる患者に対する総合感冒薬，アスピリン錠，アセトアミノフェン錠，ジクロフェナクナトリウム錠，ロキソプロフェンナトリウム錠など ・うっ血性心不全が疑われる患者に対するピルシカイニド塩酸塩カプセル，シベンゾリンコハク酸錠など ・緑内障が疑われる患者に対する抗コリン薬など ・パーキンソン病が疑われる患者に対するブロムペリドール錠，ハロペリドール錠など
処方日数制限回避のための倍量処方が疑われる処方	・向精神薬の処方（フルニトラゼパム製剤4 mg，ブロチゾラム製剤0.5 mgなど） ・睡眠導入薬1回2錠　1日1回寝る前　30日分の処方（トリアゾラム錠，ゾルピデム錠，エスタゾラム錠など）
漫然と長期にわたり投与されている薬剤の処方	・ビタミンB$_2$錠，ビタミンB$_6$錠，ビタミンB$_{12}$錠，ビタミンC錠，混合ビタミン製剤など（単なる栄養補給目的での投与は算定不可）
検査などに使用することが明確な薬剤の処方	・検査前投与の記載があるトリクロホスナトリウムシロップ

a) 厚生労働省，"保険調剤の理解のために（平成28年度）"（2016）をもとに作成．

110   第Ⅱ部　処方箋に基づく調剤

表7・3　"食後"以外に服用する例

服用時期	一般名（おもな商品名）	薬効	おもな理由
朝起床時（服用後30分食事・他剤服用禁）	アレンドロン酸ナトリウム水和物（フォサマック®錠），リセドロン酸ナトリウム水和物（アクトネル®錠）	ビスホスホネート系骨粗鬆症治療薬	食事により吸収が著しく低下する．
朝食前空腹時	リファンピシン（リファジン®カプセル）	抗結核薬，ハンセン病治療薬	食前服用の方が高い血中濃度が得られる．
食前または食間	漢方薬	－	空腹時の方が速やかに腸内に到達（成分の多くは，腸内細菌により活性体に代謝分解）．作用が強いアルカロイドは胃酸により解離型になり吸収抑制されるため，作用発現が穏やか．
食直前	アカルボース（グルコバイ®錠），ミグリトール（セイブル®錠），ボグリボース（ベイスン®錠）	α-グルコシダーゼ阻害薬	食物中の二糖類の単糖類への分解抑制により，単糖類の吸収を遅延させ食後過血糖を改善する作用機序のため．
食直前	ミチグリニドカルシウム水和物（グルファスト®錠），ナテグリニド（ファスティック®錠）	速効型インスリン分泌促進薬	インスリン分泌作用の発現時間が速い．食後過血糖を改善させるため．

　医薬品によっては連日服用でない場合や休薬期間がある場合がある．ビスホスホネート製剤は週1回服用，4週に1回服用などの製剤がある．またメトトレキサートカプセル2mgは抗リウマチ薬として用いられ（抗悪性腫瘍薬としての効能・効果はない），1週間のうち1〜2日のみ服用するという特殊な用法・用量となっている．連日服用により重篤な副作用発現のおそれがあるため，服用日の指示や休薬期間を確認する必要がある（事例1）．

【事例1】
疑義照会前
　　メトトレキサートカプセル　2mg　　　1回1個（1日2個）
　　1日2回　朝夕食後　7日分

疑義照会後
　1）メトトレキサートカプセル　2mg　　　1回1個（1日2個）
　　　1日2回　朝夕食後　1日分
　　　月曜日
　2）メトトレキサートカプセル　2mg　　　1回1個（1日1個）
　　　1日1回　朝食後　1日分
　　　火曜日

　一包化調剤を行う場合や錠剤粉砕・カプセル開封などの場合は，服用までの安定性を保証する必要があり，裏付けになる安定性の情報の確認をする．
　注射剤の場合は投与ルート・用法が医薬品添付文書の記載にのっとっているかどうか確認する．
　配合変化*を生じる可能性が高い場合には，疑義照会と適切なルートや投与方法の提案が必要である．

＊本書§8・2参照.

第7章 処方箋と疑義照会　111

　以下に示す事例2は，注射剤の希釈・投与速度に関する疑義照会の例である．
ガベキサートメシル酸塩はプロテアーゼ阻害薬であり，急性膵炎や播種性血管内
凝固症候群（DIC）の治療に用いられる．組織傷害性により血管炎を生じる可能
性があるため，医薬品添付文書上に希釈濃度や投与速度の規定がある．膵炎に用
いるときは100 mg 1 Vを溶解し500 mLにして8 mL/分以下で点滴静注する．高
用量用いるDICの場合でも，100 mg当たり50 mL以上の輸液で希釈して投与す
ることが望ましいとされている．血管炎の症状は投与後時間を経てから生じてく
るため発見や対処が遅れ，重症化した例が度々報告され，繰返し注意喚起がなさ
れている．なおガベキサートメシル酸塩はその化学構造内にエステル結合をもっ
ており，pHがアルカリ側に傾くと加水分解されてしまうため，配合変化に注意
すべき薬剤の一つでもある．

DIC: disseminated
intravascular coagulation

【事例2】

疑義照会前

　1）ガベキサートメシル酸塩注射用　100 mg　　　1 V
　　注射用水　5 mL　　　　　　　　　　　　　　1 A
　　　混　合
　　　1日1回　静脈注射

疑義照会後

　1）ガベキサートメシル酸塩注射用　100 mg　　　1 V
　　5％ブドウ糖注射液　500 mL　　　　　　　　1 Bag
　　　混　合
　　　1日1回　末梢静脈ラインから点滴　　8 mL/分

コラム24　プロトコールに基づく処方変更　発展

　たとえば同一成分の銘柄変更や別規格への変更などの事例も，法的には疑義照会
により医師に承諾を得てからでないと処方箋の変更はできないが，あらかじめ処方
医（あるいは診療科，医療施設）と薬剤師（薬剤師会，薬剤部など）とで修正とそ
の報告方法などの合意事項（プロトコール）を取決め，疑義照会による処方医への
そのつど個別の同意確認は不要として，合意事項に従って調剤を行うことが試みら
れている．これは**プロトコールに基づく薬物治療管理**（PBPM）とよばれる事例の
一つといえるが，導入する場合には事前の十分な準備（約束事項の吟味・文書化，
書面の取交わしなど）や，開始してからの検証など，十分考慮しながら進める必要
がある．

処方変更

プロトコールに基づく薬物
治療管理
protocol-based
pharmacotherapy
management；PBPM

112　第Ⅱ部　処方箋に基づく調剤

7・2　薬歴・患者の状態から適切に疑義照会を実践する.

学生へのアドバイス

疑義照会は患者の安全性を確保して最良の医療を提供するために，薬学的観点から処方内容の適正を見きわめ，患者の不利益を未然に防ぐ最後のとりでとなる．指導薬剤師がどのような情報をどのように収集・評価し，適正な薬物療法の提供に関わる疑義照会を行っているか学んで実践してほしい.

この学習に必要な予備知識

患者安全と薬害の防止（⇨ A(1)③: **1** Ⅰ, 第 5 章）
信頼関係の構築　（⇨ A(3): **1** Ⅰ, 第 11 章）

医薬品と生体分子の相互作用　（⇨ C4(3)①: **3** Ⅰ, 第 7 章）
薬の作用と体の変化　（⇨ E1: **6** Ⅰ, 第 1～7 章）
EBM（evidence-based medicine）　（⇨ E3(1)④: **6** Ⅴ, 第 4 章）
医薬品の比較・評価　（⇨ E3(1)⑦: **6** Ⅴ, 第 7 章）
患者情報　（⇨ E3(2): **6** Ⅴ, 第 4 章）
個別化医療の計画・立案　（⇨ E3(3)⑤: **6** Ⅴ, 第 14 章）

この学習が目指す成果

薬剤服用歴管理指導記録簿（薬歴簿），薬剤管理指導記録簿，診療録（カルテ），および患者などとの対話から患者の状態を把握し，適正な薬物療法について提案できる.

対応 SBO

F(2)② 10,11
詳細は p.xvii 参照.
薬剤服用歴管理指導記録簿（薬歴簿）
medication record
薬剤管理指導記録簿
pharmaceutical care record
診療録（カルテ）
medical record
＊薬歴とは本書では，"薬に関するさまざまな履歴とそれに付随する薬剤師の対応や考えたことの履歴"のように広くとらえる.
疑義照会　reconfirmation

7・2・1　患者情報に基づく疑義照会

薬剤師は医薬品適正使用の実践のために，**薬剤服用歴管理指導記録簿（薬歴簿），薬剤管理指導記録簿，診療録（カルテ）**，お薬手帳，および患者面談などから得られた情報や薬学的知識などを総合的に判断して，処方の有効性と安全性を確保し，最良の薬物療法により患者の QOL 向上に貢献しなければならない＊．**疑義照会**は薬物療法におけるリスクマネジメントシステムであり，処方箋を受付けてから患者に薬を交付するまでに生じた問題点・疑問点を処方医に確認し，処方内容を適正化する業務である．薬剤師の職能を発揮するうえで重要な責務である.

薬剤師法 第 24 条には，"薬剤師は，処方せん中に疑わしい点があるときは，その処方せんを交付した医師，歯科医師又は獣医師に問い合わせて，その疑わしい点を確かめた後でなければ，これによつて調剤してはならない"と規定されている．そのため，患者情報を確認し，適正な薬物療法が行われているか確認する必要がある．一方，薬剤師から疑義照会を受ける立場である医師に対しても，健康保険法に基づく保険医療機関及び保険医療養担当規則 第 23 条（処方せんの交

表7・4　薬学的疑義照会の例

分　類	内　容
日数・回数・総数に関する疑義	日数の過不足，長期投与不可の処方，残薬に伴う日数・投与総数の調整，投与総数（外用剤・注射剤など）の過不足，投与回数（屯服）の過不足
用法・用量に関する疑義	内服薬・外用剤・注射剤の用法，服用（使用）間隔，使用部位の疑義，用量過多，用量過少
安全性上の疑義	処方意図の確認（保険適応上の疑義を含む），処方の記入もれ（過去の処方との比較），配合禁忌・配合不適，投与禁忌，慎重投与，アレルギー歴，副作用歴，副作用の疑い，妊娠・授乳への影響，同種同効薬の重複，相互作用（一般用医薬品・保健機能食品・サプリメントを含む），臨床検査値
服薬アドヒアランス・QOL改善に伴う疑義	飲み心地・使いやすさに関する疑義（剤形変更，一包化調剤，錠剤の粉砕・脱カプセルへの変更含む），患者の生活リズムや職業による疑義，先発医薬品・後発医薬品の選択への患者希望
調剤方法の疑義	一包化調剤不可，錠剤粉砕・脱カプセル実施不可，簡易懸濁実施不可
その他	上記以外

付）2項に，"保険医は，その交付した処方せんに関し，保険薬剤師から疑義の照会があつた場合には，これに適切に対応しなければならない"と規定されており，薬剤師と医師の円滑な連携が重要となる．

疑義照会には，形式的疑義照会（記載不備）と薬学的疑義照会（相互作用，重複投与，副作用など）があり，特に薬学的疑義照会は"医療の質の向上と医療安全の確保に貢献する"という意味で重要である（表7・4）．

7・2・2　薬歴簿・薬剤管理指導記録簿・診療録における患者情報

薬歴簿，薬剤管理指導記録簿，および診療録には，薬剤の処方・調剤歴や**薬剤服用歴**（薬歴）のほかにもさまざまな患者情報が蓄積されている．初回面談時には問診票などを用いて**患者情報**，他院・他科受診歴，既往歴・合併症，医薬品の併用状況〔医療用医薬品（処方薬），一般用医薬品，および保健機能食品・健康食品（サプリメント）など〕，**副作用歴・アレルギー歴，妊娠・授乳状況**，および**服薬状況（コンプライアンス/アドヒアランス）・服薬能力**などを収集する．面談ごとに保険薬局では薬歴簿・在宅患者訪問薬剤管理指導記録簿に，病院・診療所では薬剤管理指導記録簿・診療録・在宅患者訪問薬剤管理指導記録簿に記録して，患者情報を継続的に管理する．これにより総合的な薬学管理が可能となり，個々の患者に応じた適正な薬物療法の確保につながる．

7・2・3　薬歴簿・薬剤管理指導記録簿・診療録による確認事項

a. 前回までの処方内容　薬歴簿・薬剤管理指導記録簿，診療録，過去の処方箋，およびお薬手帳などを参照し，処方内容に変更がある場合には，患者（家族）に直接確認する．不自然な変更がある場合には，処方ミス（入力ミス）の可能性も考慮して，処方変更の意図を処方医に確認する．過去の調剤日，処方日数，および処方間隔を加味して患者の服薬状況を確認する．必要があれば用法，剤形，および薬剤の変更など服薬支援に関わる処方提案を行う．飲み忘れのある患者には，服用時点を考慮することで改善される場合がある．たとえば，1日3回朝昼夕食後の処方薬について昼食後の服用を忘れやすい場合には，同成分で1日1〜2回の徐放性製剤に変更することで飲み忘れを回避できる．複数の薬剤が処方され服薬管理が困難な場合には，一包化調剤の必要性を検討して処方医に提案する．残薬を確認して処方医と情報を共有することにより，無駄に廃棄される薬剤を減らすことにもつながる．

【事例1】30代 男性 消化器内科
　潰瘍性大腸炎のため消化器内科にて通院加療中．

疑義照会前
〈消化器内科処方〉
　メサラジン・フィルムコーティング錠　1200 mg　　　1回1錠（1日2錠）
　　　1日2回　朝夕食後　14日分
〈薬歴：前回処方〉
　メサラジン錠　400 mg　　　1回2錠（1日6錠）
　　　1日3回　朝昼夕食後　　14日分

患者からの聴取・薬歴簿の確認・処方監査　患者から"最近，営業の外回りと残業が

薬剤服用歴（薬歴）
medication history

患者情報
patient information

副作用歴
adverse reaction experience

アレルギー歴
allergic history

妊娠・授乳状況
pregnancy/lactation

服薬状況

コンプライアンス
compliance

アドヒアランス
adherence

服薬能力
adherence capacity

忙しくなり，昼食後と夕食後の服用を忘れがちであった．腹痛と下痢が続いたため，主治医と相談して作用が長く続く薬に変更してもらった"と聴取した．薬歴簿から同成分（メサラジン）の徐放性製剤（フィルムコーティング錠）に剤形変更されたことを確認した．メサラジン・フィルムコーティング錠は1日1回投与の製剤であること，夕食後は服用を忘れる可能性があることから，1日1回朝食後の服用が望ましい．

疑義照会 メサラジン・フィルムコーティング錠の1回用量と用法について，1回2錠1日1回朝食後への変更を処方医に提案した．

疑義照会後
〈消化器内科処方〉
　　メサラジン・フィルムコーティング錠　1200 mg　　　1回2錠（1日2錠）
　　　　1日1回　朝食後　　14日分

b. 他科受診状況（合併症・併用薬の有無）　　薬歴簿・薬剤管理指導記録簿，診療録，お薬手帳および患者面談から他科受診の有無や併用薬の使用状況などを確認し，重複投与，併用禁忌，あるいは相互作用などの有無を確認する．処方薬が合併症に対して禁忌や慎重投与となる場合や，患者が訴える症状が他科併用薬の副作用による場合があることを考慮する．

【事例2】50代 男性 内科
　　排尿困難のため総合病院泌尿器科にて通院加療中．頭痛，発熱，および咳があり内科医院を受診し，急性上気道炎と診断されピーエイ®配合錠とチペピジンヒベンズ酸塩錠が処方された．
疑義照会前
〈内科処方〉
　1) ピーエイ®配合錠*　　　　1回2錠（1日8錠）
　　　1日4回　朝昼夕食後，就寝前　4日分
　2) チペピジンヒベンズ酸塩錠　20 mg　　　1回1錠（1日3錠）
　　　1日3回　朝昼夕食後　4日分
〈お薬手帳：泌尿器科処方〉
　　タムスロシン塩酸塩口腔内崩壊錠　0.2 mg　　　1回1錠（1日1錠）
　　　1日1回　朝食後　28日分
患者からの聴取・お薬手帳の確認・処方監査　　お薬手帳により泌尿器科から前立腺肥大症に伴う排尿障害に対してタムスロシン塩酸塩口腔内崩壊錠が処方されていることを確認し，患者から内服中であることを聴取した．ピーエイ®配合錠には，抗コリン作用をもつプロメタジンメチレンサリチル酸塩が含まれるため，前立腺肥大など下部尿路の閉塞性障害のある患者に禁忌である．患者は頭痛，発熱（38.1℃），および咳嗽を訴えているが，くしゃみや鼻水はない．抗ヒスタミン作用のあるプロメタジンメチレンサリチル酸塩および覚醒作用のある無水カフェインは不要と考えられる．
疑義照会　　ピーエイ®配合錠から解熱・鎮痛薬のアセトアミノフェン錠への処方変更を処方医に提案した．

疑義照会後
〈内科処方〉
　1) アセトアミノフェン錠　500 mg　　　1回1錠

*総合感冒薬のピーエイ®配合錠は，1錠中にサリチルアミド135 mg，アセトアミノフェン75 mg，無水カフェイン30 mg，プロメタジンメチレンジサリチル酸塩6.75 mgを含む．

第7章　処方箋と疑義照会　　115

　　　屯用　頭痛時または発熱時　10回分（1日2回まで）
　2）チペピジンヒベンズ酸塩錠　20 mg　　　1回1錠（1日3錠）
　　　1日3回　朝昼夕食後　4日分

【事例3】60代　女性　内科
　排尿回数が増え内科を受診し，コハク酸ソリフェナシン錠が追加処方された．
　疑義照会前
〈内科処方〉
　　コハク酸ソリフェナシン錠　5 mg　　　1回1錠（1日1錠）
　　　1日1回　朝食後　14日分
〈お薬手帳：眼科処方〉
　　タフルプロスト点眼液　0.0015 %　　　2.5 mL
　　　1日1回　両眼点眼
　患者からの聴取・お薬手帳の確認・処方監査　　お薬手帳により眼科からタフルプロスト点眼液が処方されていることを確認した．患者から緑内障による高眼圧症治療中であり，閉塞隅角緑内障に対するレーザー虹彩切開術を控えていることを聴取した．過活動膀胱治療に使用される抗コリン薬のコハク酸ソリフェナシン錠は眼圧を上昇させるため，閉塞隅角緑内障の患者には禁忌である．
　疑義照会　　コハク酸ソリフェナシン錠から抗コリン薬ではないアドレナリンβ_3受容体アゴニストのミラベグロンへの処方変更を，処方医に提案した．

─────────────────────────────

　疑義照会後
〈内科処方〉
　　ミラベグロン錠　50 mg　　　1回1錠（1日1錠）
　　　1日1回　朝食後　14日分

c. 一般用医薬品，保健機能食品・健康食品（サプリメント）　　薬剤師はセルフメディケーション推進のために，一般用医薬品や保健機能食品・健康食品（サプリメント）などの適正使用に関する助言や健康に関する相談および情報提供を行い，薬歴簿・薬剤管理指導記録簿，診療録，およびお薬手帳などで管理する必要がある．処方薬との薬効重複，併用禁忌，あるいは相互作用などについて確認するとともに，服薬状況や必要性および疾病の可能性などを評価して，処方薬の薬効に影響する可能性があれば使用の可否について処方医確認する．

【事例4】50代　女性　循環器内科
　健康診断で高血圧と指摘されてからラクトトリペプチドを使用していたが，改善が認められないため循環器内科を受診し，エナラプリルマレイン酸塩錠が処方された．
　疑義照会前
〈循環器内科処方〉
　　エナラプリルマレイン酸塩錠　5 mg　　　1回1錠（1日1錠）
　　　1日1回　朝食後　28日分
〈サプリメント〉
　　ラクトトリペプチド（1日4粒）
　患者からの聴取・処方監査　　患者からラクトトリペプチドを使用していることを聴取した．ラクトトリペプチドはエナラプリルマレイン酸塩錠と同様にアンギオテ

ンシン変換酵素阻害作用をもつため，併用により血圧低下作用が増強する可能性がある．

疑義照会 処方薬の薬効・副作用を評価するためにサプリメントのラクトトリペプチドの使用を中止し，血圧の変動を確認するように，処方医に提案した．

疑義照会後
〈サプリメント〉
　ラクトトリペプチド（1日4粒）の中止

【事例5】40代 女性 循環器内科
　ストレスの緩和のためにセントジョーンズワート[*1]を使用していたが，静脈血栓の予防のため循環器内科からワルファリンカリウム錠が処方された．

疑義照会前
〈循環器内科処方〉
　ワルファリンカリウム錠　3mg　　　　1回1錠（1日1錠）
　　　1日1回　朝食後　28日分
〈サプリメント〉
　セントジョーンズワート（1日4粒）

患者からの聴取・処方監査 患者からストレスの緩和のためにセントジョーンズワートを使用していることを聴取した．セントジョーンズワートはワルファリンカリウムの肝薬物代謝酵素 CYP2C9 や CYP3A4 を誘導するため，併用によりワルファリンカリウムの作用を減弱させる可能性がある．

疑義照会 処方薬の薬効・副作用を評価するためにサプリメントのセントジョーンズワートの使用を中止し，血液凝固能の変動を確認するように，処方医に提案した．

疑義照会後
〈サプリメント〉
　セントジョーンズワート（1日4粒）の中止

　d. 副作用歴・アレルギー歴，体質　薬剤が追加あるいは変更となった場合には，過去の副作用やアレルギー症状の有無を確認し，副作用やアレルギーの経験がある患者には同成分が含まれる薬剤の投与を回避する．添加物が原因である場合もあるため，先発医薬品から後発医薬品への切替えなどには注意する．同じ成分の医薬品により患者に副作用やアレルギーが生じた場合には，薬剤師として責任を問われることがある[*2]．体質について，便秘傾向のある患者には便秘が発現しやすい薬剤の使用を避け，過食や体重増加のある患者には，食欲増進作用のある薬剤の使用を避けるなどにも配慮する．

【事例6】20代 男性 消化器内科
　腹痛と下痢のため消化器内科医院を受診し，タンニン酸アルブミンが処方された．
疑義照会前
〈消化器内科処方〉
　タンニン酸アルブミン　　　　1回1g（1日3g）
　　　1日3回　朝昼夕食後　3日分

---

*1 本シリーズ 3 Ⅲ，p.313 参照．

*2 刑事責任：業務上過失致死傷罪（刑法 第211条），行政責任：薬剤師法 第5条，第8条，民事責任：債務不履行（民法 第415条）や不法行為（民法 第709条，第719条）による損害賠償．

〈アレルギー歴〉
　牛　乳

患者からの聴取・処方監査　患者から牛乳に対するアレルギーがあることを聴取した．収れん薬のタンニン酸アルブミンにはカゼインが含まれており，牛乳（カゼイン）アレルギーのある患者ではショックまたはアナフィラキシー様症状を起こす可能性があるため，禁忌となっている．

疑義照会　タンニン酸アルブミンから同効薬の次硝酸ビスマスへの処方変更を処方医に提案した．

───────────────────────────

疑義照会後
〈消化器内科処方〉
　次硝酸ビスマス　　　　1回 0.67 g（1日 2 g）
　　　1日 3回　朝昼夕食後　3日分

【事例7】3歳 男児 小児科
　脳波検査のため小児科を受診し，抱水クロラール坐剤が処方された．

疑義照会前
〈小児科処方〉
　抱水クロラール坐剤　500 mg　　　　1個
　　　　　肛門内挿入
〈アレルギー歴〉
　ゼラチン

患者家族からの聴取・処方監査　患児の母親からゼラチンに対するアレルギーがあることを聴取した．抱水クロラール坐剤のカプセルの主成分はゼラチンであり，ゼラチンアレルギーのある患者では過敏症やショック様症状を起こす可能性があるため，禁忌となっている．

疑義照会　坐剤からゼラチンが含まれない注腸用キットへの剤形変更を処方医に提案した．

───────────────────────────

疑義照会後
〈小児科処方〉
　抱水クロラール注腸用キット 500　　　1キット
　　　　直腸内注入

　e. 臨床検査値　医薬品の添付文書には，**臨床検査値**を基準として禁忌や用法・用量に関連する使用上の注意などが記載されている．患者の臨床検査値と全身状態を把握したうえで処方を監査し，適応基準から外れている場合には処方意図を処方医に確認する必要がある．特に高齢者では，加齢に伴い薬物の代謝・排泄に関わる肝機能や腎機能が低下しているため，臨床検査値に基づいて投与量，投与間隔，あるいは医薬品の変更・中止などを必要に応じて処方医に提案する．病院では診療録から臨床検査値を確認できるが，薬局では患者の了解を得て情報を得る必要がある．近年，臨床検査値が印字された院外処方箋を発行する施設が増えており，薬局においても臨床検査値に基づいて処方監査を行い，薬学的疑義を確認できる環境が整備されつつある．

　f. 妊娠・授乳　妊娠・授乳中の患者あるいは今後計画のある患者に対して

臨床検査値
clinical laboratory data

十分な配慮がなければ，患者−医療者間の信頼関係が崩れ，今後の治療に影響するため注意する必要がある．患者から処方医に妊娠・授乳状況について伝えているか確認し，処方医が把握していない場合には処方の適否について処方医に確認する．妊娠している場合には，妊娠時期や胎児に対する処方薬の影響を確認し，必要に応じてより安全な薬剤への変更や中止などについて処方医に提案する*.授乳している場合には，処方薬の母乳中への移行性を考慮して授乳の中断，服用時点の変更，代替薬の提案，処方薬の中止などを処方医に提案する．特に母乳中の薬物が乳児に有害な影響を及ぼす可能性があれば処方医に疑義照会する．

* 本書§5・3参照.

g. 生活状況（食事，起床・就寝などの生活リズム）　多くの薬剤は食事や起床・就寝などに合わせて服用時点が指示されるが，実際には食事をとらない，食事間隔に偏りがある，あるいは交代勤務や深夜勤務をしているなど，生活リズムが不規則な場合がある．不規則な生活により服用間隔が極端に短いあるいは長い場合には，薬効や副作用が増強あるいは減弱する可能性があり注意が必要である．患者個々の生活状況を考慮し，服薬に際して不都合がある場合には服用時点の変更などを処方医に提案する．

【事例8】60代 男性 皮膚科
　趾間部のかゆみと痛みがあり皮膚科医院を受診し，表在性皮膚真菌症と診断されイトラコナゾール錠が処方された．
　疑義照会前
〈皮膚科処方〉
　　イトラコナゾール錠　100 mg　　　1回1錠（1日1錠）
　　　1日1回　朝食直後　7日分
　患者からの聴取・処方監査　患者から昼過ぎに起床して朝食をとらない生活を続けていることを聴取した．イトラコナゾール錠の吸収は食事によって影響を受け，空腹時の服用では吸収が低下して治療効果に影響する可能性がある．
　疑義照会　規則正しく摂取している昼食の時間に合わせて，服用時点（用法）の変更を処方医に提案する．

　疑義照会後
〈皮膚科処方〉
　　イトラコナゾール錠　100 mg　　　1回1錠（1日1錠）
　　　1日1回　昼食直後　7日分

---

h. 食品，嗜好品　医薬品と相互作用のある食品や嗜好品の摂取状況を確認し，通常は当該食品や嗜好品の摂取を避けるが，相互作用の内容により処方薬の服用時点をずらすなど，処方医に提案して対応できる場合もある．アルコール（飲酒）を避けることが困難な場合には，服用時点の変更や相互作用のない医薬品への変更を考慮する．喫煙により薬物代謝酵素（CYP1A2）の働きが亢進することがあり，禁煙により服用薬の作用が強く現れる場合がある．たとえば，テオフィリン製剤服用患者が禁煙することによりテオフィリンの血中濃度が上昇する場合があるため，副作用に注意して必要に応じて減量を処方医に提案する．

i. 職業上の特性　患者の職業により処方薬が及ぼす影響を検討する．営業職・運送業・工場勤務など自動車や機械の操作などの多い職種の患者に対して

抗ヒスタミン薬など鎮静作用のある薬剤が処方された場合には，添付文書の警告欄あるいは使用上の注意欄などを確認し，"自動車の運転などには従事させないように十分注意する"，"自動車の運転など機械を操作する際には注意させる"必要がある．必要に応じて服用時点や鎮静作用の弱い薬剤への変更などを考慮する．屋外作業の多い職種の患者に対してケトプロフェン貼付剤が処方された場合には，貼付部位を確認して光線過敏症のリスクが高いようであれば抗原決定基（ベンゾイル基）をもたないロキソプロフェンナトリウム貼付剤などへの処方変更を処方医に提案する．

j. そ の 他　嚥下障害など服用困難な患者には，剤形の変更や処方薬の変更を検討し，患者からの希望があれば処方変更を処方医に提案する．

【事例9】70代 女性 内科

　最近，物忘れが多くなり，心配した家族に連れられて内科を受診し，アルツハイマー型認知症と診断されドネペジル塩酸塩錠が処方された．

疑義照会前
〈内科処方〉
　　ドネペジル塩酸塩錠　3 mg　　　1回1錠（1日1錠）
　　　1日1回　朝食後　7日分

患者家族からの聴取・処方監査　患者家族から食事中にむせることがたびたびあることを聴取した．嚥下機能が低下している可能性がある．

疑義照会　フィルムコーティング錠から唾液により容易に溶解して服用しやすい口腔内崩壊錠への剤形変更を処方医に提案した．

疑義照会後
〈内科処方〉
　　ドネペジル塩酸塩口腔内崩壊錠　3 mg　　　1回1錠（1日1錠）
　　　1日1回　朝食後　7日分

【事例10】50代 女性 消化器内科

　胃のむかつきや痛みが続いたため，消化器内科医院を受診し，胃潰瘍と診断されオメプラゾール腸溶錠が処方された．

疑義照会前
〈消化器内科処方〉
　　オメプラゾール腸溶錠　20 mg　　　1回1錠（1日1錠）
　　　1日1回　就寝前　7日分

患者からの聴取・処方監査　患者から錠剤を服用するのが苦手であることを聴取した．口腔内崩壊錠の希望があることから，プロトンポンプ阻害薬のうち口腔内崩壊錠がある医薬品への変更を検討する．

疑義照会　オメプラゾール腸溶錠から同種同効薬で口腔内崩壊錠のあるランソプラゾール口腔内崩壊錠への処方変更を処方医に提案した．

疑義照会後
〈消化器内科処方〉
　　ランソプラゾール口腔内崩壊錠　30 mg　　　1回1錠（1日1錠）
　　　1日1回　就寝前　7日分

120 **第Ⅱ部 処方箋に基づく調剤**

7・2・4 疑義照会のシミュレーション

a. 問題点を明確にして内容を整理する　薬歴簿・薬剤管理指導記録簿，診療録，お薬手帳，および患者面談などから情報を確認し，疑義が生じた場合には前もって処方医に確認すべき内容を整理する．どの程度の問題がどこにあり，どのように変更・確認すれば，医学的・薬学的観点から妥当であると判断できるか検討しておく．

b. 具体的な対処法や代替案を考える　単に問題点を指摘するのではなく，最新の科学的根拠に基づいた具体的な情報を調査し，問題回避のための対処法や代替案を円滑に提供できるようにする．そのうえで必要があれば他の薬剤師や製薬企業などにも確認・相談し，的確で適正な情報を提供するように努める．

c. 発見された内容以外に問題点がないか確認する　同じ処方箋に関して再度処方医に疑義照会することがないように，処方内容と患者情報をよく確認しておく．たとえば，1日に服用する錠剤数（用量）が変更となった場合には，どのように服用（用法）するか確認する必要がある．処方日数の変更が生じた場合には，複数の薬剤が処方されていれば，他の処方薬の日数も同様に変更する必要があるか確認する．

PCI: percutaneous
coronary intervention

【事例11】60代 男性 循環器内科
　経皮的冠状動脈形成術（PCI）施行のため循環器内科からクロピドグレル錠が処方された．

疑義照会前
〈循環器内科処方〉
　クロピドグレル錠　75 mg　　　　1回4錠（1日4錠）
　　1日1回　朝食後　7日分

処方監査　PCIの適用患者に対するクロピドグレルのローディングドーズ投与と考えられる．ローディングドーズ投与は投与開始日に300 mgを1日1回経口投与し，その後は75 mgを1日1回経口投与する．PCIの適用患者ではアスピリン（81〜100 mg/日）と併用する必要がある．

疑義照会　クロピドグレルの1日用量と用法，および処方日数，アスピリンの併用投与について処方医に提案した．

疑義照会後
〈循環器内科処方〉
　1) クロピドグレル錠　75 mg　　　　1回4錠（1日4錠）
　　　1日1回　朝食後　1日分
　2) クロピドグレル錠　75 mg　　　　1回1錠（1日1錠）
　　　1日1回　朝食後　6日分
　　　処方1) を服用後，処方2) を服用
　3) アスピリン腸溶錠　100 mg　　　1回1錠（1日1錠）
　　　1日1回　朝食後　7日分

【事例12】30代 女性 呼吸器内科
　咳や痰が絡み，呼吸器内科医院を受診し，気管支喘息と診断されブデソニド/ホルモテロールフマル酸塩水和物吸入剤とモンテルカストナトリウム錠が処方された．

第7章 処方箋と疑義照会　121

> **疑義照会前**
>
> 〈呼吸器内科処方〉
> 　1）ブデソニド/ホルモテロールフマル酸塩水和物吸入剤　30吸入　　　2個
> 　　　1日1回　1回2吸入
> 　2）モンテルカストナトリウム錠　10 mg　　　1回1錠（1日1錠）
> 　　　1日1回　就寝前　28日分
>
> **処方監査**　気管支喘息に対する維持療法として，通常，ブデソニド/ホルモテロールフマル酸塩水和物吸入剤を1回1吸入あるいは2吸入を1日2回投与する．したがって，添付文書上の用法と処方箋上の用法が異なるため，1日の吸入回数および1回の吸入回数を処方医に確認する必要がある．吸入剤の用法変更（1日1回から1日2回）に伴い，処方分量を増やす必要があり，モンテルカストナトリウム錠の処方日数と合わせた28日分とするには，吸入剤を30吸入2個から60吸入2個に規格を変更する必要がある．
>
> **疑義照会**　吸入剤の規格と処方分量について処方医に提案した．
>
> ---
>
> **疑義照会後**
>
> 〈呼吸器内科処方〉
> 　1）ブデソニド/ホルモテロールフマル酸塩水和物吸入剤　60吸入　　　2個
> 　　　1日2回　1回2吸入
> 　2）モンテルカストナトリウム錠　10 mg　　　1回1錠（1日1錠）
> 　　　1日1回　就寝前　28日分

　d. 患者への配慮　　処方医が診察中などの事情により回答を得るまで時間を要する場合，あるいは疑義照会により処方内容が変更になる場合など，状況に応じて患者に説明して了解を得る必要がある．その際，患者の心情には十分に配慮して，不安を与えることがないように注意する．

　e. 疑義照会の注意点　　質問を的確かつ短時間に実施するために，事前に要点をまとめておき，簡潔に理解しやすい表現で質問する．誤った情報や優先度の低い方策を提供すると，適切な回答を得られない場合がある．電話での応対に

表7・5　電話による疑義照会を行う際のポイント

① 連絡する前に，十分に情報収集をする．
② 他の疑問点はないか再確認する．
③ 情報収集した資料，メモを用意する．
④ 薬局名，部局名，氏名を名乗る．
⑤ きちんとあいさつをする．
⑥ 相手の都合をうかがう．
⑦ 聞き取りやすい話し方，スピードに配慮する．
⑧ 確認事項は必ず復唱する（メモをとる）．
⑨ お礼の言葉を述べる．
⑩ 相手が先に電話を切ったのを確認してから電話を切る．
⑪ 処方箋の備考欄（または処方欄の以下余白部分），薬剤服用歴管理指導記録簿（薬歴簿），訪問薬剤管理指導記録簿，調剤録，薬剤管理指導記録簿，および診療録に疑義照会の内容を記入する．   　日時，医療機関回答者氏名，照会方法，照会内容，回答内容，照会した薬剤師の氏名　など

122　　第Ⅱ部　処方箋に基づく調剤

おいては，相手の状況や感情を気遣うマナーとコミュニケーションスキルが求められる（表7・5）．疑義照会で処方内容の変更が生じた場合には，診療録の訂正を処方医に依頼しておくことで，同じような内容の疑義照会が回避できる．疑義照会後には処方変更の有無に関わらず，経緯を含めて必ず照会の内容を処方箋の備考欄（または処方欄の以下余白部分），薬歴簿，訪問薬剤管理指導記録簿，調剤録，薬剤管理指導記録簿，および診療録に記載する．次回の調剤時には，疑義照会の記録を再確認しながら行うことにより，適切な薬物療法の提供と安全性の確保につながる．

f. 電話による疑義照会の例

【事例13】60歳 女性 消化器内科
　最近，胃部不快感があり，A病院（医院，クリニック）の消化器内科を受診して，以下の医薬品が処方された．

疑義照会前

〈消化器内科処方〉
　ファモチジン口腔内崩壊錠　20 mg　　1回1錠（1日2錠）
　　　1日2回　朝食後，就寝前　14日分

　薬歴簿およびお薬手帳により，A病院（医院，クリニック）の腎臓内科から以下の薬剤が処方されており，現在服用中であることを確認した．

〈薬歴簿・お薬手帳：腎臓内科処方〉
1) オルメサルタンメドキソミル口腔内崩壊錠　10 mg　　1回1錠（1日1錠）
　　　1日1回　朝食後　14日分
2) フェブキソスタット錠　10 mg　　1回1錠（1日1錠）
　　　1日1回　朝食後　14日分
3) ポリスチレンスルホン酸カルシウムゼリー　20％（25 g/個）　　1回1個（1日3個）
　　　1日3回　朝昼夕食後　14日分

薬剤師: もしもし，A病院（医院，クリニック）でしょうか．
受 付: はい，A病院（医院，クリニック）です．
薬剤師: いつもお世話になっております，B薬局（薬剤部，薬剤科）の薬剤師Cと申します．本日，受付けました患者さんの処方内容についておうかがいしたいのですが，消化器内科のD先生（フルネーム）のご都合はいかがでしょうか．（相手先の病院を確認し，電話受付相手に薬局からの問い合わせとわかるように薬局名，部署名，および自分の名前を伝える）
受 付: 少しお待ち下さい．D先生に代わります．
医 師: はい，代わりました．
薬剤師: いつもお世話になっております，B薬局の薬剤師Cと申します．消化器内科のD先生（フルネーム）でしょうか．〔受付から電話を回された場合は，どこからの電話か伝わっていない場合が多いため，再度自己紹介をしてから電話先の相手（処方医）の氏名を確認する〕
医 師: はい，そうです．ご用件をおうかがいします．
薬剤師: 本日のEさん（フルネーム）の処方内容についておうかがいしたいのですが，今お時間よろしいでしょうか．（照会する処方の日付と患者氏名を伝えて，疑義照会の電話であることを説明し，相手の都合を尋ねる）
医 師: はい，Eさんですね，どのようなことでしょうか．

第7章　処方箋と疑義照会　　123

薬剤師：この患者さんは現在，慢性腎不全のため腎臓内科からの処方薬を服用しております（腎臓内科処方の内容を説明する）．ファモチジンの投与量は1日40 mg が通常量となっておりますが，腎排泄型の薬剤です．腎機能低下により尿中排泄が減少するため，減量が必要であると考えられます．（疑義照会の内容を簡潔かつ適切に伝える）

医　師：そうですね，ありがとうございます．ファモチジンは腎機能が低下している場合には減量が必要ですね．投与量はどのくらいが適切でしょうか．

薬剤師：クレアチニンクリアランスの値により投与量が設定されています（表7・6）．ご本人より体重は 45 kg で，腎臓内科における血液検査の結果から血清クレアチニン値は 1.5 mg/dL とうかがいました．60 歳の女性で Cockcroft-Gault 式からクレアチニンクリアランスは 28.3 mL/min となり，高度の腎機能低下が認められると思います．添付文書ではファモチジンの投与量は1日1回10 mg になりますが，いかがでしょうか．

表7・6　ファモチジンの腎機能低下患者への投与法

クレアチニンクリアランス〔Ccr：mL/min〕	投与法[†]
Ccr ≧ 60	1回 20 mg　1日 2回
60 > Ccr > 30	1回 20 mg　1日 1回 1回 10 mg　1日 2回
30 ≧ Ccr	1回 20 mg　2〜3日に 1回 1回 10 mg　1日 1回
透析患者	1回 20 mg　透析後 1回 1回 10 mg　1日 1回

†　1回 20 mg　1日 2回投与を基準とする場合

医　師：それでは，ファモチジン口腔内崩壊錠 10 mg を1回1錠，1日1回就寝前に変更して下さい．

薬剤師：わかりました．内容を確認させていただきます．ファモチジン口腔内崩壊錠 10 mg を1回1錠，1日1回就寝前に処方を変更させていただきます．よろしいでしょうか．（訂正内容についてメモをとりながら復唱し，相手の確認と同意を得る）

医　師：はい，お願いします．

薬剤師：お忙しいところありがとうございました．診療録の訂正をよろしくお願いいたします．今後ともよろしくお願いいたします．（しめくくりにお礼の言葉を述べる）

> **疑義照会後**
> 〈消化器内科処方〉
> 　ファモチジン口腔内崩壊錠　　10 mg　　　　1回1錠（1日1錠）
> 　　1日1回　就寝前　14日分

以上の疑義照会後，処方箋の備考欄（または処方欄の以下余白部分）に疑義照会の内容を記入し，薬歴簿と調剤録に記録を残す．

第8章　処方箋に基づく医薬品の調製

> 8・1　処方箋に従って計数・計量調剤ができる．

学生へのアドバイス
　処方箋に従って調剤することは，薬剤師にとって最も基本となる業務である．処方箋に記載している事項を正しく理解し，その意味を考えながら取組んでほしい．
　人間は誰でも間違いをするので，常に間違いがないか確認しながら調剤することが重要である．

この学習に必要な予備知識
医療人として　（⇨A(1)①: 1 I, 第3章）
薬剤師が果たすべき役割　（⇨A(1)②: 1 I, 第4章）
患者安全と薬害の防止　（⇨A(1)③: 1 I, 第5章）
薬剤師の社会的位置づけと責任に係る法規範
　　　　　　　　　　　　　　（⇨B(2)①: 1 II, 第2章）
特別な管理を要する薬物等に係る法規範
　　　　　　　　　　　　　　（⇨B(2)③: 1 II, 第4章）

この学習が目指す成果
　処方箋に従って，正確に計数・計量調剤ができる．

対応 SBO
F(2)③ 1〜3,9,11〜13,18
詳細は p.xvii 参照.

薬袋　envelope for drug
薬札　explanatory card for pharmaceutical preparation, drug label

＊屯用，屯服は頓用，頓服とも書く．

8・1・1　薬袋・薬札（ラベル）の記入

　患者が正確に薬剤を使用し，服薬アドヒアランスを良好に維持することは，薬剤の有効性と安全性を確保するうえで重要である．そのためには，患者が容易に理解できるよう**薬袋・薬札**（ラベル）に記入することが必須である．なお，薬札は，おもに水剤の容器に貼付するが，湿布剤などの大きな薬品については，湿布剤そのものに貼付する場合もある．

a. 薬袋・薬札の選択　薬袋には，内用薬袋，外用薬袋，屯用＊薬袋および水剤用薬札がある（図8・1）．用途に合わせて使い分けが必要である．また，薬袋印字機で印字する場合，あるいは手書きで作成する場合などがある．患者に特に注意してほしい指示には，スタンプ印を利用することも効果的である．簡便であり，目立たせることも可能である．

(a) 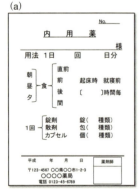　(b) 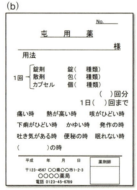　(c) 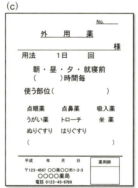　(d)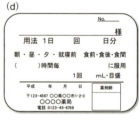

図8・1　薬袋（a〜c）・薬札（d）の例

b. 薬袋番号　複数の薬袋を用いる場合には，薬袋番号を記載する．施設によって記載の方法は異なるが，"全薬袋数-通し番号"，"通し番号/全薬袋数"などが一般に用いられている．すなわち，3-1，3-2，3-3や1/3，2/3，3/3とい

うように記載する．薬袋番号を記載しておくと患者からの問合わせもスムーズとなる．

c. 薬袋・薬札の記載事項　薬袋・薬札に記載すべき必要事項は薬剤師法第25条および薬剤師施行規則 第14条に規定されている（表8・1）．したがって，患者氏名，用法・用量，調剤年月日，薬剤師氏名および薬局などの名称と所在地は必須である．電話番号の記載は法的に規定されていないが，患者が気になったことなどすぐに連絡できるよう，通常は記載されている．薬剤名も必須ではないが，併せて記載していることも多い．その他の注意事項（"かんだりせず，口の中で溶かしてください"，"よく振ってお飲みください"，"冷所で保管してください"など）についても，必要に応じて記載する．

表8・1　薬袋・薬札（ラベル）の記載事項に関する法律

薬剤師法
（調剤された薬剤の表示）
第25条　薬剤師は，販売又は授与の目的で調剤した薬剤の容器又は被包に，処方せんに記載された患者の氏名，用法，用量その他厚生労働省令で定める事項を記載しなければならない．

薬剤師法施行規則
（調剤された薬剤の表示）
第14条　法第25条の規定により調剤された薬剤の容器又は被包に記載しなければならない事項は，患者の氏名，用法及び用量のほか，次のとおりとする．
　一　調剤年月日
　二　調剤した薬剤師の氏名
　三　調剤した薬局又は病院若しくは診療所若しくは飼育動物診療施設の名称及び所在地

8・1・2　調　剤

処方箋を正確に読み取り，疑義があれば**疑義照会**を行った後，**調剤**を行う．最も大切なことは正確性であり，調剤ミスがあれば，患者の命に関わることがあるということを自覚して行わなくてはならない．しかし，薬剤師といえどもミスを完全になくすことは不可能であり，ミスをしない，ミスをしてもすぐにみつけるさまざまな工夫が必要である．また，**処方監査**において，疑義となる事項を見落としている可能性も十分あることから，処方が患者に適切かどうかということも意識する必要がある．

処方箋　prescription
疑義照会　reconfirmation
調　剤　dispensing

処方監査
checking of prescription

8・1・3　計 数 調 剤

a. 計数調剤の手順　**計数調剤**とは，PTP包装，ストリップ包装（SP）されているカプセル剤，錠剤，散剤，顆粒剤や使い捨てチューブに入った軟膏剤などを処方箋に従って総数を数えて取りそろえることをいう．調剤業務の中で最も頻度の多い業務である．錠剤を計数調剤する際の一般的な手順を以下に示す．
　① 錠剤の投与総数を計算する．
　　　1日投与数 × 投与日数
　　　　あるいは　1回投与数 × 1日投与回数 × 投与日数
　② 処方箋を確認し，調剤棚を指差しなどで確認する．
　③ 棚から必要数を取出す．

計数調剤
dispense by counting,
countable dispensation
PTP: press through
package
SP: strip package

126   第Ⅱ部　処方箋に基づく調剤

　　　　この際，1 シート 10 錠，12 錠，14 錠，20 錠，21 錠などがあるので注意する．

④ 取出した薬剤の名称，剤形，規格を確認する（処方例 1 参照）．

　　棚に間違った薬剤が入っている可能性はないとはいえないので，必ず確認する．さらに使用期限も確認する必要がある．

⑤ 取出した数が間違っていないか，もう一度確認する．

⑥ 破損，汚損がないか，確認する．

　　パッケージに破損がなくても，中の錠剤が破損していることもあるので，注意が必要である．

⑦ 薬袋に入れる．

　　薬剤および薬袋が間違っていないかどうか，もう一度処方箋と見比べて確認する．

【処方例 1】

　アムロジピンベシル酸塩　　錠　　5 mg　　　　1 回 1 錠（1 日 1 錠）
　　　　　名　称　　　　　　剤形　規格

　　1 日 1 回　朝食後　28 日分

OD：oral disintegration
（口腔内崩壊錠）

　アムロジピンベシル酸塩錠 5 mg を 28 錠取り，薬袋に入れればよい．剤形には錠と OD 錠があり，規格は 2.5 mg，5 mg および 10 mg があるので間違えないように注意が必要である．

【処方例 2】

　ジクロフェナクナトリウム坐剤　　25 mg　　　　1 回 1 個
　　　発熱時　肛門内挿入　5 回分

　屯用であるが，総数は 5 個であるので，5 個取り，薬袋に入れる．

　計数調剤は，一般に調剤棚に置いてある薬剤を取りそろえる．調剤棚に保管する薬剤の並べ方は，五十音順に並べる方法，薬効順に並べる方法などがあり，病院や薬局により，さまざまな方法がある．五十音順では薬剤を探しやすく，薬効順では患者の病態や処方意図を意識しながら調剤することができる．梱包されている箱から調剤棚に補充する場合，異なった薬剤を置いてしまうと，調剤過誤を誘発する可能性がある．したがって，複数の薬剤師で確認して補充する必要がある．さらに，調剤過誤を起こさない工夫がされている．たとえば，異なる規格が複数ある場合，類似した名称の薬剤がある場合など，その調剤棚に“規格違いあり”，“名称類似あり”のようなメモを貼るといった，注意喚起がなされている．最近では，レセプトシステムと連動したハンディ端末を利用し，バーコードの読み取りによって，取出した薬剤が処方箋どおりかどうかをチェックするシステムを用いている施設もある．

b. 特殊な計数調剤

i）一包化調剤

一包化　one does package

　錠剤，カプセル剤などを 1 回の服用時点ごとに分包する調剤を**一包化**調剤とい

う．個装ではなくボトルで仕入れたバラ錠を自動錠剤分包機などで，1回の服用時点に服用するすべての薬剤を一つの分包にまとめて入れる．分包紙には患者氏名，服用時点に加えて，薬剤名を印字しておくことが望ましい．服用薬剤数が多いとき，各服用時点で服用する薬剤が異なる場合などは，一包化調剤を行うことにより，患者の服薬アドヒアランスが向上する．また，ヒートシールから錠剤などの取出しが困難な患者にも有用であり，服薬管理も容易である．しかし，1包ごとの監査に時間がかかる，PTP シートなどに印字されている注意喚起が失われるなどの欠点もある．さらに，シートから出すと安定性に問題がある場合などは，バラ錠による一包化調剤はできない．

ii) 半錠，粉砕，脱カプセル

患者の病態や年齢，体格によって，錠剤を半錠や1/4錠にする場合がある．割線がある素錠は半錠にすることが比較的容易であるが，半錠にカットすることができる市販の切断機を利用することも可能である（表8・2）．しかし，主薬の放出を制御して薬効の持続化を図る徐放錠，遮光や防湿を目的としたフィルムコーティング錠，腸溶性コーティングを被覆した錠剤では，原則としてカットしてはならない．

表8・2　おもな錠剤およびカプセル剤とその特徴と粉砕・開封の可否

素　錠	表面に特殊加工されていないので，粉砕可
徐放錠	放出制御機構に影響を与える可能性が高いので，粉砕は不可
フィルムコーティング錠	原則，粉砕は不可
腸溶錠	腸溶性が失われるので，粉砕は不可
徐放カプセル	放出制御機構に影響を与える可能性が高いので，開封は不可
腸溶性カプセル	腸溶性が失われるので，開封は不可
軟カプセル	内容物が液体製剤であることが多いので，開封は不可

同様の理由に，患者の病態や年齢，体格によって，錠剤を粉砕することもある．粉砕によって，安定性の損失，苦味などの出現，機器への付着などによるロスなどに注意が必要である．粉砕は，乳棒・乳鉢を用いる方法，粉砕機を用いる方法などがある．また，カプセル剤を開封して投与量を調節することもある．

iii) 簡易懸濁法

嚥下困難の患者や経管栄養が実施されている患者に対して行われる投与法である．すなわち，錠剤やカプセル剤の1回服用量を55℃の温湯 20 mL 程度に入れ，10分ほど放置し，崩壊・懸濁させる．それを経管チューブから投与する方法である．粉砕によるロス，配合変化や調剤者への暴露を防ぐことができ，調剤時間の大幅な短縮が可能である．しかし，水に懸濁しない薬剤，注入器に吸い取れない薬剤，注入器内に残留する薬剤，注入した薬剤が経管チューブを詰まらせる薬剤などには，この方法は採用できない．

8・1・4　散剤・顆粒剤の計量調剤

a. 散剤・顆粒剤の計量調剤の手順　　散剤・顆粒剤は，経口投与する粉末状

128　　第Ⅱ部　処方箋に基づく調剤

の製剤であり，投与量の微調整や複数の薬剤を混合することが可能である．散剤の計量調剤の一般的な手順を以下に示す．

① 散剤の秤取量を計算する．

　　処方箋に記載されている量は，注記がなければ製剤量，【原薬量】の注記があれば，原薬量で記載されている[*1]．また，1回当たりの服薬量が少ない場合，乳糖（ラクトース）[*2]やデンプンを賦形することもあり，賦形量も計算する必要がある（処方例4参照）．

② 天秤の水平を確認する．

　　天秤には水準器が付いており，水準器を目視することにより水平であることが確認できる．水平になっていなければ，天秤の水平調整足を操作して，水平にしてから秤量を開始する．このとき，水準器は必ず真上から確認する必要がある．

③ 清潔な秤量皿（秤量紙）を天秤に載せる．

　　秤量皿は清潔なガーゼなどで清拭してから載せる．秤量紙や秤量皿が他のどこにも触れずに天秤の皿の上に載っているか確認する．

④ 天秤のゼロ点合わせをする．

　　ゼロ点合わせ用のスイッチを押し，必ず表示がゼロになっているかを確認する．

⑤ 使用するスパーテル，乳棒，乳鉢を清潔なガーゼで清拭する．

⑥ 正しい散剤を取出す．

　　処方箋を確認し，薬剤名を指差しなどで確認してから，装置びんを取出す．このとき，装置びんのラベルが隠れないように持つ．

⑦ 正確に秤量する．

　　薬剤名を確認してから秤量する．秤量皿（秤量紙）に多く出し過ぎた場合は，散剤の山の上から適量を取り装置びんに戻す，あるいは廃棄する．スパーテルが秤量皿（秤量紙）に触れた場合は装置びんには戻さない．秤量後は，棚のもとの位置に戻し，再度薬剤名を確認する．

　　秤量に用いた秤量皿（秤量紙）から1剤ずつ乳鉢に移す場合は，以下の⑧の手順に進む．秤量した薬剤をいったん秤量紙に置く場合は，各薬剤間を離しておき，何剤めを秤量しているかがわかるようにしておく．

⑧ 薬剤をこぼさないように乳鉢に移す．

　　続けて秤量する薬剤がある場合は，③〜⑧を繰返す．

⑨ 散剤を混合する．

　　乳鉢は必ず手に持って混合する．乳鉢を左右に適切に回しながら乳棒で混合する．

⑩ 分包する．

　　混合した散剤は，自動分包機にて分割包装することが多い．手分割する場合は，目測で行い，機械包装および薬包紙を用いた手分包を行う．

⑪ 全量を確認する（全量の秤量誤差は2%以下が望ましい）．

[*1] コラム23（p.106）参照．

[*2] **乳糖**（ラクトース）：賦形剤として用いられる乳糖は，粒度分布の違いにより，粒度分布の小さい順に粉末乳糖，結晶（CF）乳糖ならびに造粒乳糖に分けられている．賦形する場合は主薬の粒度分布に類似した乳糖が用いられる．さらに，広い粒度分布をもつ倍散用（EFC）乳糖や混合乳糖も用いられることがある．

⑫ 分包数を確認するとともに分包誤差がないか確認する（重量偏差が変動係数として 10 ％以下が望ましい）．

⑬ 異物混入や破損・もれなどがないか確認する．

⑭ 薬袋に入れる．

b. 散剤・顆粒剤の秤取量計算　秤取量の間違いは大きな調剤過誤につながる可能性があるので,特段の注意を要する.以下の処方例について計算してみよう.

【処方例3】
　フェニトイン散　10 ％　　　1回 66.7 mg（1 日 200 mg）【原薬量】
　　1日3回　朝昼夕食後　7日分

10 ％ということは製剤 1 g 中に原薬のフェニトインが 100 mg 含まれている. したがって，秤取すべき製剤量は,

$$\frac{200\,〔mg/日〕}{100\,〔mg/g〕} \times 7\,〔日〕 = 14\,〔g〕$$

となる.

【処方例4】
　ジゴキシン散　0.1 ％　　　1回 0.1 mg（1 日 0.1 mg）【原薬量】
　乳糖（ラクトース）　　　　適　宜
　　1日1回　朝食後　7日分

1回服用量を 0.3 g となるよう乳糖を賦形する場合を考えてみよう. 0.1 ％は 1 mg/g であるので,

$$\frac{0.1\,〔mg/日〕}{1\,〔mg/g〕} \times 7\,〔日〕 = 0.7\,〔g〕$$

がジゴキシン散の総秤取量となる. 1回服用量が 0.3 g で 1 日 1 回 7 日分であると総量は 2.1 g となる. したがって，賦形すべき乳糖は 2.1 − 0.7 ＝ 1.4 g となる.

c. 散剤・顆粒剤の分包

ⅰ）自動分包機

多くの施設では，秤量・混合した散剤を自動分包機により分包している. 自動分包機には，回転円板式分包機，Ｖマス型自動分包機などがある.

回転円板式分包機は，円板が回転し，円板の上に散剤が落下することにより分包する. Ｖマス型自動分包機は，2 枚の板で作られたＶ字マスにヘラで散剤をならして分包する. いずれも前回の散剤が残っている場合があるので，注意が必要である.

ⅱ）手分割・機械分包

手分割自動分包機（パイルパッカー）では，くぼみの上に分包紙を置き，その上に目測で分割する. その後，上から分包紙をかぶせ，機械が上下の分包紙を圧

着し，分包ができる．散剤は分包紙にしか触れないので，抗悪性腫瘍薬などの他の散剤への汚染を防止することができる．

iii）手分割・手分包

屯用で処方数が少ない場合や停電などで機械が使えない場合には，薬包紙で分包する必要がある．すなわち，必要な数だけ薬包紙を並べ，その上に目測で秤取した散剤を分割する．その後，薬包紙を手で包む（図8・2）．

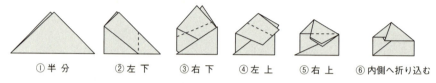

図8・2　薬包紙の折り方の例

d. 散剤・顆粒剤の計量調剤の注意点

i）装置びんへの補充

装置びんに間違った散剤を補充してしまうと大きな調剤過誤をひき起こす可能性が高くなる．したがって，補充には複数の薬剤師で確認しながら行う必要がある．

ii）二段分割（二度撒き）

混合性の悪い薬剤（散剤と顆粒剤，比重やかさの大きく異なるものなど）は，混和せずに，一剤ずつ分割するという二段分割で分包する場合もある（図8・3b）．

(a) 混合性のよい薬剤

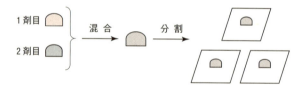

(b) 混合性の悪い薬剤

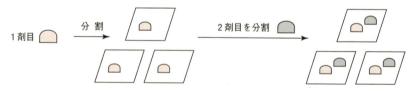

図8・3　混合性の違いによる分割法の違い　(b) の方法を二段分割という．

8・1・5　水剤（内用液剤）の計数調剤

a. 水剤の計量調剤の手順　水剤（内用液剤）は，投与量の調節が容易であり，甘味を加えたシロップ剤などは小児に汎用されている．以下に水剤の計量調剤の一般的な手順を示す．

① 水剤の秤取量を計算する．

処方箋に記載されている量は，注記がなければ製剤量（mL），【原薬量】の注記があれば，原薬量（mg）で記載されている．必要に応じて賦形剤（水

や単シロップなど）の量も計算する．
② 適切な投薬びんを選択する．
　　総秤取量に最も近い容量の投薬びんを選択する．また，投薬びんの洗浄も行う場合がある．
③ 1回服用量を表示する．
　　カップを用いて服用する場合は，カップに目印を記載する．投薬びんの目盛を用いて服用する場合は，用いる目盛に印を記載する．
④ 最適なメートグラスを選択し，洗浄する．
　　秤取量に最も近い用量のメートグラスを選択し，洗浄後，よく水を切る．
⑤ 正しい水薬びんを取出す．
　　処方箋を確認し，薬剤名を指差しなどで確認してから，水薬びんを取出す．このとき，水薬びんのラベルが隠れないように持つ．
⑥ 正確に秤量する．
　　薬剤名を確認してから秤量する．このとき，水薬びんの口はメートグラスに付けない．取り過ぎた薬液は，水薬びんに戻さず捨てる．メートグラスを目線まで持ち上げ，メニスカスの下面を合わせる（図8・4）．秤量後は，棚のもとの位置に戻し，再度薬剤名を確認する．
⑦ 薬剤をこぼさないように投薬びんに移す．
　　このときは，メートグラスと投薬びんの口は付けても構わない．
⑧ メートグラスを洗浄してもとの位置に戻す．

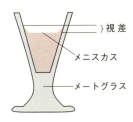

図8・4　メニスカス

続けて秤量する薬剤がある場合は，④〜⑧を繰返す．ただし，同じメートグラスを用いる場合は，④と⑧を省略して，⑤〜⑦を繰返す．

⑨（その1）　賦形剤を秤量する．
　　カップを用いて服用する場合は，適切なメートグラスを用いて，正確に賦形剤を秤量する．
⑨（その2）　賦形剤でメスアップする．
　　投薬びんの目盛を用いて服用する場合は，最後に用いたメートグラスで，賦形剤を適切な目盛までメスアップする．
⑩ 全量を確認する．
⑪ 異物の混入を確認する．
⑫ 薬札を貼付する．

b．水剤の秤取量計算　　水剤の場合，濃度は%で記載されている場合が多い．処方箋にmL単位で記載されている場合は，製剤量を表しているので，計算は容易であるが，mg単位で原薬量が記載されている場合もあり，正しく計算ができることが大切である．

【処方例5】
　アセトアミノフェンシロップ　2%　　　1回150 mg【原薬量】
　　発熱時（38℃以上）　1日2回まで（6時間以上空ける）　4回分

1回服用量がmL単位で整数になるよう（カップで服用），常水を賦形する場合を考えてみよう．2％シロップには，シロップ1 mL中にアセトアミノフェンが20 mg含まれているので，1回分は150 mg/20 mg/mL＝7.5 mLとなる．アセトアミノフェンシロップの秤取量は7.5 mL×4回分＝30 mLとなる．1回服用量が整数なので，いちばん近い整数は1回8 mLであり，全量は8 mL×4回分＝32 mLとなる．したがって，賦形すべき常水は2 mLである．

【処方例6】

サルブタモール硫酸塩シロップ 0.4 mg/mL　1回1.8 mg（1日3.6 mg）

【原薬量】

1日2回　朝昼夕食後　3日分

投薬びんの最大容量までメスアップして，1回1目盛で服用する場合を考えてみよう．シロップの総秤取量は，

$$\frac{3.6 \, \text{〔mg/日〕}}{0.4 \, \text{〔mg/mL〕}} \times 3 \, \text{〔日〕} = 27 \, \text{〔mL〕}$$

となる．選択すべき投薬びんは30 mLであり，常水で30 mLまでメスアップし，目盛は2×3を用いる．

8・1・6　軟膏剤の計量調剤

a. 軟膏剤の計量調剤の手順　皮膚用外用薬としておもなものは，軟膏剤，クリーム剤およびゲル剤があげられる．軟膏剤などを混合する場合には，軟膏ヘラ・軟膏板，乳棒・乳鉢および自動公転式の機械などが用いられている．軟膏ヘラ・軟膏板を用いた混合は，技術の差が出やすく，水分の蒸発に注意が必要である．乳棒・乳鉢による混合は空気が混入しやすい．以下に軟膏ヘラ・軟膏板を用いた軟膏剤の計量調剤の一般的な手順を示す．

① 軟膏ヘラ，軟膏板，軟膏つぼをアルコール綿で清拭する．
② 天秤の水平を確認する．
③ 秤量紙を天秤に載せ，ゼロ点合わせをする．
④ 薬剤名を確認し，軟膏容器を取出す．
⑤ 秤量直前に薬剤名を確認し，正確に秤量する．
⑥ 軟膏容器をもとに戻し，再度薬剤名を確認する．
⑦ 軟膏を残さず軟膏板に移す．
　　薬包紙を軟膏板に触れないように注意する．

続けて秤量する場合は，軟膏ヘラをアルコール綿で清拭し，③～⑦を繰返す．

⑧ 軟膏板と軟膏ヘラを適切に使用し，均一に混合する．
　　軟膏板は出っ張りの部分を机の手前にかけ，しっかりと固定する．
　　卓上型の軟膏剤混合機で混合することもできる．回転数や混合時間を設定すれば，技術の差が出にくい．

⑨ 軟膏つぼを天秤に載せ，ゼロ点合わせをする．

⑩ 軟膏つぼに軟膏をきれいに充塡する．

　空洞ができないように充塡する．このとき，軟膏つぼの角から重層していくとよい．空洞を埋めるために，軟膏つぼを机にたたくこともある．最後に，軟膏表面が平らになるように充塡する．

⑪ 軟膏つぼの外面をアルコール綿などで清拭する．

⑫ 天秤の上に載せ，全量を確認する．

⑬ 軟膏ヘラ，軟膏板をティッシュ，アルコール綿の順で清拭し，片付ける．

8・1・7　特別な注意を要する薬剤の調剤

　毒薬および劇薬は，医薬品医療機器等法により適正な保管管理が規定されている．麻薬および向精神薬は麻薬及び向精神薬取締法，覚醒剤原料は覚せい剤取締法により指定され，取扱いが規定されている．

　これらの調剤では通常の薬剤よりも慎重に調剤する必要がある．たとえば，計量調剤では最後に行う，分包は自動分包機ではなく，手分割で行うなどである．

　また，抗悪性腫瘍薬は，抗腫瘍活性だけでなく，細胞毒性や変異原性などが強く，それ自身が発がん性物質であることが多い．したがって，患者に対して有効性を確保しつつ，安全性に最大限に配慮するだけでなく，調製者への暴露対策が必要である．

　抗悪性腫瘍錠剤*，カプセル剤などは調製者への暴露は少ないが，散剤は注意が必要である．すなわち，マスク，帽子だけでなく，手袋も装着して暴露を避ける．また，調剤台には集塵装置を付けて散剤が周囲に広がらないようにすることが必要である．使用器具は他の散剤への汚染を防止するために，専用の器具を使用する．また，自動分包機は使わず，必ず手分割で分包し，終了後は調剤台，器具などの洗浄と手洗い，うがいを必ず行う．

＊抗悪性腫瘍注射剤の混合については§8・4参照．

134　第Ⅱ部　処方箋に基づく調剤

8・2　配合変化の理由と回避方法を説明できる.

学生へのアドバイス

　薬物療法においては，効果の増強や副作用の軽減などを目的に種々の薬剤が配合されることはよく行われる. 有効で安全な薬物治療の実施のためには配合による物理的変化や化学的変化により生じる薬効の減弱，沈殿物の生成，外観変化といった**配合変化とその回避方法を熟知**しておくことが重要である.

この学習に必要な予備知識
製剤の性質　（⇨ E5(1)：**6** Ⅶ, 第Ⅰ部）
この学習が目指す成果

　注射剤，散剤，水剤の調製において起こりうる配合変化を回避して適切な医薬品を提供する.

対応 SBO

F(2)③ 5,15
詳細は p.xvii 参照.
配合変化
compatibility,
incompatibility

物理変化
physical change
化学変化
chemical change

8・2・1　注射剤の配合変化とその回避方法

　輸液治療において，患者の状態に応じて輸液中に各種注射剤を混合して投与することは日常的によく行われている. その利点は，注射回数の減少による患者の苦痛の軽減，処置手数の減少などの省力化，水・電解質の負荷軽減，副作用の防止，薬理学的効果の増強などである. しかし，安易な混合は，外観変化や含量低下などの配合変化を生じ，期待する効果が得られないばかりか，生体への悪影響をひき起こすこととなる.

　a. 配合変化の種類（表8・3）　　注射剤の配合変化は，**物理変化・化学変化**により起こる. 混濁や沈殿といった外観変化を生じる配合変化と力価の低下など外観変化がみられない配合変化を生じる. また，注射剤同士の配合変化ではなく，輸液容器や輸液ルートと注射剤との配合変化も生じる.

表8・3　注射剤の配合変化の種類

機序分類	変　化	要　因	配合変化
物理変化	溶解度の減少	pH，溶解度，非水溶性溶媒	混濁，沈殿，力価低下
化学変化	難溶性塩の生成	薬物の構造	
	難溶性キレートの生成		
	酸化分解（着色）	添加剤，光，空気，温度	力価低下
	加水分解		
	酸化還元反応		
その他	容器への吸着・収着	容器の材質，可塑剤	

　b. 外観変化を生じる配合変化

溶解度　solubility

　i) **溶解度の減少:** 溶解度の減少による主薬の析出や混濁が起こり外観変化を生じる. その要因の大部分は，配合による pH の変動である. 通常，注射剤の pH は血清の pH に近づけることが望まれているが，薬剤の溶解度を高めるために pH を調整して塩基性薬物では酸性に，酸性薬物ではアルカリ性に傾けている. したがって混合によって pH が変化すると，それに伴って溶解度も変化して混

濁・沈殿を生じることになる（表8・4）．その他，非水溶性溶媒を用いた注射剤
では，希釈によって溶解度が減少して混濁・沈殿が起こる．

表8・4　pH変化による配合変化に注意が必要なおもな注射剤

薬剤名（商品名）	薬剤pH	変化点 （外観変化を生じるpH）	移動指数[†]
フェニトインナトリウム（アレビアチン®）	約12	10.71	1.51
アシクロビル（ゾビラックス®）	10.7〜11.7	10.44	0.82
チアミラールナトリウム（イソゾール®）	10.5〜11.5	9.67	0.84
チオペンタールナトリウム（ラボナール®）	10.2〜11.2	9.88	0.83
カンレノ酸カリウム（ソルダクトン®）	9〜10	8.50	0.93
オメプラゾールナトリウム水和物（オメプラール®）	9.5〜11.0	5.28	4.86
フロセミド（ラシックス®）	8.6〜9.6	6.32	2.79
ヒドロコルチゾンコハク酸エステルナトリウム（ソル・コーテフ®）	7.0〜8.0	6.43，11.81	0.86，4.52
メチルプレドニゾロンコハク酸エステルナトリウム（ソル・メドロール®）	7.0〜8.0	6.35，10.40	1.15，2.90
ブロムヘキシン塩酸塩（ビソルボン®）	2.2〜3.2	4.71	1.90
ミダゾラム（ドルミカム®）	2.8〜3.8	4.72	1.28
塩酸メトクロプラミド（プリンペラン®）	2.5〜4.5	8.30	4.80

† 酸性および塩基性側へpHを変化させたときの析出が生じるまで（あるいは最終pHまで）のpHの変化度のことである．値が
　小さいほど緩衝性が強くなる．

【例1】 TPN製剤（フルカリック1号®）＋カンレノ酸カリウム注（ソルダクトン注®）

　　ソルダクトン®は生理食塩液に溶解したときのpHが9〜10である．TPN
製剤であるフルカリック1号®は，pH 4.37であり，糖，リン酸，カルシウ
ム塩を含有するため安定化させるために滴定酸が添加され，いわゆる**滴定酸
度**が48.1 mEq/Lと高い．そのため，ソルダクトン®をTPN製剤に配合し
た場合，滴定酸度の高いTPN製剤のpHに依存するため混濁，沈殿あるい
は結晶析出が起こる．
　　〔回避方法〕　ソルダクトン®は，混合および同じルートからの投与を避け，
生理食塩液，ブドウ糖注射液10〜20 mLに溶解して他のルートから投与す
る必要がある．

【例2】 生理食塩液500 mL＋ジアゼパム注射液（セルシン®注射液）

　　セルシン®注射液は，溶媒として非水溶性溶媒（ベンジルアルコール，プ
ロピレングリコール，無水エタノール）を用いている．したがって，生理食
塩液500 mLと混合すると非水溶性溶媒が希釈されて溶解度が減少し，主薬
が析出して混濁する場合がある．
　　〔回避方法〕　配合を避け別ルートで投与する方法を考慮する．

【例3】 ナファモスタットメシル酸塩（フサン®）注射剤＋無機塩類含有輸液

　　ナファモスタットメシル酸塩注射剤は，塩化物イオンなどの無機塩類含有

TPN: total parenteral
nutrition（中心静脈栄養）

滴定酸度
(titratable acidity)：ある物
質が含む酸性度をアルカ
リ標準液を用いた滴定に
より求めた値と定義され，
100 mLの輸液製剤のpH
を血液のpH（7.4）まで中
和滴定するために要した
アルカリ（0.1 mol/L NaOH）
の量（mEq/L）で示される．
滴定酸度が大きい製剤ほど
緩衝能が大きい．滴定酸度
は，糖添加製剤，リン酸と
カルシウム塩が同時に配合
されている製剤ほど大き
い．

輸液と混合するとメシル酸塩との塩交換が起こり，溶解度が低下し混濁・沈殿を生じる．

〔回避方法〕　ナファモスタットメシル酸塩注射剤に5％ブドウ糖注射液または注射用水を加え，完全に溶解してから5％ブドウ糖注射液に混和する．

難溶性塩
poorly soluble salt

ii) **難溶性塩の生成**：注射剤の配合による化学的変化により**難溶性塩**が生成され，沈殿を生じ，場合によっては，難溶性塩が肺塞栓など生命に関わる状況をひき起こす．カルシウムやマグネシウムを含む注射剤は，リン酸塩や炭酸塩を含む注射剤や輸液製剤との混合により難溶性のリン酸カルシウム，リン酸マグネシウムや炭酸カルシウム，炭酸マグネシウムが生成し沈殿を生じる．

【例4】アミノ酸輸液（リン酸塩含有輸液）＋グルコン酸カルシウム（カルチコール®）注射液

〔回避方法〕　両者の混合によりリン酸カルシウムの沈殿を生じるため配合は避ける．

【例5】セフトリアキソンナトリウム（ロセフィン®）静注用＋カルシウム含有注射剤またはTPN製剤

〔回避方法〕　両者の混合あるいは同時投与によっても混濁を生じ，不溶性異物が（肺などに）沈着して致死的となるため，両者の混合および同時投与は避ける．

着 色　coloring

iii) **着 色**：

【例6】ブドウ糖含有製剤＋アミノ酸含有製剤

　ブドウ糖とアミノ酸の配合により時間の経過とともに黄色から褐色に変色する**メイラード反応**が起こる．メイラード反応は，酸性領域（pH 2〜3），低温環境下では反応が遅い．pHが高くなったり，混合した状態で室温にて長時間保存すると反応は促進される．

〔回避方法〕　用時調製を行い，混合後は速やかに使用する．

メイラード反応（Maillard reaction）：ブドウ糖とアミノ酸を混合すると徐々に褐色物質が生じる反応である．アミノ酸のアミノ基と糖のアルデヒド基が反応し，シッフ塩基（-N=CH-）形成を経てアマドリ化合物を生じる．さらに重合反応が進み褐色の化合物（メラノイジン）を生成する．ブドウ糖とアミノ酸含有量が多いほど，温度が高いほど反応が促進される．

c. 外観変化を生じない配合変化　　加水分解反応，酸化還元反応，光などによる化学的変化により，主薬が分解し含量低下を起こす配合変化である．エステル，アミド，ラクタムといった構造を含む薬剤は，加水分解を受けやすい．加水分解反応は，pH，温度，光，亜硫酸塩，酸素，重金属イオンなどによって促進される．光による分解としては，ビタミンA，B_2，B_{12}，Kで起こりやすい．

【例7】ナファモスタットメシル酸塩（フサン®）注射剤＋アルカリ性の製剤

　ナファモスタットメシル酸塩注射剤は，エステル結合をもつため，アルカリ側に傾くことで加水分解を受け含量低下を起こす．また，酸化を防止し製剤の安定化のために添加されている亜硫酸塩によっても促進されるため亜硫酸塩を含有する栄養輸液（アミノ酸製剤，PPN製剤，TPN製剤）との配合には注意が必要である．ガベキサートメシル酸塩（エフオーワイ®）注射液やβ-ラクタム環をもつ抗生物質も加水分解を受けやすい．

PPN: peripheral parenteral nutrition（末梢静脈栄養）

【例8】ペニシリン系抗生物質注射剤＋グルコースやフルクトース含有輸液

　輸液中のグルコースやフルクトースは還元作用をもつため，還元作用を受

第8章 処方箋に基づく医薬品の調製　137

けやすいペニシリン類は，グルコースやフルクトース含有輸液中では分解が促進される．このような酸化還元反応は，光，pH，温度などによって影響される．

〔回避方法〕　化学的変化を受けやすい薬剤については配合を避け，別ルートでの投与を考慮する．また，光による分解が起こりやすい薬剤を含む輸液などについては遮光袋をかけるなどの遮光対策を行う．

d. 輸液容器や輸液ルートと注射剤との相互作用（表8・5）　多くの輸液セットや延長チューブにはポリ塩化ビニル（PVC）が用いられている．PVC製品には可塑剤が含まれており，注射剤とPVC製輸液セットなどとの相互作用が報告されている．

PVC: poly(vinyl chloride)

i) **吸着**: インスリンやG-CSF製剤は，容器や輸液ルートの材質に吸着して含量低下を生じる．点滴速度が遅いほど，輸液ルートの長さが長くなるほど吸着率は大きくなる．吸着は，飽和が存在するため，含量低下は一定以上には進まない．

吸着　adsorption
G-CSF: granulocyte colony-stimulating factor（顆粒球コロニー刺激因子）

ii) **収着**: 薬物が，容器や輸液ルートの可塑剤〔フタル酸ジ(2-エチルヘキシル)：DEHP〕へ溶け込んで含量低下を生じる．ニトログリセリン製剤（ニトログリセリン®静注），イソソルビド製剤（ニトロール®注），ミコナゾール製剤（フロリード®F注），ミダゾラム製剤（ドルミカム®注射液），シクロスポリン製剤（サンディミュン®点滴静注用），タクロリムス製剤（プログラフ®注射液）などで起こる．

収着　sorption

iii) **可塑剤（DEHP）の溶出**: パクリタキセル製剤，エトポシド製剤，脂肪乳剤などでは製剤中の界面活性剤や油性成分がPVC中の可塑剤（DEHP）を溶出させ，人体に対する悪影響が懸念される．

〔回避方法〕　注射剤とPVC製輸液セットなどとの相互作用に関しては，ポリ塩化ビニル（PVC）以外の可塑剤を含まない輸液セットを使用することで回避できる．

表8・5　薬物と容器・点滴チューブとの配合変化

機序分類	機　序	おもな薬剤	対応など
薬剤の吸着	材質の表面にのみ吸着	インスリン，G-CSF[†]製剤	飽和が存在し含量低下は進まない 点滴速度が遅いほどおよび輸液セットの長さが長くなるほど吸着率は大
薬剤の収着	可塑剤（DEHP[†]）へ溶け込む	ニトログリセリン，イソソルビド，ミコナゾール，ミダゾラム，シクロスポリン，タクロリムス	PVC[†]以外の可塑剤を含まないPB[†]，PE[†]などの輸液セットを使用
可塑剤（DEHP）の溶出	輸液中の界面活性剤や油性成分がPVC中の可塑剤（DEHP）を溶出させる	パクリタキセル，エトポシド，エノシタビン，シクロスポリン，タクロリムス，脂肪乳剤，プロポフォール，メナテトレノン，総合ビタミン，アルプロスタジル，フルルビプロフェン アキセチル，フルカリック	

† G-CSF; 顆粒球コロニー刺激因子，DEHP; フタル酸ジ(2-エチルヘキシル)，PVC; ポリ塩化ビニル，PB; ポリブタジエン，PE; ポリエチレン．

e. 配合変化の回避方法

i) 配合変化の予測

配合変化を回避するためには混合時の配合変化を予測することが一助となる．配合変化を予測する方法としては，直接法として混合される可能性のある注射剤を実際に混合して経過観察する方法とpHの変動による外観変化試験結果を利用した間接法がある．

ii) 間接法による配合変化の予測:

pH変動試験
test for pH change

pH変動スケール

配合変化の大部分がpHの変動によるものであることから，**pH変動試験**によるpHの予測が一般的によく用いられる．混合する注射液に酸もしくはアルカリを加えpHを変動させたときの外観変化（**pH変動スケール**）を調べておき，注射剤の混合をしたときの変化を予測する．

【例9】微量元素製剤（エレメンミック®注）のpH変動スケール（図8・5）

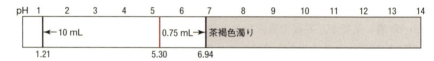

図8・5 エレメンミック®注のpH変動スケール　エレメンミック®インタビューフォームより．

エレメンミック®注のpHは5.3で，これに0.1 mol/Lの酸を10 mL滴下しても外観変化は起こらないが，0.1 mol/Lのアルカリを0.75 mL滴下した時点で茶褐色の濁りを生じる．このときのpHは6.94（変化点pH）であることからエレメンミック®注はpH 6.94以上の薬剤との混合で配合変化を起こす可能性があることがわかる．

【例10】オメプラゾールナトリウム水和物注射剤（オメプラール注用®）のpH変動試験結果（表8・6）

オメプラゾールナトリウム水和物注射剤（オメプラール注用®）の生理食塩溶液は，pH 10.14であり，アルカリを10 mL滴下しても外観変化は見られない．しかし，酸0.35 mL滴下（pH 5.28）により微黄色・澄明の外観変化を起こす．したがってpH 5.28以下の薬剤では混合により配合変化を起こ

表8・6 オメプラール注用®20のpH変動試験結果[a]

試料	規格pH	試料pH	添加試液	変化点pHまたは最終pH	移動指数[†1]	変化所見	希釈試験[†2,3]			
							希釈直後	30分後	1時間後	3時間後
オメプラゾール溶液 20 mg/20 mL 生理食塩液 10 mL	9.5～11.0	10.14	0.1 mol/L-HCl 0.35 mL	5.28（変化点pH）	4.86	微黄色・澄明	無色・澄明	−	＋	＋
			0.1 mol/L-NaOH 10.0 mL	12.70（最終pH）	2.56	変化なし				

a) 出典：オメプラール注用®20インタビューフォーム．
†1　試料pHと変化点pHまたは最終pHとの差を示す．
†2　0.1 mol/L-HClの添加で，外観が変化した試料溶液に，蒸留水500 mLを加え，室温下で外観を経時観察した．
†3　外観変化を認めない場合は−，外観変化を認めた場合は＋で，試験結果を表示した．

第8章 処方箋に基づく医薬品の調製　139

す可能性がある．この結果から，滴定酸度が大きい TPN 製剤を含む栄養輸液と混合すると，配合変化を起こすことが予測できる．

　オメプラール注用® は，生理食塩液または5％ブドウ糖液以外の輸液などとの混合投与は避け，側管投与においても生理食塩液または5％ブドウ糖液でのフラッシュ（洗い流し）が望まれている．

　iii）混合および投与方法の工夫：酸性あるいは塩基性である注射剤をシリンジ内で直接配合すると混濁，沈殿を生じる可能性はきわめて高い．しかし，容量の大きな輸液へ混合することで安定化する場合がある．いわゆる希釈効果である．したがって注射剤を先に混合して輸液へ混合するのではなく，1剤ずつ別々に輸液に混合し，濃度の高い，あるいは溶けにくい薬剤から先に混合すると希釈効果により配合変化を生じにくくなる．また，酸性であり，滴定酸度も高い TPN 製剤などの栄養輸液に混合する場合，酸性の注射剤から順次混合することで pH 依存性の配合変化を生じにくくなる．しかし，**希釈効果**が得られないような場合，含量低下や難溶性の塩の生成などのように混合方法を工夫しても配合変化を回避できない場合は，配合せず I.V. Push 法 *1 や Piggyback 法 *2 など別ルートで投与する方法を検討する．この際，ルート内での配合変化が生じることも考慮する必要がある．

希釈効果　dilution effect

*1　輸液セットの側管部分（混注口）から注射筒を用いて注入する投与方法．

*2　二つの輸液を接続する方法で，輸液セットの混注口に他の輸液セットの静脈針を刺すか，三方活栓に他方の輸液セットを接続し，投与する方法．

8・2・2　散剤の配合変化とその回避方法

　散剤処方では多剤併用のため種々の医薬品が配合されることが多い．しかし，配合による薬効の減弱や外観変化といった配合変化が起こる場合があり，配合を避けるなどの対処が必要である．

散剤　powder

a. 配合によって医薬品の分解や湿潤液化が起こる

【例11】アスピリン＋炭酸水素ナトリウム（重曹®）

　　アスピリンは，炭酸水素ナトリウムと混合するとサリチル酸と酢酸に加水分解され1週間以内に湿潤する．

【例12】レボドパ（ドパストン® 散）＋酸化マグネシウム（酸化マグネシウム® 散）

　　レボドパの分解が起こり，外観変化が認められる．

　〔回避方法〕そのまま配合しては不都合を生じるため，配合を避け別々に分包する．

　上記例のほか，アスパラギン酸カリウム（アスパラカリウム® 散）やバルプロ酸ナトリウム（デパケン® 細粒）のような吸湿性の高い散剤は，配合すると吸湿湿潤するため，他の散剤との配合を避け，単剤として分包する．

b. 配合により変色するが，その効果に変化がない

【例13】ダイオウ（ダイオウ® 末）＋酸化マグネシウム（酸化マグネシウム® 散）

　　ダイオウの成分のセンノシドなどが，アルカリ性でキノイド化合物を生成して赤変する．

140　　第II部　処方箋に基づく調剤

〔回避方法〕　効果に変化がないためそのまま配合するが，患者の不安を与えないようにその旨を患者に十分に説明する.

8・2・3　水剤の配合変化とその回避方法

水 剤　solutions

水剤では配合により化学反応が起こりやすいため，配合変化の回避あるいは対処が求められる.

a. 配合により再分散不良の沈殿物や分離，力価の低下を生じる

【例14】トラネキサム酸シロップ（トランサミン® シロップ）＋ブロムヘキシン塩酸塩シロップ（ビソルボン® シロップ）

再分散性が不良の淡赤色の沈殿物が生じる.

【例15】トラネキサム酸シロップ（トランサミン® シロップ）＋ジメモルファンリン酸塩シロップ（アストミン® シロップ）

再分散性が不良の淡橙色の沈殿物が生じる.

【例16】アンブロキソール塩酸塩シロップ（ムコソルバン® 内用液）＋メフェナム酸シロップ（ポンタール® シロップ）

再分散性が不良の白色の沈殿物が生じる.

〔回避方法〕　そのままの配合は適さないため，配合しないで別々に調剤する.

b. 配合により日数の経過とともに再分散不良の沈殿物や分離，力価の低下を生じる

【例17】メフェナム酸シロップ（ポンタール® シロップ）＋ブロムヘキシン塩酸塩シロップ（ビソルボン® シロップ）

保存7日目で白色懸濁液と無色透明液の二層に分離する.

【例18】アンブロキソール塩酸塩シロップ（ムコソルバン® 内用液）＋バルプロ酸ナトリウムシロップ（デパケン® シロップ）

保存7日目で結晶が析出する.

【例19】*d*-クロルフェニラミンマレイン酸塩シロップ（ポララミン® シロップ）＋チペピジンヒベンズ酸シロップ（アスベリン® シロップ）

再分散可能な白色沈殿物を生じる.

〔回避方法〕　配合しないで別々に調剤することが望ましい. しかし，投与日数が短い場合は配合して調剤し，長期な場合は配合せずに別々して調剤する場合もある. チペピジンヒベンズ酸シロップのような懸濁液であるものは，他の液剤と配合すると再分散性が悪くなることが多いため別にして調剤することが望ましい.

第 8 章　処方箋に基づく医薬品の調製　　141

8・3　後発医薬品を適切に選択できる.

学生へのアドバイス

　先発医薬品と後発医薬品の違いを理解し，後発
医薬品の普及が患者負担の軽減や医療保険財政の
改善にどのように資するかを具体的に考える必要
がある．患者に対しては価格の安さだけメリット
とするのではなく，デメリットも含めた説明を心
掛け，理解を得ることが重要である.

この学習に必要な予備知識

社会保障制度と医療経済　（⇨ B(3)：**1** Ⅱ, 第Ⅲ部）
製剤設計　（⇨ E5(2)：**6** Ⅶ, 第Ⅱ部）
法令・規則等の理解と遵守　（⇨ F(2)①：**7** Ⅰ, 第 6 章）

この学習が目指す成果

　後発医薬品調剤に関する基礎知識を理解し，適切な手順で後発
医薬品を選択できる.

8・3・1　後発医薬品調剤に関する基礎知識

　原則として，薬剤師は処方箋の記載どおりに調剤しなければならず，変更して
調剤する場合には疑義照会により処方医から同意を得なければ変更できない（薬
剤師法 第23条の2）．しかし，例外として，後発医薬品への変更調剤は，一定
の条件を満たす場合には，疑義照会なく変更調剤が可能であり，**後発医薬品**への
変更調剤ルールとして定められている．本ルールは医療費抑制を目的とした**後発
医薬品使用推進政策**を背景に，近年大きく変動している．後発医薬品調剤に関わ
らず，診療報酬に関するルールは2年ごとに改定されるので，常に最新のルール
に関して情報を得て，臨床業務に反映させる必要がある．なお，§8・3では，
2016年4月時点の診療報酬ルールによって記載している.

　具体的には，処方薬の"変更不可"欄に"✓"または"×"の記載があり，か
つ"保険医署名"欄に処方医の署名（または記名・押印）がある場合を除き，処
方医に疑義照会を行うことなく，後発医薬品に変更して調剤を行うことができ
る[*1]．そのうえで，患者に対して説明を行い[*2]，その同意を得ることが必要であ
る．このような状況で，後発医薬品への変更調剤を行うが，その変更について，診
療報酬上さまざまな条件がある（表8・7）．たとえば，処方箋に**先発医薬品**が記載
されている場合，その処方箋どおりの先発医薬品に替えて，同一剤形，同一規格の
後発医薬品，あるいは，類似剤形（例：普通錠→カプセル剤），別規格（例：10 mg
を1錠→5 mgを2錠）に変更調剤可能である（表8・7）．ただし，**類似剤形，
別規格**への変更は，処方された医薬品の薬剤料を超えないことが必要である．一
般名処方の場合には，その一般名成分で，剤形・規格が処方箋どおりの先発医薬
品，あるいは，その一般名成分で，剤形・規格が処方箋どおりの後発医薬品，さ
らに，その一般名成分で，類似剤形，別規格（ただし，記載された成分・剤形・
規格の先発医薬品の薬剤料以下であること）の後発医薬品の調剤ができる．その
他，処方箋に指示がある場合（処方薬の近くに"含量規格変更不可"，"剤形変更
不可"など）は，その指示を遵守し，その指示の範囲で調剤を行う．なお，類似
剤形は，内用剤についてのみ可能であって，外用剤については，類似剤形は認め
られていないので，剤形変更はできないことに留意が必要である．先発医薬品と
後発医薬品で添付文書上の用法・用量，薬効に違いがある場合には注意を要する.

対応 SBO

F(2)③ 4, 10
詳細は p.xvii 参照.

後発医薬品(generic drug)：
ジェネリック医薬品ともい
う.
変更調剤
後発医薬品使用推進政策

先発医薬品

[*1] 本書§7・1参照.
[*2] 表8・7B参照.

類似剤形

別規格

142　第Ⅱ部　処方箋に基づく調剤

表8・7　後発医薬品への変更調剤について

表8・7A

処方医薬品 ＼ 調剤医薬品	処方箋どおりの医薬品（処方医薬品）	先発医薬品 別銘柄 別剤形 別規格	後発医薬品 別銘柄 別剤形 別規格
先発医薬品	○	×	表8・7B参照
後発医薬品	○	×	
一般名	○（成分・剤形・規格が処方箋どおり）	×	

表8・7B

規格 ＼ 剤形	同一剤形	類似剤形[†1]
同一規格	○	○[†2]
別規格	○[†2]	○[†2]

[†1] 類似剤形（各グループ内が類似剤形）
　ア：錠剤（普通錠），錠剤（口腔内崩壊錠），カプセル剤，丸剤
　イ：散剤，顆粒剤，末剤，ドライシロップ（内服用固形剤として調剤する場合に限る）
　ウ：液剤，シロップ剤，ドライシロップ剤（内服用液剤として調剤する場合に限る）
[†2] 薬剤料が処方箋記載の医薬品以下である場合に限る．

　なお，実際に変更調剤した場合には，調剤した薬剤の銘柄（含量規格を含む）などの情報を，処方箋発行元の保険医療機関に情報提供する必要がある．

8・3・2　後発医薬品調剤の実践

　モデル処方箋を例として，後発医薬品への変更調剤を実践してみよう*.

a. 先発医薬品からの変更調剤

i) モデル処方箋1（成人）

> ＊ モデル処方箋について各問に答えよ．適宜，薬剤料（薬価辞典など），添付文書を参照のこと（2016年4月時点の診療報酬に従う）．

処方	変更不可	個々の処方薬について，後発医薬品（ジェネリック医薬品）への変更に差し支えがあると判断した場合には，「変更不可」欄に「✓」又は「×」を記載し，「保険医署名」欄に署名又は記名・押印すること．
	✓	1) クラリシッド錠200 mg　　　　1回1錠（1日2錠） 　　1日2回　朝・夕食後　　　　　　　7日分
		2) メジコン錠15 mg　　　　　　　1回1錠（1日3錠） 　　ムコダイン錠500 mg　　　　　1回1錠（1日3錠） 　　1日3回　朝・昼・夕食後　　　　　7日分
		以下余白

備考	保険医署名	「変更不可」欄に「✓」又は「×」を記載した場合は，署名又は記名・押印すること． 　亥花　太郎　（印）
	保険薬局が調剤時に残薬を確認した場合の対応（特に指示がある場合は「✓」または「×」を記載すること.） □ 保険医療機関へ疑義照会したうえで調剤　　　　□ 保険医療機関へ情報提供	

コラム25　思い込みに注意しよう　**トピックス**

　実際の臨床の場では，慢性疾患などで同一医薬品を長期にわたり処方されているケースにおいて，いったん先発医薬品から後発医薬品に変更されていた患者が，あるときから，体調不良やその他の事由により先発医薬品に戻すことを希望し，処方箋が"変更不可"に変わることがある．薬局側で，前回同様と思い込んで"変更不可"に気付かずに後発医薬品を調剤することがあるので，注意が必要である．

第8章　処方箋に基づく医薬品の調製　143

設問　Q1：先発医薬品クラリシッド®錠200 mgを，後発医薬品に変更調剤することは可能か．
Q2：先発医薬品メジコン錠®15 mgを，後発医薬品に変更調剤することは可能か．
Q3：先発医薬品ムコダイン®錠500 mgを，同一銘柄・同一剤形・別規格のムコダイン®錠250 mg×2錠に変更調剤することは可能か．
Q4：先発医薬品ムコダイン®錠500 mgを，同一剤形・同一規格の後発医薬品に変更調剤することは可能か．
Q5：先発医薬品であるムコダイン®錠500 mgを同一剤形・別規格の後発医薬品に変更調剤することは可能か．その場合の調剤医薬品例は何か．

解説　A1：できない．処方薬の"変更不可"欄に"✓"の記載があり，かつ"保険医署名"欄に処方医の記名・押印があるため，疑義照会なく変更調剤はできない．
A2：可能．"変更不可欄"に"✓"の記載がないため，変更調剤後の薬剤料が変更前と同額またはそれ以下の場合は患者の同意があれば変更できる．ただし，先発医薬品と後発医薬品に薬価差がない場合は，薬剤料におけるメリットはない．
A3：できない．必ず疑義照会（処方変更）が必要．
A4：可能．先発医薬品と後発医薬品の効能効果・用法用量に違いはない．
A5：可能．別規格の後発医薬品も効能効果・用法用量において先発医薬品と違いはない．また，後発医薬品250 mg×2錠に変更調剤した場合の薬剤料は変更前に比べて安くなる．変更調剤後の薬剤料が変更前と同額またはそれ以下の場合は患者の同意があれば変更できる．

ii）**モデル処方箋2（成人）**

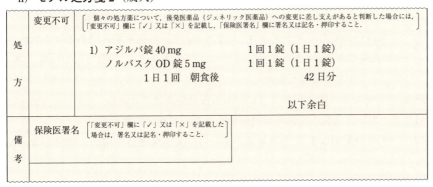

設問　Q1：先発医薬品アジルバ®錠40 mgを，後発医薬品に変更調剤することは可能か．
Q2：先発医薬品ノルバスク®OD錠5 mgを，別銘柄・同一剤形・同一規格の先発医薬品（アムロジン®OD錠5 mg）に変更調剤することは可能か．
Q3：先発医薬品ノルバスク®OD錠5 mgを，同一銘柄・同一剤形・別規格のノルバスク®OD錠2.5 mg×2に変更調剤することは可能か．
Q4：先発医薬品ノルバスク®OD錠5 mgを，同一銘柄・別剤形・同一規格のノルバスク錠5 mgに変更調剤することは可能か．
Q5：先発医薬品ノルバスク®OD錠5 mgを，同一剤形・同一規格の後発医薬品

に変更調剤することは可能か.

Q6: 先発医薬品ノルバスク®OD 錠 5 mg を，別剤形・同一規格の後発医薬品のアムロジピン OD フィルム 5 mg「QQ」に変更調剤することは可能か*.

Q7: 先発医薬品ノルバスク®OD 錠 5 mg を，同一剤形・別規格の後発医薬品に変更調剤することは可能か.

*「 」は会社名（屋号）.

解　説　**A1:** できない．変更調剤の対象となる後発医薬品が存在しない.

A2: できない．疑義照会（処方変更）が必要.

A3: できない．薬剤料が同額以下であっても疑義照会（処方変更）が必要.

A4: できない．薬剤料が同額以下であっても疑義照会（処方変更）が必要.

A5: 可能.

A6: 可能．ただし，効能効果・用法用量が異なる場合は対象外.

A7: 可能．ただし，効能効果・用法用量が異なる場合は対象外.

iii）モデル処方箋 3（成人）

処方	変更不可	個々の処方薬について，後発医薬品（ジェネリック医薬品）への変更に差し支えがあると判断した場合には，「変更不可」欄に「✓」又は「×」を記載し，「保険医署名」欄に署名又は記名・押印すること.
		1）メトグルコ錠 250 mg　　　　　　1回 2 錠（1 日 4 錠） 　　　1 日 2 回　朝・夕食後　　　　　　28 日分
		以下余白
備考	保険医署名	「変更不可」欄に「✓」又は「×」を記載した場合は，署名又は記名・押印すること.

設　問　**Q1:** 先発医薬品であるメトグルコ®錠 250 mg を，同一銘柄・別規格のメトグルコ錠 500 mg に変更調剤することは可能か.

Q2: 先発医薬品であるメトグルコ®錠 250 mg を，後発医薬品であるメトホルミン塩酸塩錠 250 mg「トーワ」，あるいは，メトホルミン塩酸塩錠 250 mg「SN」に変更調剤することは可能か.

解　説　効能効果，用法用量に違いのある後発医薬品には注意.

A1: できない．先発医薬品の規格違いへの変更調剤はできない.

A2: いずれの薬剤にも変更調剤はできない．先発医薬品の用法・用量では，成

コラム 26　薬剤料≠薬価であることに注意！　トピックス

　診療報酬では，薬は点数で表示され，1 点＝ 10 円．薬剤料は，薬価から計算されるが，単純に薬価の総額ではない.

【事例 1】　ロキソニン錠 60 mg　1 回 1 錠（1 日 3 錠）
　　　　　　　1 日 3 回毎食後　　5 日分

　ロキソニン®錠の薬価は 15.9 円/錠．1 日当たり 15.9 円× 3 錠＝ 47.7 円．これは，点数に換算すると 4.77 点であるが，五捨五超入のルールがあるので 1 日当たり薬剤料は 5 点（＝ 50 円）．5 日分では，5 点/日× 5 日分で，25 点（250 円）となる．もし，薬価で単純に計算すると 15.9 円/錠× 3 錠/日× 5 日分で 238.5 円であり，実際の診療報酬上の請求額および患者負担とは異なってしまうのである.

人の維持量は, "通常1日 750 mg～1500 mg" であるが, メトホルミン塩酸塩錠 250 mg「トーワ」およびメトホルミン塩酸塩錠 250 mg「SN」の用法・用量では, 成人の維持量は "1日最高用量は 750 mg とする" となっており, 本処方の1日 1000 mg には対応していない.

iv) モデル処方箋4（成人）

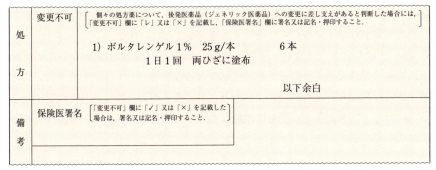

設 問 Q1: 先発医薬品ボルタレン®ゲル1% 25 g×6本＝150 gを, 同銘柄・別規格のボルタレンゲル1% 50 g×3本＝150 gに変更調剤することは可能か.

Q2: 先発医薬品ボルタレン®ゲル1% 25 g×6本＝150 gを, 1本当たりの量が同じ後発医薬品 25 g×6本＝150 gに変更調剤することは可能か.

Q3: 先発医薬品ボルタレン®ゲル1% 25 g×6本＝150 gを, 1本当たりの量が異なる後発医薬品 50 g×3本＝150 gに変更調剤することは可能か.

Q4: 先発医薬品ボルタレン®ゲル1% 25 g×6本＝150 gを, 同銘柄・別剤形のボルタレン®ローション1% 50 g×3本に変更調剤することは可能か.

解 説 外用剤の剤形変更に注意.

A1: できない. 疑義照会（処方変更）が必要.

A2: 可能.

A3: 可能. 総量が同じであれば, 1本当たりの量が異なっても変更調剤できる. ただし, 変更調剤前の薬剤料を超えないこと.

A4: できない. 外用剤の後発医薬品への変更調剤では剤形変更は認められていない. 剤形を変更する場合は疑義照会が必要.

b. 一般名処方の調剤　　　　　　　　　　　　　　　　　　　　　　　　　　　一般名処方

i) モデル処方箋5（成人）

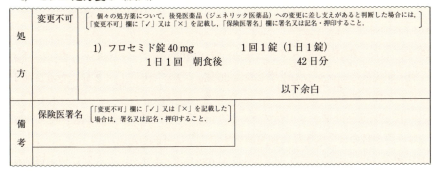

設 問 Q1: フロセミド錠 40 mg の処方に対し, 同一剤形・同一規格の先発

医薬品ラシックス®錠40 mgを調剤することは可能か.

Q2: フロセミド錠40 mgの処方に対し,同一剤形・別規格の先発医薬品ラシックス®錠20 mg×2錠として調剤することは可能か.

Q3: フロセミド錠40 mgの処方に対し,同一剤形・同一規格の後発医薬品を調剤することは可能か.

Q4: フロセミド錠40 mgの処方に対し,同一剤形・別規格の後発医薬品(フロセミド錠20 mg「テバ」×2錠)を調剤することは可能か.

解説 一般名処方(一般名+剤形+規格)の場合,銘柄の指定がないため,処方医に疑義照会することなく一般名で示される成分を含有する医薬品を用いて調剤できる.ただし,先発医薬品は剤形と含量の規格が同じ医薬品だけが選択できるのに対し,後発医薬品の場合は類似剤形,別規格の医薬品までが選択肢となる点で異なる(表8・8).

表8・8 一般名処方における先発医薬品・後発医薬品の選択

	同一剤形・同一規格	類似剤形	別規格
先発医薬品	○	×	×
後発医薬品	○	○	○

A1: 可能.疑義照会の必要はない.
A2: できない.疑義照会(処方変更)が必要.
A3: 可能.疑義照会の必要はない.
A4: 可能.疑義照会の必要はない.

c. 後発医薬品からの変更調剤

i) **モデル処方箋6**(小児20 kg)

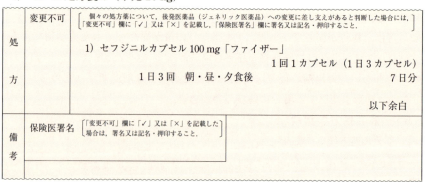

設問 Q1: 後発医薬品セフジニルカプセル100 mg「ファイザー」を,同一銘柄・別規格のセフジニルカプセル錠50 mg「ファイザー」×2錠に変更調剤することは可能か.

Q2: 後発医薬品セフジニルカプセル100 mg「ファイザー」を,別銘柄で同一剤形・別規格の後発医薬品に変更調剤することは可能か.

Q3: 後発医薬品セフジニルカプセル100 mg「ファイザー」を,別銘柄・別剤形の後発医薬品に変更調剤することは可能か.

Q4: 後発医薬品セフジニルカプセル 100 mg「ファイザー」を，別銘柄・別剤形の後発医薬品（例：セフジニル細粒 10％小児用「TYK」）に変更調剤することは可能か．

解 説 変更後の薬剤料，類似剤形の取扱いに注意（表 8・7）.

A1: できない．変更後の薬剤料が変更前より高くなる．変更する場合は疑義照会（処方変更）が必要．

A2: できない．変更後の薬剤料が変更前より高くなるため．

A3: 可能．類似剤形間（カプセル剤→錠剤）のため，変更調剤後の薬剤料が変更前と比較して同額以下である場合は変更調剤ができる．

A4: できない．類似剤形でない剤形（カプセル剤→細粒剤）での変更は変更調剤後の薬剤料が変更前と比較して同額以下となる場合でも疑義照会（処方変更）が必要．

8・3・3 "後発医薬品を適切に選択する"における変更のメリット

たとえば，患者が後発医薬品を使用することのメリットについて"薬代が安くなる"とだけ認識していると，実際の薬代（先発医薬品を使用した場合と後発医薬品を使用した場合の薬代の試算）の説明を聞いて"変更してもあまり安くならないなら，私は先発医薬品のままでよい"といわれることがある．この場合，おそらく患者の判断材料は"薬代"でしかないだろう．後発品医薬品は先発医薬品と治療上同等といわれるが，後発医薬品（添加物や製法も同一のいわゆるオーソライズドジェネリックを除く）の製造工程は先発医薬品とは異なるため，有効成分は同じでも添加物，コーティング，外観，味などの特性に違いがある．ゆえに，内服薬ならば"飲み込みやすい形"，"苦みが少ない"，"口の中で溶けて水なしで飲める"など，外用剤ならば"匂いが少ない"，"はがれにくい"，"かぶれにくい"，"延びがよく広げやすい"，"べたつきが少ない"などの先発医薬品とは異なる特性を活かし，患者のニーズに合った選択肢を提案できるところは後発医薬品のメリットである．

8・3・4 後発医薬品に関わる患者とのコミュニケーション

後発医薬品への変更が可能な処方箋であっても，患者の同意がなければ変更調剤はできない．そのため，後発医薬品への変更が可能な処方箋を，ただ機械的に後発医薬品への変更の希望を尋ねるのでなく，まずは当該患者に後発医薬品という選択肢があることを伝えたうえで，患者が理解しやすい言葉を用いて患者自らの意志表示に資する適切かつ十分な情報を提供する必要がある．

患者とのコミュニケーションを通して病状や好み，ライフスタイルを把握し，患者ごとに価格と特性におけるメリット・デメリットを比較材料とした選択肢を提示することが望ましい．

また，後発医薬品への変更調剤を行った場合，その後の経過観察において，副作用などの症状が認められた場合はそのつど適切に対応することが求められる．

8・4 注射剤調剤を実践する.

学生へのアドバイス

注射剤は速やかで確実な薬効が期待される剤形であり,適正な調剤・調製技術が求められる.処方箋に従った注射剤調剤,無菌的混合操作は薬剤師の基本となる業務である.さらに,職業的な健康上のリスクを回避するために,抗悪性腫瘍薬などの取扱いにおけるケミカルハザード回避の手技を獲得する必要がある.

この学習に必要な予備知識

処方せんと疑義照会 (⇨F(2)②: **7** I, 第 7 章)
処方せんに基づく医薬品の調製 (⇨F(2)③: **7** I, 第 8 章)
安全管理 (⇨F(2)⑥: **7** I, 第 11 章)

この学習が目指す成果

処方箋に基づき注射剤の計数・計量調剤が実施できる.無菌的混合操作・ケミカルハザード回避の手技を実施できる.

対応 SBO
F(2)③ 6,7,14,16,17
詳細は p.xvii 参照.

注射剤調剤
dispensing of drugs for injection

注射剤 injection

8・4・1 注射剤調剤

a. 注射剤調剤の流れ **注射剤調剤**とは,薬剤師がその専門的な知識や技術を活かして,**注射剤**による薬物療法がより適正に実施されるように,一連の薬学的管理を注射剤処方箋に基づき行う行為である.その流れを図 8・6 に示す.注射剤処方箋の受付,処方監査,疑義照会,薬袋または薬札の作成,注射剤の取りそろえ(計数調剤)および監査を行った後,薬剤が交付される.オーダリングシステムに連動した薬札発行機や注射剤自動払出装置(ピッキングマシーン)が導入されている施設では,薬札作成や計数調剤が機械により行われる場合もある.

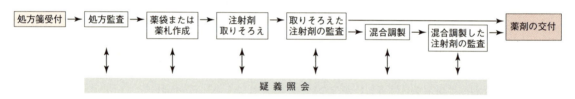

図 8・6 注射剤調剤の流れ

混合調製 mixing

薬剤師による注射剤の**混合調製**は,基本的に,次の①〜③の患者を対象に行われる.

① 無菌製剤処理料を請求できる中心静脈注射または植込型カテーテルによる中心静脈栄養が行われている患者
② 悪性腫瘍に対して用いる薬剤であって細胞毒性をもつものに関し,動脈注射,抗悪性腫瘍薬局所持続注入,肝動脈閉塞を伴う抗悪性腫瘍薬肝動脈内注入または点滴注射が行われている患者
③ 白血病,再生不良性貧血,骨髄異形成症候群,重症複合型免疫不全症などの患者および後天性免疫不全症候群の病原体に感染し抗体の陽性反応がある患者であって,無菌治療室管理加算もしくは HIV 感染者療養環境特別加算を算定する患者またはこれらの患者と同等の状態にある入院中の患者の動脈注射,点滴注射

HIV: Human immunodeficiency virus (ヒト免疫不全ウイルス)

しかし,これら以外の注射剤を混合調製している施設もある.

b. 注射剤処方箋の記載事項および監査 厚生省保険局国民健康保険課長発

第8章　処方箋に基づく医薬品の調製　149

第30号（2000年3月）において，"原則として注射剤についてもその都度処方せんにより投薬すること"と明記されていることから，注射剤においても処方箋の形式および記載事項は，保険医療機関及び保険医療養担当規則　第23条，医師法施行規則　第21条および歯科医師法施行　第20条により規定される処方箋の様式および記載事項に準拠する必要がある．ただし，院内で使用する処方箋の記載事項については一部を省略することが認められている．したがって，様式および記載事項は施設により異なっている．しかし，注射剤の特徴を考慮し適正な調剤を実施するために，注射剤処方箋には表8・9に示す内容が記載されていることが望ましい．

表8・9　注射剤処方箋の記載事項

| 患者基本情報〔患者氏名，生年月日（年齢），性別など〕 |
| 投与場所（診療科名・病棟名など） |
| 処方医基本情報（氏名，診療科名） |
| 処方箋発行年月日 |
| 投与予定年月日 |
| 薬剤名〔商標・剤形・含量（濃度）〕，容量 |
| 分量（1回分投与量・単位） |
| 用法（投与方法，投与経路，投与部位，投与回数，投与開始・終了時刻，投与速度） |

表8・10　代表的な注射剤投与経路とその略語

投与経路	略　語
皮内投与 intradermal administration	i,d., ID, 皮内注
皮下投与 subcutaneous administration	s.c., SC, 皮下注
筋肉内投与 intramuscular administration	i.m., IM, 筋注
静脈内投与 intravenous administration	i.v., IV, 静注
動脈内投与 intraarterial administration	i.a., IA, 動注
点滴静脈内投与 drip intravenous administration	DIV, 点滴静注
中心静脈経路からの点滴静注 central vein infusion	CV

　処方監査では，患者氏名，年齢，性別，診療科など各施設で取決められたすべての記載事項の不備をチェックし，投与方法，投与経路（表8・10），投与部位，投与回数，投与開始・終了時刻，投与速度，相互作用などの処方内容についても確認する．複数の注射剤を使用する場合，同一注射器や輸液バッグなどの同一容器内で配合変化を起こし，物性や作用が変化することがあるため，配合変化の有無を確認することが重要である．また，がん化学療法において，レジメン管理を実施している施設では，あらかじめ登録されたレジメンとの照合も必要である．

　c. 薬袋・薬札の作成　　注射剤を病棟に交付する際には，薬袋に注射剤を入れて個人ごとに払い出す場合と，注射剤専用カートを用い，患者個人ごとにトレイに注射剤を取りそろえ，病棟ごとにカートで払い出す場合がある．薬札は1施用単位で作成し，薬袋やトレイに入れて払い出す．注射剤に貼付し払い出す場合もある．薬袋や薬札には，患者氏名，生年月日，診療科（病棟），薬剤名，分量，用法（投与経路，投与開始日時，投与速度など），調剤年月日，調剤した薬剤師名などについて記載されていることが望ましい．冷所保存の注射剤については，薬袋・薬札に冷所保存と記載する．

　d. 注射剤の取りそろえ　　注射剤には，アンプル剤，バイアル剤，プラス

チックボトル剤，充填済み注射剤（充填済みシリンジ剤，カートリッジ剤，キット剤）がある．注射剤の処方箋は，通常，投与日ごとに1施用単位で記載される．
計数調剤手順例を以下に示す．

① 処方箋の内容について処方監査を行う．
② 薬袋・薬札の記載に不備がないか，処方箋と照合する．
③ 処方箋に記載された調剤すべき薬剤の商標，剤形，含量（濃度），規格，数を特定する．
④ 処方箋を確認しながら，調剤棚の該当注射剤を指差し確認する．
⑤ 調剤棚から必要数を取出す．
⑥ 取出した注射剤の商標，剤形，含量（濃度），規格，数を確認する．
⑦ 破損の有無，使用期限を確認する．
⑧ 薬袋に入れる．あるいは患者用トレイに薬袋・薬札とともに入れる

保存条件や使用時の注意事項がある注射剤は，注意書きの添付などの工夫をする（例：冷所保存，遮光保存，点滴ルートの素材，フィルター使用の可否など）．
施設によっては，オーダリングシステムと連動させた注射剤自動調剤機（注射剤の取りそろえ，薬袋・薬札の作成）が導入され，業務の効率化が図られている．

8・4・2 無菌操作の原理と注射剤の無菌的混合操作

a. 混合調製を行う環境 無菌調製は，クラス100（空気1立方フィート[*1]中に粒径0.5 μm以上の塵埃粒子が100個以下）の環境で行う．**クリーンベンチ**は，HEPAフィルターを通過し，0.3 μm以上の微粒子をほぼ完全に除去した空気をベンチ内部に送風し，作業空間を陽圧に保つことで高い清浄度を確保した作業台である（図8・7a）[*2]．クリーンベンチは，薬剤の無菌性確保には十分であるが，内圧が陽圧で空気の流れが調製者に直接向かうため，感染性物質や細胞毒性をもつ物質などの取扱いには用いない．抗悪性腫瘍薬取扱い時には，作業の過程で発生する汚染エアロゾルの暴露の危険性があるので，クリーンベンチではなく**安全キャビネット**（図8・7b）を用いる．

無菌操作
aseptic manipulation

*1 1フィート＝0.3048 m

クリーンベンチ
clean bench

HEPA: high efficiency particular air filter

*2 クリーンベンチおよび安全キャビネットについては本シリーズ 4 Ⅲ，SBO 36参照．

安全キャビネット
safety cabinet

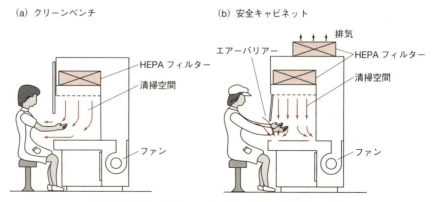

図8・7 クリーンベンチと安全キャビネットの空気の流れ

第8章 処方箋に基づく医薬品の調製　　151

　安全キャビネットは，構造上，クラス1,2,3の3種類に分類され，クラスが高くなるにつれて，操作者の安全性とキャビネット内の清浄度が上昇する．図8・7 (b) に示した安全キャビネットはクラス2で，キャビネット内のエアーバリアが内部の汚染エアロゾルを含んだ空気を外部に流れ出るのを遮断している．清浄空間内の空気は陰圧として吸引排気され，さらに，屋外へ排気されることにより，調製者を暴露から守っている．また，安全キャビネット内のファンにより，圧送された空気は吸気フィルターにより，清浄空気となりキャビネット内を無菌状態にしている．通常，細胞毒性をもつ抗悪性腫瘍薬などの注射剤の混合調製には，クラス2またはクラス3の安全キャビネットを用いる．

　在宅医療の推進に伴い，無菌製剤処理を行った薬剤を在宅での治療に使用するため，保険薬局においても注射剤の混合調製が行われている．厚生労働省医薬食品局長発0822第2号（2012年8月）で，無菌調剤室とは，以下の要件を満たすものと示された．

　①　高度な無菌製剤処理を行うために薬局内に設置された，他と仕切られた専用の部屋であること．無菌製剤処理を行うための設備であっても，他と仕切られた専用の部屋として設置されていない設備については，無菌調剤室とは認められないこと．

　②　無菌調剤室の室内の空気清浄度について，無菌製剤処理を行う際に，常時ISO14644-1に規定するクラス7以上を担保できる設備であること．

　③　その他無菌製剤処理を行うために必要な器具，機材などを十分に備えておくこと．

　これに伴い，日本薬剤師会は，“薬局における無菌製剤（注射剤）の調製について”で，薬局で無菌調製を行う場所として，以下のA～Cを示している．

　A．無菌室（クラス10,000または，より良好）内にクリーンベンチ（クラス100）を設置

　B．清潔な部屋にクリーンベンチを設置

　C．調剤室にクリーンベンチを設置

　b．無菌操作時の注意事項　　発生する細菌や粉塵の最大発生源は人間である．粉塵の原因となる化粧はなるべくしない．手指の爪は短くし，消毒用アルコールなどで溶け出すおそれがあるマニキュアはしてはいけない．また，指輪，腕時計など装飾品は外す．

　次に，石ケンと流水で衛生的手洗いを行う．または，アルコール含有速乾性手指消毒薬で手指消毒を行う．無菌室で混合調製する場合は，マスク，キャップ（頭髪を全部入れる），ガウンを装着する．病棟，清潔な部屋，調剤室のクリーンベンチで混合調製する場合は，ガウンなどを装着することが望ましいが，施設により基準は異なる．マスク，キャップ，帽子の装着順は，ゴムマスクの場合は，マスク，キャップの順番，マスクがひもマスクの場合は，キャップ，マスクの順番に装着する．その後，ガウンを装着する．ただし，マスク，キャップ，ガウンの装着順は製品や施設によって異なる．手指を衛生的手洗い，または，アルコール含有速乾性手指消毒薬で消毒後，パウダーフリーの手袋を装着する．日本薬剤

*1 日薬業発第151号 (2012).

*2 日本病院薬剤師会監修,"注射剤・抗がん薬 無菌調製ガイドライン",薬事日報社 (2008).

師会の"薬局における無菌製剤（注射剤）の調製について"*1 では，滅菌手袋を装着するとなっているが，日本病院薬剤師会の"注射剤・抗がん薬 無菌調製ガイドライン"*2 では，非滅菌手袋を装着するとなっている．非滅菌手袋を装着する場合は装着後に消毒用アルコールで消毒してからクリーンベンチ内の作業を行う．また，手袋を装着したままクリーンベンチ外に手を出して作業をした後に，再びクリーンベンチ内で作業をする場合は，消毒用アルコールで手袋表面を消毒してからクリーンベンチ内に戻す．

無菌調製終了後，汚染面に触れないように，手袋を外す．その後，ガウン，マスク，帽子を汚染面に触れないように外し，最後に手洗いをする．

c. クリーンベンチの扱い方　前面のガラスシャッターを 10～20 cm 程度開け，使用する 15 分以上前にファンを回し，内部の空気を入れ換え，気流を安定させる．なお，使用直前に消毒用アルコールで清拭し，使用後は注射剤による汚れをふき取った後に消毒用アルコールで清拭する．清拭は，繊維を発生させないガーゼに消毒用アルコールをしみ込ませたもので，上から下，奥から手前へ清拭する．

d. 混合調製に使用する器具　シリンジ（注射筒）は，外筒と内筒（吸子）から構成されている（図 8・8）．シリンジの先端，注射針を付ける部分を筒先といい，筒先のついている場所がシリンジの真中にあるものを中口，横についているものを横口という．

注射針は，針管と針基から構成されている（図 8・8）．注射針はゲージ（G）数が小さいほど太く，大きいほど細くなっており，包装と針基の色は規格（ゲージ）により色が決められている．

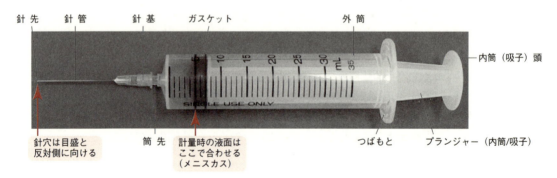

図 8・8　シリンジおよび注射針の部位の名称

混合調製には感染防止の観点から，ディスポーザブルのシリンジ，注射針を用いる．無菌操作の際は，針管，注射針接合部（針基，筒先），内筒に手指が接触しないように注意する．

連結管は，プラスチック製のチューブの両端にビン針がついたもので，金属針，プラスチック針のものがあり，クランプ付きとクランプなしのものがある（図 8・9）．

輸液セットは，輸液を静脈内に点滴投与するための材料であり，ビン針，点滴筒，クランプ（クレンメ），静脈針が導液チューブで接続された構造をしている．

クランプは，点滴の速度を調節する器具であり，ビン針は，輸液製剤のゴム栓に刺し込む針のことである．また，輸液セットによりクランプと静脈針の間にタコ管，三方活栓などの混注口，フィルターがついたものがある．クランプを締めたり緩めたりすることにより，点滴筒内の薬液滴下数が変化し，投与速度の調節が可能である．

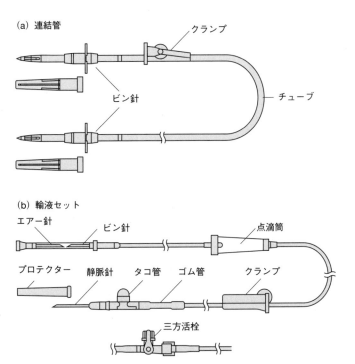

図 8・9 連結管および輸液セットの部位の名称 JMS 連結管，ニプロ輸液セット（ニプロ株式会社，NIA タイプ: PVC フリー）添付文書より．

e. 混合調製前準備 混合調製時は，処方箋の 1 施用ごとにアンプルやバイアルなどの小容量容器から薬液を指示量ずつシリンジに秤取して他の輸液に混合する操作，ならびに電解質・糖質・アミノ酸などの輸液を指示量ずつ混合する操作を行う．なお，凍結乾燥品や粉末状の注射剤においては，溶解液を注入して溶解し秤取する操作を含む．したがって，混合調製前に処方箋に基づき 1 施用単位ごとに薬札，混合調製しようとする注射剤をプラスチックトレイなどの小容器にセットする．混合調製する注射剤の指示が本数単位でない場合には，準備の段階で秤取する薬液量（mL）への換算値，輸液から抜取る薬液の量（mL）などを計算し，メモ用紙または処方箋のコピーなどに記載しておく．クリーンベンチ内に持ち込む器材は，持ち込む直前に消毒用アルコールで清拭してから入れる．

薬札には，§8・4・1 c に記載した内容とは別に，混合調製日，混合後の安定性が悪い注射剤は，調製した時間を記載，さらに，調製した薬剤師名についても記載されていることが望ましい．混合調製後は，必ず注射剤に貼付する．

以下の作業はクリーンベンチ内で行う．

f. アンプルからの薬液採取 ガラスアンプルのカット時にはガラス片が発

生し，少なからずアンプル内に混入する可能性がある．そのため，アンプルから薬液を採取する際はガラス片をシリンジ内に吸わないようにする．さらに，アンプルのカット面に指が触れ，出血することがある．アンプルカットは安全に配慮して行う．

アンプルから薬液採取の手順を以下に示す．

① アンプルカット部分（頸部）を消毒用アルコールを含ませたガーゼで清拭する．
② アンプル頭部に薬液が残っている場合は，頭部を軽く指ではじいたり，頭部を持ってゆっくり回したりして，薬液を胴部に移動させる．
③ アンプル頸部にはカット線があり，カット線の真上にポイントマークがついているので，アンプルカット時にはポイントマークが手前になるように，頭部を利き手で，胴部を反対の手で持つ．
④ カット線からアンプルが開くイメージで，頭部を向こう側に引張り上げるようにして折る．
⑤ アンプル内部は陰圧になっているので，カットしたときに生じたガラス片が混入するため，数秒間静置し，ガラス片を沈降させる．
⑥ 注射針のキャップを外す．
⑦ アンプルを傾け，針先の開口部を下に向けた状態で，肩部から薬液を吸取る（図 8・10）．注意点として，針先にガラス片が付くおそれがあるので，針先はアンプルの切断面に触れない．沈降させたガラス片を吸込む可能性があるので，針先はアンプルの奥には入れない．なお，ガラス片の混入を防ぐために，フィルター付き注射針を使用している施設もある．

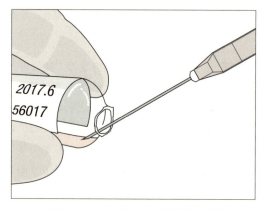

図 8・10 アンプルからの薬液採取方法

⑧ 必要量を採取した後，針先からの飛散を防ぐために，注射筒の針先を上にして，内筒を引いて，針基の部分に入っている薬液をシリンジ内に落としてから，内筒を押してシリンジ内の空気を抜き，必要量に合わせる．
⑨ 凍結乾燥品の場合は，添付の溶解液または処方された溶解液から必要量をシリンジに吸い取り，凍結乾燥末が入ったアンプルに注入し，完全に溶解させた後，シリンジに吸い取る．

g. バイアルからの薬液採取 バイアルから薬液を採取する際は，バイアル内の圧力を考える必要がある．シリンジ内に空気が入っていない状態で，注射針をバイアルに刺して，内筒を引くと，バイアル内が陰圧になり，徐々に内筒が引けなくなり，薬液を採取できない．バイアルから薬液を採取する際は，空気を入れたシリンジを刺し，バイアル内の薬液とシリンジ内の空気を置換するように採取する．

バイアルから薬液採取の手順を以下に示す．

① バイアルのキャップを外し，ゴム栓を消毒用アルコールで清拭する．
② 採取する液量より若干少ない空気をシリンジに吸い取った後，注射針をゴム栓に対して垂直に刺す．
③ 注射針を刺した状態でバイアルを倒立させ，バイアル内の薬液とシリンジ内の空気を置換するように薬液を吸い取る．
④ 必要量を採取した後，針先からの飛散を防ぐために，注射筒の針先を上にして，内筒を引いて，針基の部分に入っている薬液をシリンジ内に落としてから，内筒を押してシリンジ内の空気を抜き，必要量に合わせる．
⑤ 凍結乾燥品の場合は，必要量の溶解液をシリンジに吸い取り，バイアル内の空気とシリンジ内の溶解液を置換するように，バイアルに溶解液を入れる．溶解後，②～④の手順で薬液を吸い取り，必要量に合わせる．

h. 輸液製剤への薬液の混合調製 アンプルやバイアルから輸液製剤へ混合調製したり，輸液同士を混合調製したりする場合，注射針をゴム栓に刺す回数が増えるため，コアリングを起こすことがある．コアリングは，図8・11に示すように，ゴム栓に針を斜めに穿刺し，ゴムが削られ破片が薬剤中に入ることである．他にも刺した針を回転させる，同じ場所に複数回針を刺すなどによっても起こることがある．混合調製後は必ずコアリングがないか確認する．

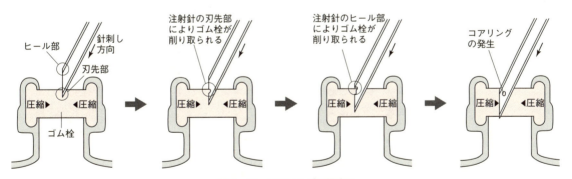

図8・11　コアリングの模式図

輸液製剤への薬液の混合調製の手順を以下に示す．

① 輸液製剤の混注口のシールをはがし，消毒用アルコールで清拭する．
② ゴム栓の刺入部に注射針を垂直に刺し，アンプルやバイアルから採取した薬液，または他の輸液を注入する．輸液同士を混合する場合は連結管を用いて注入する場合がある．
③ 注入終了後，混注口を消毒用アルコールで清拭し，滅菌キャップまたは

滅菌シールで密封する．
④ 転倒混和後，光にかざして転倒させ，表および裏から異物の混入やコアリングがないか確認する．
⑤ 高カロリー輸液製剤にみられる隔壁開通型のダブルバック製剤やトリプルバック製剤などは，バックの隔壁を開通させることにより混合を行う．その後，他に混合すべき薬剤がある場合は，①〜④の手順で混合する．
⑥ 残薬および空のアンプル，バイアル，輸液は監査者に渡す．アンプルの残薬はシリンジに秤取し，監査者に渡す場合もある．

8・4・3　抗悪性腫瘍薬の取扱いにおけるケミカルハザードの回避方法

ケミカルハザード
chemical hazard

a. 医療者の抗悪性腫瘍薬暴露による健康上のリスク　抗悪性腫瘍薬には，遺伝毒性，発がん性，胎児奇形性などをもつものがある．抗悪性腫瘍薬の調製や投与を日常的に行っている医療者の尿中から抗悪性腫瘍薬が検出された報告や，抗悪性腫瘍薬取扱者では，遺伝毒性やがんの発生，流産，奇形，不妊などの増加が報告されている．したがって，抗悪性腫瘍薬取扱者は，抗悪性腫瘍薬暴露による健康上のリスクがあるため，暴露を回避するための手技を習得する必要がある．

b. 抗悪性腫瘍薬の混合調製

ⅰ) 混合調製時の服装

抗悪性腫瘍薬のエアロゾルの吸入および皮膚付着を防止するために，調製時には必ずディスポーザブルのガウン，マスク，キャップ，ゴーグル，手袋を装着する．

ガウンは，長そでででそで口があり，手袋を装着するときにそで口の上にかぶせられる形状，薬剤不透過性処理が施されたタイプを用いる．

マスクは，エアロゾルの吸入防止のために，N95規格を満たすマスクが推奨されるがすべての行為で使用するのは難しく，通常は，液体防御能を有するフルイドシールドマスクを用いる．マスクの着いたガウンを装着している場合は，サージカルマスクの上に，ガウンのマスクを重ねて使用する場合もある．

手袋は，薬剤透過性が低いニトリル製のパウダーフリー製品が推奨される．また，浸透や破損による被ばく防止，ならびに，作業終了時に安全に装備を解くた

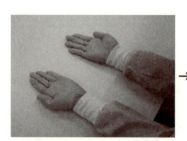
内側の手袋はそで口の内側に装着

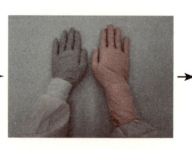

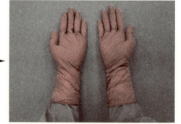
そで口の外側に手袋を装着

図 8・12　二重手袋の装着方法

めに二重に装着する（図8・12）．外側の手袋は，ガウンのそで口まで覆うことができるものを選択する．二重に装着する際は，色違いの手袋を使用するとピンホールや破損がみつけやすくなる．破損や汚染がない場合でも，外側の手袋は30〜60分で交換することが推奨される．

　ガウンテクニックは，感染管理の面から，患者と医療従事者間，患者間の交差感染を予防するためと感染の拡散を防止するために，ガウン着脱の手順の標準化を図ったものである．注射剤の混合調製においても，調製者への暴露防止と汚染の拡散防止のために，ガウンテクニックを習得する．作業終了時にガウンを脱ぐとき，調製室外に汚染を持ち出さないことも重要である．

　マスク，キャップ，ガウン，手袋の装着方法例を以下に示す．
　　① 石ケンと流水で衛生的手洗いを行う．または，アルコール含有速乾性手
　　　　指消毒薬で手指消毒を行う．
　　② フルイドシールドマスクおよびキャップ（頭髪を全部入れる）を装着す
　　　　る．
　　③ 内側の手袋を装着する．
　　④ ガウンを開き，そでに両腕を通す（ガウンは床や周囲に触れないように
　　　　注意する）．
　　⑤ 首および腰のひもを結ぶ．
　　⑥ 外側の手袋を装着する．

　ガウンには，首ひもがなく首にかけてからそでを通すタイプや，ひもの代わりにマジックテープタイプのものもあり，ガウン，マスク，帽子の装着順は製品や施設によって異なる．また，非滅菌手袋を装着する場合は装着後に消毒用アルコールで消毒する．

　次に脱衣について示す．マスク，キャップ，ガウン，手袋の表面は汚染されているものとして，表面には触れないように脱ぐ．脱いだものは感染性廃棄物用の容器に廃棄する．

　マスク，キャップ，ガウン，手袋の脱衣例を以下に示す．
　　① 作業台清掃後，安全キャビネット内で外側の手袋を，手袋の表面に触れ
　　　　ないように外す．
　　② 外した手袋はビニール袋（チャック付きのものなど）に入れ，密封し，
　　　　廃棄する．
　　③ 安全キャビネット外で，内側の手袋を着けたまま，ガウンの首ひもを解
　　　　く．
　　④ そでから両腕を抜く．
　　⑤ ガウンの表面が中になるようにまとめ，腰ひもを解いて脱ぎ，安全に配
　　　　慮して廃棄する．
　　⑥ キャップ，フルイドシールドマスクを汚染面に触れないように外し安全
　　　　に配慮して廃棄する．
　　⑦ 内側の手袋を外し，安全に配慮して外す．
　　⑧ 手洗い，含嗽を行う．

ii) 混合調製に使用する器具

　安全キャビネットでは消毒用アルコールでキャビネット内を清拭した後，作業用シートを作業場所に敷く．このとき，安全キャビネットの通気口をふさがないように注意する．作業用シートは薬液の飛沫やこぼれた薬液を捕捉するために用いる．安全キャビネット内で，吸水性の面を表，薬液を浸透させない撥水性の面を裏にして使用する．

　シリンジは，ディスポーザブルのルアーロックタイプのシリンジを使用する（図 8・13）．ルアーチップタイプのシリンジは注射針の脱落が多く，薬液の汚染を起こしやすいため，抗悪性腫瘍薬の混合には不適である．調製後，シリンジに薬液を保管する場合には，薬液もれ防止対策として，ルアーロックキャップなどをしっかりつけることが望ましい．

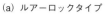　　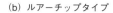
(a) ルアーロックタイプ　　(b) ルアーチップタイプ

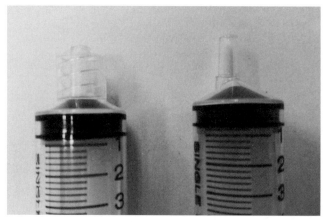

図 8・13　シリンジの種類

　注射針は，シリンジ内が高圧になることを避けるため 18G～21G を使用する．

　薬液の溶解，注入，採液時のエアロゾルの飛散は，バイアルもしくはシリンジの内圧が高くなることにより発生する．図 8・14 に示す閉鎖式接続器具は，調製時に発生するエアロゾルを封じ込めるための器具である．バイアルの調製時には作業環境の汚染と調製者の暴露の低減化を図ることができるため，使用することが望ましい．

(a) インジェクター　　(b) プロテクター　　(c) コネクタ　　(d) プライミングセット

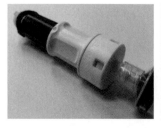 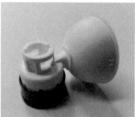 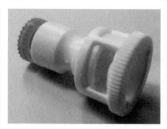 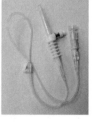

図 8・14　閉鎖式接続器具　例：BD ファシール™ 閉鎖式薬物移送システム・閉鎖式輸液システム．

iii）抗悪性腫瘍薬混合調製時の注意点

混合調製の基本的な操作は無菌調製時とほぼ同様だが，抗悪性腫瘍薬の暴露を防止するため，次の点に注意する．

- アンプルカット時には，カット時の薬液飛散を防止するために，アンプル頸部を使い捨ての脱脂綿やガーゼで覆い，そのままカットする．
- バイアル内は陰圧から平衡圧に保ち，陽圧にしない．その操作方法について以下に示す．

  ① バイアルの凍結乾燥品に溶解液を注入する場合，必要量の溶解液をシリンジに吸い取り，注射針をゴム栓に対して垂直に刺す．正立の状態で，まずシリンジの内筒を引き，シリンジ内の空気を吸い取る（バイアル内を陰圧にする）．圧力差により，内筒から手を放すと内筒が下降し，溶解液がバイアルに滴下される．この操作を繰返し，溶解液をバイアル内に入れる．

  ② バイアル内から薬液を採取する場合，採取する液量より若干少ない空気をシリンジに吸い取り，注射針をゴム栓に対して垂直に刺し，バイアルを倒立させる．その後，シリンジの内筒を引き，バイアル内の薬液を採取する（バイアル内を陰圧にする）．圧力差により，内筒から手を放すと内筒が上昇し，空気がシリンジ内に入る．この操作を繰返し，薬液を必要量採取する．泡立ちやすい薬剤の場合は，針先を液面の上に出してから空気をシリンジ内に入れる．

  ③ バイアル内から注射針を抜く場合は，バイアル内を陰圧の状態にして，針を抜く．バイアル内が陽圧の状態だと薬液が噴出し，非常に危険である．なお，平衡圧の場合，倒立状態（ゴム栓が下向き）で，注射針を抜くと，針刺し部分から液もれすることがある．

- 閉鎖式接続器具を用いた調製について，BDファシール™閉鎖式薬物移送システム・閉鎖式輸液システムを例にして示す．バイアルの凍結乾燥品の場合，溶解液の注入はバイアルを正立の状態で行う（図8・15 a）．その際に注入した溶解液に相当する量の空気がバルーンに捕捉されるため（図8・15 b），バイアル内の圧力調整作業は必要ない．溶解後，薬液を必要量採取

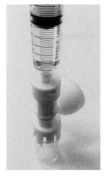
(a) 溶解液を注入

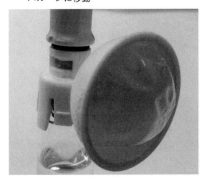
(b) 余剰となった空気がバルーンに移動

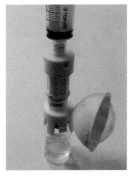
(c) 液体製剤の場合先に空気を注入

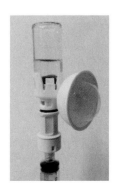
(d) 薬液を採取

図8・15　BDファシール™閉鎖式薬物移送システムを用いたバイアルの取扱い

する．なお，液体製剤の場合は，あらかじめシリンジ内に入れておいた空気を注入した後（図8・15 c），薬液を必要量採取する（図8・15 d）．輸液製剤に薬液を注入する場合，プライミングセットなど（図8・14）を用いて薬液を注入する．インジェクター（図8・14）を用いて薬液採取，注入を行った後，外しても，接続部表面には薬液は付着しない．

• 使い捨て器具，バイアル，空アンプルなどはそのつど，安全キャビネット内でビニール袋に密閉しておき，最終的に専用の廃棄物容器に廃棄する．なお，アンプルに残液がある場合は，不要のバイアルに入れるか，もしくはシリンジに吸い取り，薬液が漏出しないようにして廃棄する．

• 安全キャビネットの清掃は，危険性薬物の洗浄と無毒化が必要である．水洗いを基本とする．汚染された薬剤の種類によって2％次亜塩素酸ナトリウムおよび1％チオ硫酸ナトリウムを使用することも考慮する．ふき取りは抗悪性腫瘍薬の除去と拡散防止が目的であるため，汚染の拡散防止を考慮し，手前から奥の方向にふき取るか，外側から中心に向かってふき取る方法を用いる．

第8章　処方箋に基づく医薬品の調製　161

8・5　調剤した薬の監査を実践する.

学生へのアドバイス
　監査は薬局から薬を払出す際の最終確認である. 患者に渡すものすべてが正確にそろっているか監査する. 監査者は, 調剤過誤が起こりやすいポイントを知ったうえで, 先入観がない状態で監査を実践すべきである.

この学習に必要な予備知識
患者安全と薬害の防止　（⇨A1(1)③, **❶**I, 第5章）
溶液中の化学平衡　（⇨C2(2), **❷**II, 第II部）
薬の作用　（⇨E1(1)①, **❻**I, 第1章）

この学習が目指す成果
　処方箋に基づき調剤・調製された薬剤の監査が実施できる.

8・5・1　調剤薬監査

　処方箋が発行された後, 処方監査, 計数・計量調剤, **調剤薬監査**の順で, 患者に渡す薬剤は準備される. 調剤薬監査においても, 調剤された薬剤の確認のみならず, 処方内容についても監査することが重要である. 疑義照会後の処方箋の場合は, その妥当性について評価する. 監査時に, 疑義照会が必要と判断した際は, 疑義照会を行う. それに伴い, 処方が変更された場合は, 調剤者に確認し, 再調剤後, 監査を行う. 調剤薬監査は調剤を行った薬剤師とは別の薬剤師が実施することが望ましいが, それができない場合は, 少し時間を置いてから, 先入観にとらわれずに調剤薬監査を行う. 調剤ミスがあった場合は, 再度, 調剤者に確認し, 再調剤後に再び監査を行う.

　患者への薬剤の服用方法, 使用方法, 注意事項などは, 通常, 薬袋, 薬剤情報提供文書, お薬手帳などに記載されるが, 必要な情報を薬剤ごとに記載した説明書を添付して患者に提供することも多い. 監査時には説明書が忘れず付けてあるか確認する. 補助具が必要な場合も補助具が添付されているか確認する.

対応SBO

F(2)③ 8,19
詳細は p.xvii 参照.
調剤薬監査
audit of dispensing

8・5・2　計数調剤の監査

計数調剤の監査手順例を以下に示す.
① 処方箋の内容について処方監査を行った後, 調剤すべき薬剤を特定する. 調剤薬を先に見てしまうと, 思い込みにより, 誤りに気づかない場合があるので注意する. 疑義照会後の処方箋の場合は, その妥当性について評価する. 監査時に, 疑義照会が必要と判断した際は, 疑義照会を行う. それに伴い, 処方が変更された場合は, 再度, 調剤者に戻し, 調剤後, 監査を行う.
② 薬袋の数と番号（処方番号）, 薬袋の患者氏名, 用法・用量などを処方箋と照合しながら確認する. 疑義照会で処方内容が変更された場合には, 必要に応じ記載内容が変更されていることを確認する.
③ 調剤薬を薬袋から取出し, 処方箋と照合しながら薬名（商標・剤形・規格）, 数量を確認する. 特に, 複数の規格のある薬剤については注意する必要がある. また, 1シートの錠数は10錠, 14錠, 21錠などさまざまあることも留

意する．一包化調剤の場合は錠剤やカプセル剤の識別コードと1包当たりの数，分包数を特定してから，調剤薬を一包ごとに確認する．
④ 破損や異物混入の有無を確認する．

　錠剤・カプセル剤のシートなどには，通常，薬剤名が印字されているが，一部の抗悪性腫瘍薬，抗HIV薬などには，薬剤名が印字されていないものがある．シートに印字がない薬剤の識別コードのリストなどを，監査台に準備しておくと，監査の効率を上げることができる．

8・5・3　計量調剤（散剤）の監査

　散剤の監査は，錠剤などと異なり，調剤の誤りを発見することが困難な場合が多く，散剤監査システムを導入している施設も多い．監査システムを利用する場合には，調剤者は記録紙を出力し（図8・16），調製した散剤または処方箋に添付する．監査システムを利用しない場合には，計算した秤取量を処方箋の備考欄あるいはメモ用紙に記載し添付する．

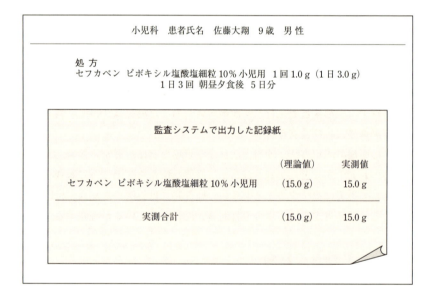

図8・16　処方と散剤監査システムで出力した記録紙（例）

散剤の監査手順例を以下に示す．
① 処方箋の内容について処方監査を行う．特に小児の場合には年齢を確認し，用法・用量が妥当であるか確認する．また，配合変化にも留意する．
② 調製すべき薬剤の1日の分量，調製総量，風袋を合わせた重量を計算する．
③ 散剤監査システムを導入している場合には，処方箋の薬剤名，調製総量（計算値）と監査システムの記録紙の薬剤名，実測値を確認する（図8・1）．監査システムがホストコンピューターと連動している場合には，あらかじめ登録してある理論値とも照合する．メモ用紙の場合も調製総量（計算値）と記録された秤取量の確認を行う．

④ 薬袋の数と番号（処方番号），薬袋の患者氏名，用法・用量などを処方箋と照合しながら確認する．
⑤ 薬袋から分包された散剤を取出し，色，粒子径などから調剤薬を確認し，全包装数を確認する．
⑥ 天秤で総重量を測定し，薬剤の総量および風袋を合わせた重量の計算値と照合し，分包重量偏差の変動係数が 6.1 ％以下[*]であることを確認する（図 8・17 a）．
⑦ 総重量から風袋の重量を引いた値（重量誤差）が，薬剤の総量（計算値）の ±2.0 ％以内であることを確認する（図 8・17 a）．
⑧ 無作為に 1 日分を取出し重量を測定し，計算値から大きく外れていないか（目安として ±10 ％）確認する（図 8・17 b）．投与日数が長く，分包数が多い場合は，7 日分あるいは 10 日分などに分割して，同様に確認する．
⑨ 空包がないか，分包のばらつきがないか（図 8・17 c），ゴミや他の散剤などが混入していないか，すべての分包品を目視で確認する．
⑩ 薬袋に戻す．薬袋が複数ある場合は，入れ間違えないように注意する．

* 分包を行った散剤の風袋込重量が，基準化された正規分布をするものとして，全体の分包品の 90 ％が平均重量値の 100 ± 10 ％の範囲に収まるとした場合の変動係数は 6.08 ％である．したがって，分包重量偏差は 6.1 ％以下が望ましい．

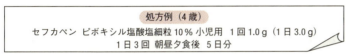

(a)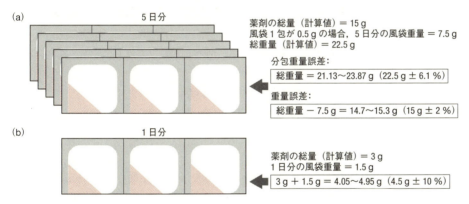

薬剤の総量（計算値）＝ 15 g
風袋 1 包が 0.5 g の場合，5 日分の風袋重量 ＝ 7.5 g
総重量（計算値）＝ 22.5 g

分包重量誤差：
総重量 ＝ 21.13〜23.87 g（22.5 g ± 6.1 ％）

重量誤差：
総重量 − 7.5 g ＝ 14.7〜15.3 g（15 g ± 2 ％）

薬剤の総量（計算値）＝ 3 g
1 日分の風袋重量 ＝ 1.5 g
3 g ＋ 1.5 g ＝ 4.05〜4.95 g（4.5 g ± 10 ％）

(c) 重量の確認のみでは，下図のような違いには気づかないので，分包品を下図のように散剤が三角形になるように傾け，目視で確認する．

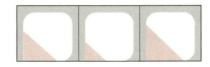

図 8・17 散剤調剤後の全体量，1 日量の確認方法

8・5・4 計量調剤（液剤）の監査

液剤の監査は散剤同様，調製の誤りを発見することが困難である．そのため，調製時薬剤名や秤取量を記録することが重要である．液剤監査システムを利用し

ている施設もある.

液剤の監査手順例を以下に示す.

① 処方箋の内容について処方監査を行う. 特に小児の場合には年齢を確認し, 用法・用量が妥当であるか確認する. また, 配合変化にも留意する.

② 調製すべき薬剤の秤取量, 賦形量, 総量を計算し, 調剤者の記録 (メモ用紙) と照合する. 処方箋が成分量で記載された場合は, 1回量を計算する.

③ 薬札の番号 (処方番号), 薬札の患者氏名, 用法・用量を確認する.

④ 液剤の総量, 色, においを確認する.

⑤ 軽く振とう混和し, 沈殿および異物の混入, 薬液もれの有無, 全量を確認する.

⑥ 投薬びんあるいは計量カップの1回服用量の表示を確認する. 計量カップやスポイトを添付する場合には, 1回量に適したサイズか確認する.

8・5・5 注射剤の監査

注射剤の処方箋は, 通常, 投与日ごとに1施用単位で記載される.

a. 取りそろえた注射剤の監査　取りそろえた注射剤の監査手順例を以下に示す.

① 処方箋の内容について処方監査を行う.

② 注射剤の取りそろえは, 通常1施用単位ごとに薬袋やトレイを用いて行われるので, 処方箋の患者名と薬袋や薬札の患者名, 薬剤名, 用法・用量などを照合する.

③ 処方箋から調剤すべき薬剤の商標, 剤形, 含量 (濃度), 規格, 数を特定してから, 調剤された薬剤と照合する.

④ 破損や変色の有無, 使用期限が切れていないかを確認する.

b. 混合調製した注射剤の監査　無菌的に混合調製した注射剤の監査手順例を以下に示す.

① 処方箋の内容について処方監査を行う.

② 処方箋から調製すべき薬剤の商標, 剤形, 含量 (濃度), 量を特定してから, 調製された薬剤を確認する.

③ 混合調製された注射剤に貼付された薬札, トレイに保管された注射剤空容器, 残液から混合調製した注射剤の品目, 濃度および容量, 秤取量, 混合調製順序が適切であったことを確認する.

* 本書§8・4・2参照.

④ 混合調製後の注射剤の色調, コアリング*によるゴム片などの異物混入や注入口からの液もれ, ゴム栓部位の滅菌キャップや滅菌シールの装着, 遮光袋の有無について確認する.

第9章　患者・来局者応対，服薬指導，患者教育

9・1　患者・来局者から情報を収集し，服薬指導を実践する.

学生へのアドバイス

　服薬指導とは単に服薬を指導するものではない．さまざまな情報を収集し，薬物治療を評価し，薬学的知見に基づいて情報提供と指導・教育を行うことである．またそのときは，個々の患者・来局者の特性に配慮した態度で接する必要がある．したがって，これまで学んだ知識・技能・態度を統合した総合力が要求される．初めは戸惑うかもしれないが，実務実習では繰返し実践し，この総合力を身に付けてほしい．

この学習に必要な予備知識

医療人として　（⇨A(1)①：　**1** I，第3章）
患者の権利　（⇨A(2)③：　**1** I，第9章）
信頼関係の構築　（⇨A(3)：　**1** I，第I部）
疾病の予防　（⇨D(2)：　**5**，第II部）
医薬品情報　（⇨E3(1)：　**6** V，第I部）
患者情報　（⇨E3(2)：　**6** V，第II部）
代表的な製剤　（⇨E5(2)①：　**6** VII，第5章）

この学習が目指す成果

　"患者・来局者の情報"，"医薬品情報"，"薬物治療に関する情報"を収集・解析して現在の薬物治療を評価し，最適な薬物治療を実践するために必要な患者・来局者への"情報提供と指導・教育"を行うことができる．

9・1・1　服薬指導とは

　服薬指導とは，単に服用方法を患者に説明するものではない．薬剤師法 第25条の2*に明記されているように，"患者又は現にその看護に当たっている者に対し，必要な情報を提供し，及び必要な薬学的知見に基づく指導を"行うことである．患者・来局者に提供すべき情報を表9・1に示す．患者・来局者が医薬品を安全かつ有効に使用するためには，薬剤師はこれらの情報を患者・来局者にわかりやすく的確に伝え，患者・来局者自身が薬物治療に主体的に参画できる環境を整える必要がある．また，その際には，小児，高齢者，妊婦など，個々の患者・来局者の特性に配慮した態度で接するとともに，患者・来局者の理解度を推測しながらより深く理解してもらうよう工夫が必要である．

　"薬学的知見に基づく指導"とは"患者・来局者の情報"，"医薬品情報"，"薬物治療に関する情報"を総合的に解析して"現在の薬物治療の評価"を行い，最適な薬物治療を実践するために患者・来局者に"情報提供と指導・教育"を実践

対応 SBO

F(2)④ 1〜6,9〜14，
F(3)① 6
詳細は p.xvii 参照.

服薬指導
medication teaching
* §6・1 (p.97) 参照.

表9・1　患者・来局者に提供すべき情報
1. 疾患およびその疾患の薬物治療の方法と意義に関する情報
2. 医薬品名，効能・効果に関する情報
3. 用法用量・使用方法に関する情報
4. 警告・禁忌に関する情報や副作用に関する情報
5. 相互作用に関する情報
6. 医薬品の保管・保存に関する情報
7. 生活上の注意に関わる情報

表9・2　薬学的知見に基づく指導を行う際の薬剤師の行動
1. 患者・来局者の情報収集（処方箋，診療録，薬歴簿，初回質問票，お薬手帳，持参薬，面談など）
2. 医薬品情報の収集（添付文書，インタビューフォーム，医薬品製品情報概要，使用上の注意の解説，緊急安全性情報，医薬品・医療機器等安全性情報，医薬品安全対策情報など）
3. 標準的薬物治療についての情報収集（薬物治療ガイドラインなど）
4. 各情報を総合的に解析，現在の薬物治療の評価，問題点抽出
5. 患者の特性（妊婦・授乳婦，小児，高齢者など）に配慮した患者への情報提供と指導・教育
6. 必要に応じて処方提案，疑義照会，医療チームへの情報提供

処方箋 prescription

166 第Ⅱ部 処方箋に基づく調剤

処方箋　prescription
診療録
patient's case record
薬歴簿
drug history record
初回質問票
first patient interview form
お薬手帳
medicine notebook
持参薬
medicine brought to the hospital
妊婦　gravida
授乳婦　lactating woman
小児　child
高齢者　elderly people

＊ 本シリーズ ⑦Ⅰ，第7章，⑦Ⅱ，第2～3章参照．

することである（表9・2）．ここでは，表9・2のうち，"1. 患者・来局者からの情報収集（処方箋，診療録，薬歴簿，初回質問票，お薬手帳，持参薬，面談など）"，"5. 患者の特性（妊婦・授乳婦，小児，高齢者など）に配慮した患者への情報提供と指導・教育"について，どのように実践していくのか概説する＊．

9・1・2 薬局における患者情報の収集

薬局における情報収集では，初回来局者（表9・3）か再来局者（表9・4）によって積極的に収集する患者情報は異なる．初回来局者の場合は患者情報がほと

表9・3　初回来局者の患者情報の収集と目的

収集すべき患者情報	おもな目的
病状（部位，程度，経過，可能であれば検査値やバイタルサイン） 患者が医師からどのような説明・指導を受けているか	患者の主訴，疾患名，処方薬の保険適応，用法用量，剤形の適切性を確認する．また，医師の治療方針を確認する．
既往歴 アレルギー歴（食物アレルギーも含む） 副作用歴 妊娠・授乳	禁忌薬，慎重に投与すべき薬剤の有無を確認する．
併用薬（他科受診や一般用医薬品） 健康食品・サプリメント 生活習慣や嗜好品（飲酒・喫煙など）	患者の現疾患，処方薬との相互作用や重複投与の有無，生活習慣に適した用法，生活指導の必要性について確認する．
職場環境（車の運転，高所作業，機械作業など） 体質（胃が弱い，下痢をしやすいなど）	患者の仕事面，体質面から処方薬の妥当性を判断する．患者に注意喚起すべき副作用（この例の場合，ふらつき，めまい，消化器症状など）の有無について確認する．
患者の思いや不安 後発医薬品への変更の希望	薬物療法を実践するうえで考慮すべき患者の思い，患者の不安を解消する情報提供の必要性，後発医薬品への変更の必要性を確認する．

表9・4　再来局者の患者情報の収集と目的

収集すべき患者情報	おもな目的
これまでの薬物治療の経緯（薬歴簿）	これまでの薬物治療の経緯を把握し，今回の薬物治療を評価する．前回来局時に立てた治療プラン（今回の確認内容，評価項目，指導・教育項目など）を把握し，服薬指導を実践する．
服薬状況（アドヒアランス）と残薬	薬物治療の前提である，正確な服薬ができているのかを確認する．アドヒアランスが不良の場合，その原因を考察し，処方設計，情報提供，指導・教育を行う．また残薬が認められた場合，調剤する薬剤を減らし，医療費を抑制することもできる．
薬物治療の効果（症状の改善） 副作用（初期症状の発現） 検査値やバイタルサインなどの診療情報	患者の主観情報や検査値などの客観情報から，薬物治療の効果と副作用を評価し，現在の薬物治療が患者に適切であるか確認する．
併用薬（他科受診や一般用医薬品）	患者の疾患，処方薬との相互作用，重複投与の有無を確認する．
患者の思いや不安	患者の思いを尊重した薬物治療（処方設計）や不安を解消する情報提供の必要性を確認する．
体調，合併症（初期症状）	健康状態を把握するとともに合併症や副作用の発現を確認する．
前回までに収集できなかった患者情報	薬物治療の評価を的確に行うため，これまでに収集できなかった患者情報を補足する．

第9章　患者・来局者応対，服薬指導，患者教育　　167

んどわからないため，来局者の基本情報から収集する必要がある．一方，再来局者の場合は，薬歴簿からこれまでの薬物治療の経緯，継続されている薬物治療の評価に関する項目，前回までに収集できなかった患者情報を収集し，患者への情報提供と服薬指導・教育に活用する．

a. 初回来局者からの情報収集　　初回来局者では，患者情報が基本的にわからないため，表9・3の"収集すべき患者情報"に示す情報を収集し，今回の処方薬の適切性を判断するとともに，今後の**薬学的管理**に活用するため，薬歴簿に記録する．また，患者が医師からどのような説明・指導を受けているのか確認す

薬学的管理
pharmaceutical
management

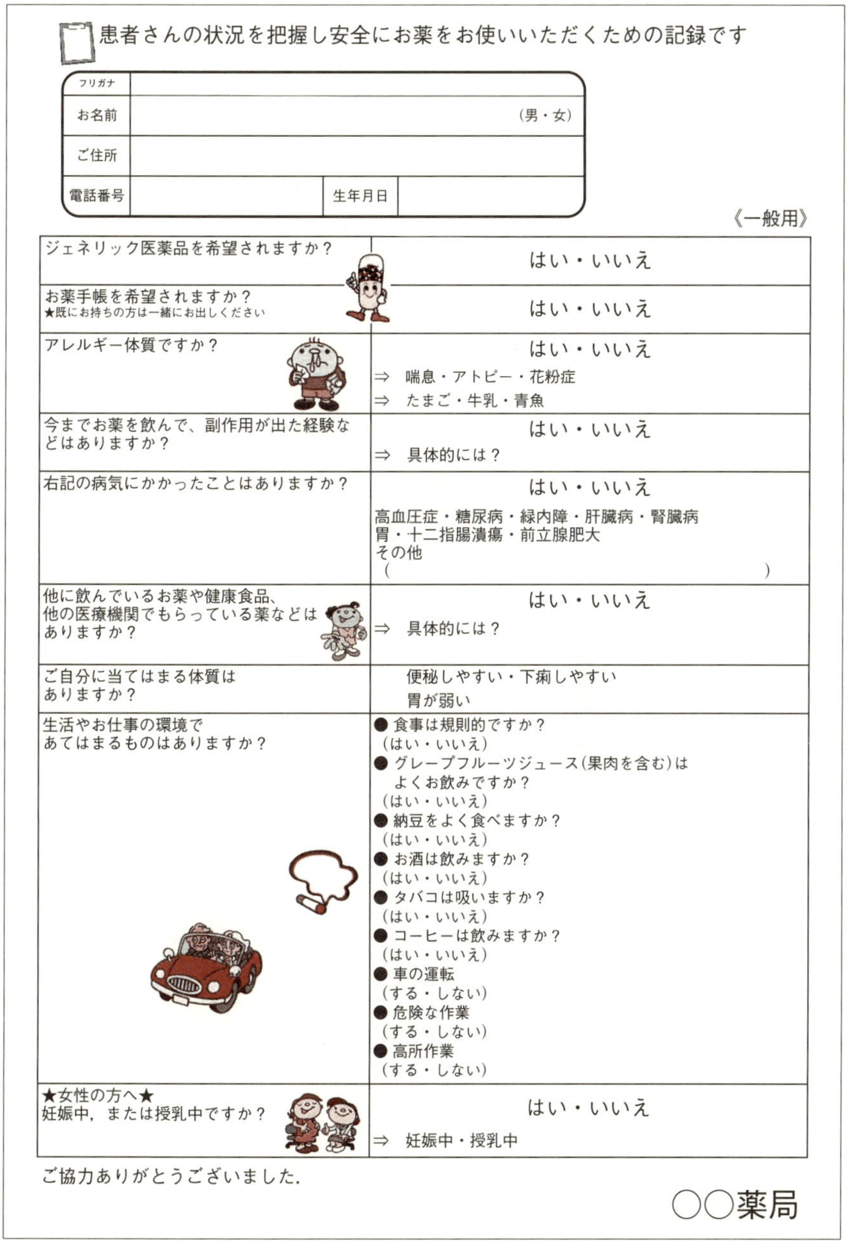

患者さんの状況を把握し安全にお薬をお使いいただくための記録です

フリガナ	
お名前	（男・女）
ご住所	
電話番号　　　　　　　　生年月日	

《一般用》

ジェネリック医薬品を希望されますか？	はい・いいえ
お薬手帳を希望されますか？ ★既にお持ちの方は一緒にお出しください	はい・いいえ
アレルギー体質ですか？	はい・いいえ ⇒　喘息・アトピー・花粉症 ⇒　たまご・牛乳・青魚
今までお薬を飲んで，副作用が出た経験などはありますか？	はい・いいえ ⇒　具体的には？
右記の病気にかかったことはありますか？	はい・いいえ 高血圧症・糖尿病・緑内障・肝臓病・腎臓病 胃・十二指腸潰瘍・前立腺肥大 その他 （　　　　　　　　　　　　　　　　　　　　　　　）
他に飲んでいるお薬や健康食品， 他の医療機関でもらっている薬などはありますか？	はい・いいえ ⇒　具体的には？
ご自分に当てはまる体質はありますか？	便秘しやすい・下痢しやすい 胃が弱い
生活やお仕事の環境であてはまるものはありますか？	●食事は規則的ですか？ （はい・いいえ） ●グレープフルーツジュース（果肉を含む）はよくお飲みですか？ （はい・いいえ） ●納豆をよく食べますか？ （はい・いいえ） ●お酒は飲みますか？ （はい・いいえ） ●タバコは吸いますか？ （はい・いいえ） ●コーヒーは飲みますか？ （はい・いいえ） ●車の運転 （する・しない） ●危険な作業 （する・しない） ●高所作業 （する・しない）
★女性の方へ★ 妊娠中，または授乳中ですか？	はい・いいえ ⇒　妊娠中・授乳中

ご協力ありがとうございました．

○○薬局

図9・1　初回質問票　日本薬剤師会医療保険委員会作成・一般用（2009年12月作成）．

ることは重要で，医師の治療方針を理解したうえで服薬指導を行わなければならない．治療方針が不明の場合は，医師に直接確認する．

アレルギー歴
allergic history
食物アレルギー
food allergy

＊本書§7・2・3参照．

アレルギー歴については，**食物アレルギー**についても確認が必要である．これはアレルギーの抗原となる成分が，医薬品の原料や添加物，カプセルの材料として使用されていることがあるためである．食物アレルギー患者は，食事に含まれる抗原には十分に注意を払っているが，医薬品に食物由来の抗原が含まれることまで認識していない＊．

患者情報を収集する際には，その情報を何に活用するのかを念頭において収集することが重要である．そうすることによって，患者のさまざまな返答に対して，より情報収集に適した質問を繰出すことができる．

b．初回質問票とお薬手帳の活用　初回来局者の場合は，"初回質問票"（図9・1）を用いて情報を収集すると効率的である．これは，初回来局者からの情報を収集する質問票で，使用する利点として，質問すべき基本的な事項に関して聞きもらしが少なくなることや，調剤時に記入してもらうことで待ち時間を有効に活用できることなどがあげられる．ただし，目や体の不自由な患者，体調に配慮を必要とする患者などにおいては，薬剤師が口頭で質問したり，代わりに記入することも必要である．なお，この質問票によりおおよその患者情報は収集できるが，より詳細な情報は面談で補うことを忘れてはならない．

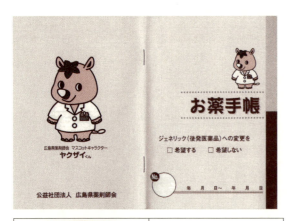

図9・2　お薬手帳（広島県薬剤師会より）と記載内容

第9章　患者・来局者応対，服薬指導，患者教育　　169

　また，これらの患者情報は，"お薬手帳"（図9・2）から得ることも可能である．これまで，患者が複数の医療機関を受診している場合，すべての服用薬を把握することは困難であったが，"お薬手帳"を活用すればその問題は解消される．現在，"お薬手帳"はスマートフォンのアプリとしても開発されており，より利用されやすくなった．紙媒体の"お薬手帳"は薬局で希望すれば入手することが可能であり，またアプリの電子版は多くの企業や団体で開発され無料で使用することができるようになっている．薬剤師は薬のプロフェッショナルとして，"お薬手帳"の必要性を患者・来局者に理解してもらえるよう，積極的な啓発活動を行う必要がある．

　c. 再来局者の情報収集　　再来局者の場合は，表9・4に示されているように，薬歴簿からこれまでの薬物治療の経緯，継続されている薬物治療の評価に関する項目や前回までに収集できなかった患者情報を収集し，患者への情報提供と服薬指導・教育に活用する．服薬状況（**アドヒアランス**）と残薬の確認は，薬物治療の効果を適切に判断するためには必須の確認項目である．患者は，アドヒアランスの不良について医師に伝えていない場合が多いため，薬剤師は投薬前に必ず確認しなければならない．薬物治療の効果を評価する際，服薬状況によって患者には次の四つのパターンが存在する．① アドヒアランスがよくて，薬物治療の効果が十分な場合，② アドヒアランスがよくて薬物治療の効果が不十分の場合，③ アドヒアランスが悪くて薬物治療の効果が不十分の場合，④ アドヒアランスが悪くて薬物治療の効果が十分の場合．① の場合，その他で特に問題なければ経過観察を続ける．② の場合は，効果が十分ではないと判断し，処方変更について医師と相談あるいは処方提案する．③ の場合は，患者に対してアドヒアランスの改善を指導するとともに，医師がその状況を認識しているのかどうか確認する必要がある．もし認識していないのであれば，現時点ですでに薬剤の増量や不必要な薬剤が追加になっている，あるいは，今後そうなる可能性が考えられる．アドヒアランスの不良はいつからなのか，どの程度なのかについて患者から情報を収集し，医師と対策を協議する必要がある．④ の場合は，現時点で過量に処方されていることが考えられ，アドヒアランスの改善を指導するとともに，医師に連絡して処方内容の変更を協議する必要がある．

アドヒアランス
adherence

　服薬指導時には，可能な限り，患者から検査値やバイタルサイン（血圧など）などの客観情報を聞き出し，処方内容の妥当性についてより的確な判断ができるよう努める．これまで，薬局薬剤師は，患者情報を患者自身から収集するしか方法がなかったが，近年，患者の検査値が印字されている処方箋も発行されるようになり，さらに，医療機関の電子カルテ情報を薬局薬剤師が閲覧できる地域医療連携システムも日本各地で実施されてきている．今後，薬局薬剤師が患者の医療情報にアクセスできるシステムは拡大すると予想され，薬局薬剤師が医薬品の適正使用（効果と副作用の評価）において果たす役割はますます大きくなってくる．

　注意すべきは，初回来局時に確認したことでも，必要に応じて再来局時に再確認しなければならないことである．初回時に確認したことでも，患者の記憶違いのため間違った回答をした可能性や併用薬，妊娠，職場環境，思いや不安などは

170 第Ⅱ部 処方箋に基づく調剤

*1 これらの記録方法や薬学的管理の評価については，本シリーズ **7** I，第9章，**7** Ⅱ，第3章参照．

変化している可能性がある．表9・4はあくまでも目安であって，初回来局時と再来局時の質問内容は固定化せず，随時，情報を更新する必要がある．

　初回来局時，再来局時に薬局において患者から収集した情報は，薬歴簿に記載し，今後の薬学的管理に活用する*1．

9・1・3　病院における患者情報の収集

紹介状　patient referral
看護記録　nursing record
薬剤管理指導記録
pharmaceutical care record
検査所見
examination finding
カンファレンス
conference
看護師の申し送り

病　識
insight, insight into disease
self-understanding
薬　識
medicational insight,
medicational self-
understanding

*2 これらの記録方法や薬学的管理の評価，チーム医療の実践については，本シリーズ **7** I，§9・2，**7** Ⅱ，第3章，**7** Ⅲ，第1〜5章参照．

　薬局と異なり，病院では多くの患者情報を入手することが可能である．まず，初回面談前に，**持参薬**，**診療録**，**紹介状**，**看護記録**，過去の**薬剤管理指導記録**，**検査所見**，**カンファレンス**や**看護師の申し送り**などから，患者の情報（**入院目的**，現在の**病状**，**治療目標**），医師の**治療方針**を把握する．このとき，持参薬の有効性と安全性を評価するために初回面談時に確認すべき事項も考えておく必要がある．

　初回面談時に患者に確認する内容は，薬局の初回来局時の場合（表9・3）と同じであるが，患者に持参薬がある場合は，これに現在の"服薬状況（アドヒアランス）"，"薬物治療の効果"，"副作用"も加わる．看護師によりすでに情報収集されている場合もあるが，薬剤師の視点から再度確認することも重要である．場合によっては，新たな事実が情報として収集されることも多い．これらの情報と事前に収集した情報を合わせて，現在の病状と持参薬の有効性と安全性，患者の**病識**と**薬識**，心理状態を評価し，問題点の抽出，処方設計，医師・看護師などへの情報提供を行う．これらの内容は，薬剤管理指導記録に記載し，今後の薬学的管理に活用する．

　2回目以降の面談で患者に確認する内容は，薬局の再来局時の場合（表9・4）とほぼ同じであるが，検査値などの診療情報は診療録などで確認する．入院患者では，患者から直接得た情報と医療チームから得た情報を総合的に解析して薬物治療の評価と副作用を評価していく*2．

9・1・4　患者・来局者への情報提供と指導・教育

　患者・来局者に提供すべき情報（表9・1）は，患者が積極的に薬物治療に参画するために必要なものである．患者が適切な薬物治療を実践できていない場合は，何らかの指導・教育が必要となってくる．情報提供や服薬指導・教育を実施する際の注意点は，① 専門用語は用いず，わかりやすい言葉に置き換えて説明する，② 優先順位の高い情報を選択して説明する，③ 患者の理解度に合わせて情報量をコントロールし，段階的に提供するなどがあげられる．専門用語をわかりやすい言葉に置き換えた例を表9・5に示す．

　a. 疾患およびその疾患の薬物治療の方法と意義に関する情報および医薬品名，効能・効果に関する情報の提供と服薬指導・教育　　患者が積極的に薬物治療に参画するためには，自己の疾患，自己の薬物治療を理解することが重要である．したがって，どのような疾患なのか，合併症にはどのようなものがあるのか，予後はどうなのか，現在の処方薬にはどのような意味があるのかについて，患者に情報提供・教育を行う．患者が"薬物治療に参画する"という意識をもつことは，アドヒアランスの向上に重要である．

第9章　患者・来局者応対，服薬指導，患者教育　　171

表9・5　専門用語のわかりやすい言葉への置き換え（例）

専門用語	置き換え	専門用語	置き換え
用　法	薬の飲み方	既往歴	これまでにかかった病気
用　量	１回分（１日分）の薬の量	副作用	お薬を飲んで不具合が出ること
服　薬	薬を飲む	喘　鳴	呼吸の際にヒューヒューと音が鳴る
薬　効	薬の効果，効き目	頻　脈	脈が速い，ドキドキと動悸を感じる
相互作用	飲み合わせ	全身倦怠感	体がだるい
併用禁忌	一緒に飲んではいけない薬	手指振戦	手指がふるえる
内　用	飲み薬	嚥下困難	物が飲みにくい
外　用	貼り薬，目薬，塗り薬などで表現する	下　血	便に血が混じる
剤　形	錠剤，カプセル剤，粉薬などで表現する	浮　腫	むくみができる
散　剤	粉　薬	皮下出血	あざができる
一包化	何種類かの飲み薬を一袋にすること	咽頭痛	喉が痛い
食　間	食事と食事の間（食後２時間）	発　疹	湿疹やぶつぶつができること
一般用医薬品	処方箋なしで買える市販薬	悪　寒	寒　気
後発医薬品，ジェネリック医薬品	同じ成分で後から販売された薬	嘔気，嘔吐	吐き気，吐くこと，もどす
遮　光	光を遮る，光を当てない	疼　痛	痛　み

b. 用法用量・使用方法に関する情報提供と指導・教育　　適切な処方内容であっても，実際の服用や使用方法を間違えていれば，効果が出ないばかりか副作用の発現が危惧される．薬物治療は正確な服用・使用を前提に評価するものなので，**用法用量・使用方法**に関する情報提供はきわめて重要である．

　用法についても，内服薬であれば，起床直後，食直前，食前，食後，食直後，食間（食後２時間），就寝時，頓服など，多様な服用時点が存在する．たとえば，起床時，朝食直前，朝食前の違いは患者にとってわかりにくい．情報提供する際には，これらの服用時点の違いを説明するとともに，この処方薬はなぜその時点に服用しなければならないのかを意識づけることが必要である．また，医薬品によっては，食前服用でも食後服用でも特に問題がないものも存在する．服薬指導の際には，特に守ってもらいたい用法については強調して説明する．

　その他，一般的に患者に指導すべき服薬に関する情報としては，飲み忘れた際には決して２回分を同時に服用しないこと，特に説明がない場合には自己判断で服用量を変更しないこと，勝手に服用を中断しないことなどがあげられる．

　アドヒアランス不良は，適正な薬物治療を推進するうえで大きな問題である．アドヒアランス不良の場合，その原因を解析し，アドヒアランス向上に向けて指導・教育を行わなければならない．アドヒアランス不良を起こす代表的な原因として，① 単純な飲み忘れ，② 服用（使用）方法の誤解，③ 薬識・病識不足，④ **服薬困難**（剤形，服薬時点）などがあげられる．① の場合は，**お薬カレンダー**や**お薬整理ボックス**などの使用，ご家族への協力依頼，複数の薬剤の場合は**一包化調剤**するなどの対応策が考えられる．② の場合は，用法の再教育が必要

服薬困難
お薬カレンダー
お薬整理ボックス
一包化調剤
one dose package

172　　第Ⅱ部　処方箋に基づく調剤

である．たとえば，内服薬と間違えやすい薬剤だけでも，舌下錠，トローチ，口腔粘膜への貼付錠，含嗽剤（顆粒剤），チュアブル錠などがあげられる．薬剤には，ほかにも多くの剤形や服用（使用）方法が存在することを考えると，患者の服用（使用）方法に関する誤解はいつ発生してもおかしくない．特に高齢者の場合は，服用（使用）方法について頻繁な確認と教育が必要で，状況に応じて誤解をまねきにくい薬剤への変更を検討する．③ の場合は，自己の疾患とその薬物治療の意義を認識していないことから生じている．どのような疾患なのか，合併症にはどのようなものがあるのか，予後はどうなのか，現在の処方薬にはどのような意味があるのかについて，再度，患者への説明が必要となる．④ の場合は，剤形がその患者にとって服薬困難な場合と，服薬時点が生活様式に合わないために服薬が困難になる場合が考えられる．これらの場合は，患者と相談し，最適な処方となるよう処方設計を行う．

c.　警告・禁忌に関する情報や副作用の初期症状に関する情報提供と指導・教育

警告 warning
禁忌 contraindication
副作用 side effect

警告・禁忌は医師，薬剤師などの医療従事者を対象とした情報で，薬剤師が薬学的管理に活用するものであるが，必要に応じて患者にも説明する．**副作用**については，一般的に，次の ①〜③ のようなものは患者に情報提供する．また，① の場合は，すぐに医師，薬剤師に連絡するよう患者に指導する．

① 重篤な副作用の初期症状（副作用の重篤化を防ぐ）
② 症状として患者が自覚することがあるが，軽微なものであるため，経過観察しながら服用を続けるもの
③ ふらつき，めまい，眠気など，生活や仕事に影響するもの

相互作用

d.　相互作用に関する情報提供と指導・教育　　**相互作用**のある薬剤が処方されていた場合，代替薬に変更した方が明らかに有効性と安全性が確保されるのであれば疑義照会して処方変更を提案するが，そうでない場合は経過観察しながら薬物治療を進めることが多い．その際には，相互作用の結果，発現する可能性のある有害事象の初期症状を患者に情報提供し，そのような場合は，医師，薬剤師に連絡するよう指導する．その他，一般的な指導内容としては，他の**処方箋医薬品や一般用医薬品，サプリメント・健康食品**を服用する際には，医師，薬剤師に相談すること，相互作用により有害作用の発現があらかじめわかっている食物やサプリメント・健康食品（CYP3A4 で代謝される医薬品とグレープフルーツジュースやセントジョーンズワート，ワルファリンと納豆など）は摂取しないことなどがあげられる．

処方箋医薬品
prescription drug
一般用医薬品
over the counter drug
サプリメント
supplement
健康食品 health food

e.　薬剤の保管・保存に関する情報提供と指導・教育　　基本的には，室温で日光を避け，なるべく湿度の低い場所に保管するよう指導する．通常，引き出しやお薬箱で問題ない．ただし薬剤によっては，開封前は冷所，開封後は室温（**インスリン製剤**），冷所（一部の**坐剤，水剤，点眼剤**）などの条件があるため，添付文書に記載されている保管法を患者に情報提供する．その他，自宅に子供がいる場合には，子供の手の届かないところ，子供の目を引くようなお菓子の箱などに保管しないよう指導することも必要である．

坐剤 suppository
水剤 solution
点眼剤
ophthalmic solution

f.　生活上の注意点に関する情報提供と指導・教育　　代表的疾患において注

第9章　患者・来局者応対，服薬指導，患者教育　173

表9・6　代表的疾患において注意すべき生活指導項目

代表的疾患	一般的な生活指導項目 （指示された食事療法，運動療法などがあれば遵守する）
が　ん （例：化学療法時の副作用対策）	感染症 手洗い，うがい，口腔ケア，口腔内の冷却，保湿，禁煙，人混みを避ける，体温測定など 嘔気・嘔吐 ゆっくり時間をかけて食べる，食べられるものを少しずつ食べる 下 痢 十分な水分補給，食事は消化のよいものを少しずつとるなど 出 血 柔らかい歯ブラシ使用，鼻は強くかまない，過激な運動を控えるなど 手足症候群 物理的刺激を避ける（締め付けの弱い靴下，足に合った柔らかい靴など），熱刺激を避ける（熱い風呂やシャワーを控える），皮膚の保護（保湿剤，木綿の厚手の靴下など），直射日光に当たらない（日傘，防止，手袋など） 貧 血 仕事量の制限，ゆっくりとした行動，十分な休養など
高血圧[*1]	食事 減塩（6 g/日未満），野菜・果物の積極的な摂取，コレステロールや飽和脂肪酸は控える，魚（魚油）の積極的な摂取 減 量 BMI 25 未満，困難な場合4 kg の減量 運 動 有酸素運動を中心に毎日30分以上を目標 飲 酒 エタノールで男性20〜30 mL/日以下，女性10〜20 mL/日以下 その他 禁煙，防寒，情動ストレスの管理など
糖尿病[*2]	食事 スクロースを含んだ甘味やジュース，過食，間食を控える．食物繊維の摂取，食塩摂取目標量は男性8.0 g/日，女性7.0 g/日，高血圧の場合6.0 g/日未満，脂質の摂取量を総エネルギー量の20〜30 %，飽和脂肪酸の摂取量を総エネルギー量の7 %以下，脂質の摂取量が総エネルギー量の25 %を超えるときは，飽和脂肪酸の摂取を減らし，多価不飽和脂肪酸の摂取を増やす 減 量 肥満の2型糖尿病の場合，目標BMI 22，困難な場合は現体重の5 %減量 運 動 できれば毎日，少なくとも週3〜5回，強度が中程度の有酸素運動を20〜60分，計150分以上 飲 酒 飲酒が許可された場合，エタノールで20〜25 g/日以下 検査値 次の検査値を目標として生活する．LDL コレステロール100 mg/dL 未満（冠動脈疾患の既往がある場合），120 mg/dL 未満（既往がない場合），空腹時トリグリセリド（TG）150 mg/dL 未満，HDL コレステロール40 mg/dL 以上，血圧130/80 mmHg 未満 その他 自己血糖測定，フットケア，歯周病コントロール
心疾患 （例：虚血性心疾患[*3]の一次予防）	**一般的な一次予防** 食事 バランスのよい食事，糖質の摂取量は総エネルギーの50 %以上，超低密度リポタンパク質（VLDL）の増加を伴う場合は，糖質（特に，果糖，砂糖）の過剰摂取をなくす，脂質の摂取量を総エネルギー量の20〜30 %，食物繊維の摂取 運 動 23 メッツ・時/週の活発な身体活動（このうち，活発な運動4メッツ・時を含む），内臓脂肪を減らすためには10 メッツ・時以上の運動 　注）1メッツ・時（活発な身体活動）の例：歩行20分，1メッツ・時（活発な運動）の例：速歩15分，軽いジョギング10分（ガイドラインでは，厚生労働省の"健康づくりのための運動指針2006＜エクササイズガイド2006＞"を推奨しているが，現在では"健康づくりのための身体活動基準2013"に更新されている．内臓脂肪を減らすためには，身体活動と食事を組合わせたエネルギー調整シートの活用が推奨されている） 減 量 BMI 22 を基準として個人ごとに決定 飲 酒 エタノールで男性20〜30 mL/日以下，女性10〜20 mL/日以下（エタノール20 mL は日本酒1合程度） その他 禁煙など **高 LDL コレステロールがある場合の一次予防** 食事 食事療法開始（適正エネルギー摂取量＝標準体重×25〜30 kcal，炭水化物60 %，タンパク質15〜20 %（獣鳥肉より魚肉，大豆タンパク質を多くする），脂肪20〜25 %（獣鳥性脂肪を少なくし，魚肉性脂肪を多くする），コレステロール200 mg/日以下，食物繊維25 g以上，アルコール25 g以下（他の合併症を考慮して指導）

*1 日本高血圧学会，"高血圧治療ガイドライン2014"，p.39-44，ライフサイエンス出版（2014）.

*2 日本糖尿病学会，"糖尿病診療ガイドライン2016"，p.23-81,152,241,295，南江堂（2016）.

LDL：low density lipoprotein（低密度リポタンパク質）

HDL：high density lipoprotein（高密度リポタンパク質）

*3 日本循環器学会，"虚血性心疾患の一次予防ガイドライン（2012 年改訂版）"，p.28-39（2012）.

（つづく）

174　第Ⅱ部　処方箋に基づく調剤

表 9・6（つづき）

代表的疾患	一般的な生活指導項目 （指示された食事療法，運動療法などがあれば遵守する）
脳血管障害 （例：脳卒中[*1] の一次予防）	予防に科学的根拠があるもの　高血圧，脂質異常，大量の飲酒，メタボリックシンドロームの是正，禁煙 予防に勧められるが，十分な科学的根拠がないもの　糖尿病での血糖コントロール
精神神経疾患 （例：パーキンソン病）	運動　調子がよいときに無理のない運動，ストレッチ 衣食住環境　マジックテープやファスナーで着脱できる衣服・靴，座って着替え，嚥下困難時では，食物を細かく刻む，水分にとろみをつける，飲み口の広いコップや取手の大きいコップ，食器を固定する滑り止めマットの使用，方向転換する場所（トイレ，浴室，ベッドなど）に手すりの設置，杖・歩行器の使用など
免疫・アレルギー疾患 （例：喘息[*2] の三次予防）	ダニやペットなどのアレルゲン対策，呼吸器感染症予防（インフルエンザワクチン），禁煙・受動喫煙の回避，刺激物質（煙，臭気，水蒸気など）の除去，減量，鼻炎の治療など
感染症 （例：インフルエンザ[*3]）	予防 ワクチン接種，飛沫感染対策（マスク着用など），外出後の手洗い，適度な湿度の保持，休養とバランスの取れた栄養，人混みを避けるなど 罹患後 安静と休養，十分な睡眠，十分な水分補給，不織布製マスク着用，人混みや繁華街への外出を控える，無理をして学校や職場などへ行かない

*1 日本脳卒中学会，"脳卒中治療ガイドライン 2015"，p.24-44，共和企画（2015）.

*2 日本アレルギー学会，"喘息予防・管理ガイドライン 2015"，p.85-93，協和企画（2015）.

*3 厚生労働省，"インフルエンザ Q & A"（2016）.

生活習慣　life habit
食事　diet
運動　exercise
禁煙
節酒

意すべき生活指導項目を表 9・6 に示す．高血圧，糖尿病，心疾患，脳血管障害では，**生活習慣**に関連している指導項目が多く，**食事，運動，禁煙，節酒**などが共通している．三大栄養素の総エネルギーに対する摂取量については，炭水化物やタンパク質の場合，目標摂取量(g)＝総エネルギー量×必要な比率(%÷100)÷4，脂質の場合，目標摂取量(g)＝総エネルギー量×必要な比率(%÷100)÷9 で算出できる．食物中の各栄養素の量は，"日本食品標準成分表 2015 年版（七訂）"や"文部科学省の食品成分データベース"などを参照する．心疾患の一次予防の"運動"については，虚血性心疾患の一次予防ガイドライン（2012 年改訂版）では厚生労働省の"健康づくりのための運動指針 2006"＜エクササイズガイド 2006＞を推奨しているが，これは 2013 年に"健康づくりのための身体活動基準 2013"として更新された．これらの指導内容や目標値は一般論であって，年齢や合併症を考慮した個々の指導が必要となる．その他の疾患については，がんでは化学療法時の副作用対策，精神神経疾患ではパーキンソン病での運動や衣食住環境，免疫・アレルギー疾患では喘息における生活上の注意点，感染症ではインフルエンザの予防と罹患後の注意点を例示として記載した．

　g. 薬剤情報提供文書，お薬手帳，健康手帳を用いた指導　　患者には多くの薬剤情報を提供しなければならないが，そのツールとして，"薬剤情報提供文書"（図 9・3）がある．口頭による薬剤の情報提供では，患者個々の状況に合わせたきめ細やかな説明を行うことができるが，時間が経つと患者はその内容を忘れてしまう．そのため，重要な情報に関しては文書での提供が望まれる．薬剤服用歴管理指導料の算定要件では，"薬剤情報提供文書"に以下の記載が求められている．この文書を用いて患者に説明することは有用である．

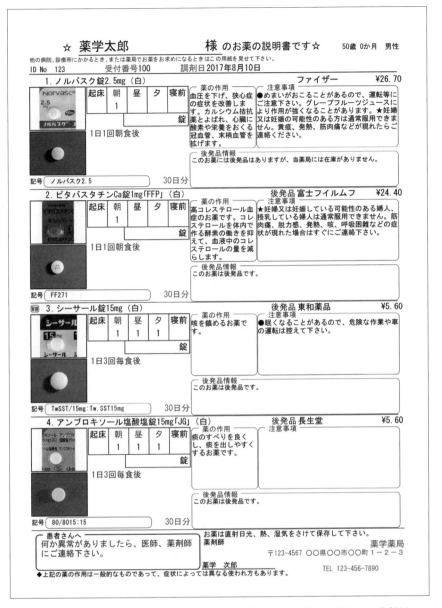

図9・3 薬剤情報提供文書（例）"写真付/服薬指導CD-ROM"（じほう）での作製例．

① 当該薬剤の名称（一般名処方による処方箋または後発医薬品への変更が可能な処方箋の場合においては，現に調剤した薬剤の名称），形状（色，剤形など）
② 用法，用量，効能，効果
③ 副作用および相互作用
④ 服用および保管取扱い上の注意事項
⑤ 保険薬局の名称，情報提供を行った保険薬剤師の氏名
⑥ 保険薬局または保険薬剤師の連絡先など
⑦ 調剤した薬剤に対する**後発医薬品**に関する情報

後発医薬品　generic drug

健康増進法
Health Promotion Act

その他のツールとして，前述したお薬手帳や健康手帳がある．健康手帳は，**健康増進法**に基づくものでは40歳以上が対象で，次に掲げるもののうち，健康手帳の交付を希望する者または市町村が必要と認める者に対して市町村が交付する．

① 健康教育，健康相談，機能訓練または訪問指導を受けた者
② 高齢者の医療の確保に関する法律 第18条に定める特定健康診査，同法 第125条に定める健康診査または健康増進法 第19条の2に基づく健康増進事業などを受けた者

また，以下の内容が記載されている．

① 特定健診・保健指導の記録
② 健康教育，健康相談，機能訓練，訪問指導及び健康増進法 第19条の2に基づく健康増進事業の記録
③ 生活習慣病の予防および健康の保持のための知識
④ 医療に関する記録など必要と認められる事項

その他，市町村によっては，対象を拡大して独自に配布しているものもある．

h. 使用上の説明が必要な薬剤 患者にとって特に使用方法が難しいものとして，**眼軟膏，坐剤，吸入剤，自己注射剤**などの外用剤があげられる．これらは，ほとんどが製薬企業より患者用説明書が提供されているため，その説明書を用いて使用方法を患者に説明する．

眼軟膏
ophthalmic ointment
吸入剤 inhalation
自己注射剤 self-injection

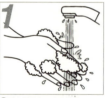
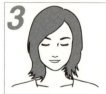
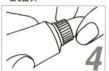

図9・4 眼軟膏の患者用説明書の一例 参天製薬株式会社ホームページより．

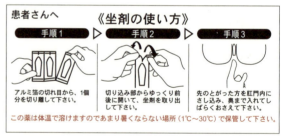
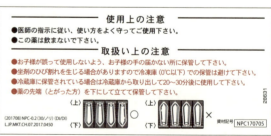

図9・5 坐剤の患者用説明書の一例 バイエル薬品株式会社ホームページより．

第9章　患者・来局者応対，服薬指導，患者教育　　177

i）眼軟膏

眼軟膏は点眼剤と比べて作用時間が長いことが特徴で，無菌的に調製している
ため，結膜嚢に適用できる軟膏である．点眼剤と同様に，汚染予防に気を付けな
ければならない．また，眼軟膏は脂溶性のため，点眼剤と併用する際には最後に
使用すること（最後の点眼から5分以上開ける），使用後は目がかすむ（霧視）
ことがあることを患者に説明する必要がある．眼軟膏の患者用説明書の一例を図
9・4に示す．

ii）坐　剤

坐剤は肛門あるいは膣に挿入して作用させる固形の薬剤で，肛門や直腸など局
所的な作用を目的とするものや解熱や抗痙攣作用などの全身作用を目的とするも
のがある．使用に不便さはあるが，嚥下困難な患者や小児にも使用できるという
利点がある．

坐剤の患者用説明書の一例を図9・5に示す．その他，スムーズに挿入する工
夫として，中腰になって坐剤を肛門に挿入し，立ち上がれば容易に挿入できる．

iii）吸入剤

吸入剤は，吸入することにより直接病変部に薬剤を到達させるため，低用量で
薬効を得ることができ，副作用の軽減が図れるという利点がある．しかしなが
ら，吸入を行うための専用器具（吸入デバイス）が必要となる．デバイスとして
は，**加圧式定量噴霧吸入器**（pMDI），**ドライパウダー吸入器**（DPI），**ネブライ
ザー**の3種に分類される．それぞれの利点と欠点を表9・7に示す．吸入剤は，
デバイスを正しく操作し，薬剤を目的の局所に到達させて初めて薬効が認められ
るため，服薬指導ではデバイス操作の説明が非常に重要となる．pMDI製剤の患
者用説明書のデバイスの使用説明書は製薬企業が提供しており，通常，この説明
書を用いて説明を行う．しかしながら，説明書による説明だけでは患者の理解は得
られない．必ず薬剤師が実際にデバイスを手に取って操作手順を患者に示し，次
に患者にも操作してもらって，互いに使用法を確認するという手順が必要である．

加圧式定量噴霧吸入器
pressurized metered dose
inhaler, pMDI
ドライパウダー吸入器
dry powder inhaler, DPI
ネブライザー　nebulizer

表9・7　各種吸入デバイスの利点と欠点

	加圧式定量噴霧吸入器 （pMDI）	ドライパウダー吸入器 （DPI）	ネブライザー
利　点	噴霧された薬剤を吸入するため，吸気の力がない患者でも吸入しやすい．	噴霧形式ではないので，自分のタイミングで吸入できる．	霧状にした薬剤を自然な呼吸で吸入するため，容易に薬剤を吸入できる．
欠　点	噴霧と吸入のタイミングを合わせる必要があるため，小児や高齢者では困難な場合がある．	吸気の力がないと適切な吸入ができない．	装置が大きく携帯に不便，電力が必要で吸入に時間がかかる．

薬剤師が吸入操作で確認すべき点を以下に示す．① 薬剤のセットの方法（吸
入前にボトルを振る必要があるのかないのかも含む），② 吸入はゆっくり吸うの
か，素早く吸うのか，③ 吸入後，息を止める必要があるのかないのか，④ 吸入
後，うがいをする必要はあるのかないのか．④ のうがいについては，ステロイド
剤の場合は，副作用（口腔カンジダ，声がれ）予防のため必ず実施するよう患者

に説明する．これらの使用における注意点は，デバイスや薬剤により異なるため，吸入指導する薬剤師は病院あるいは薬局で採用されている吸入剤について，熟知しておかなければならない．また，pMDI製剤では噴霧と吸気を同調させる必要があるが，小児や高齢者では困難な場合がある．その際には，スペーサーの使用を患者に勧めるとよい．スペーサーとは，pMDI製剤の噴霧口と口の間にセットして使う吸入補助器で，スペーサーの空間に薬剤を噴霧してこれを吸入する．

iv）自己注射剤

自己注射剤には，インスリン製剤，グルカゴン製剤，ヒト成長ホルモン剤，インターフェロン製剤，エピネフリン製剤など，多種類が存在しているが，特に広く使用されているインスリン製剤について解説する．インスリン製剤は使用法を間違うと低血糖を誘発するため，適切な取扱いや使用法を患者に説明することは重要である．製剤ごとに患者用説明書が用意されているが，吸入剤と同様，説明書による説明だけでは患者の理解は得られない．必ず薬剤師が実際に専用注入器，専用カートリッジ，あるいはこれらが一つになったプレフィルド製剤，注射針を手に取って操作手順を患者に示し，次に患者にも操作してもらって，互いに使用法を確認するという手順が必要である．

インスリン製剤の基本的注射手技は以下のとおりである．
　　①石ケンで手を洗う
　　②複数のインスリン製剤を使用している場合は，種類が正しいか確認
　　③カートリッジのゴム栓をアルコール綿で消毒
　　④注射針の装着（毎回新しいものを使用）
　　⑤空打ち（注射できる状態であるか確認，カートリッジ内にたまりやすい気泡の除去）
　　⑥投与量の設定
　　⑦注射部位のアルコール消毒
　　⑧注射（注入ボタンを押したまま注射針を抜くまで5秒以上待つ）
　　⑨注射針の除去
その他の注意事項として，以下の内容を患者に情報提供する．
　　①注射部位は，腹，尻，太ももまたは上腕であること
　　②同じ部位で注射をする場合は，注射のたびに場所を変えること
　　③注射後，注射部位をこすったりもんだりしないこと
　　④使用済みの注射針は医療機関や薬局へ持参して破棄すること，再利用しないこと
　　⑤未開封のインスリン製剤は冷所保存（2〜8℃）で保存し，冷凍させないこと
　　⑥開封したインスリン製剤は，30℃以下の室温で高温や直射日光を避けて保管すること

i. 妊婦・授乳婦，小児，高齢者への応対

i）妊婦への応対

＊本シリーズ**4**Ⅱ，SBO 4参照．

胎児への薬物の影響は，妊娠時期＊により異なる．そのため，妊婦への薬物投

与の適切性を考えるとき，まずは妊婦の妊娠時期を確認しなければならない．妊娠時期の数え方は，最終月経の開始日を0週0日として数える．通常，排卵は月経開始日から14日前後であるので，受精時期は2週0日以降ということになる．その後，40週0日が分娩予定日となる．各妊娠時期における薬物投与の危険性について，以下に概略する．

① 受精後2週以内（妊娠3週末まで）：この時期の薬物による胎児への影響は，薬物による影響を受けても完全に修復され正常に出産されるか，あるいは，薬物により着床できなかったり，流産になり消失するかのどちらかである．したがって，薬物による影響を受けたとしてもまったく生まれてこないか正常に生まれてくるかの二者択一である．これを"全か無かの法則"とよんでいる．この時期については，薬物の胎児への影響は基本的には考慮する必要はない．

② 妊娠4～7週末（絶対過敏期）：この時期は，胎児の中枢神経，心臓，消化器官，四肢などの重要な器官が発生・分化する時期で，胎児が最も薬物の催奇形性に影響を受けやすい時期である．この時期の薬剤投与は，妊婦の治療上不可欠な場合とし，催奇形性の最も低い薬剤を選択する必要がある．

③ 妊娠8～15週末（相対過敏期）：この時期は，外性器や口蓋が完成する時期で，絶対過敏期よりは危険度が低くなるが，催奇形性のある薬剤投与は慎重に行う．

④ 妊娠16～40週末（潜在過敏期）：この時期は，薬物による大奇形はほとんど認められず，胎児毒性が問題となる．非ステロイド性抗炎症剤が投与されると胎児に移行して動脈管が収縮して新生児肺高血圧の原因となったり，抗不安薬や抗てんかん薬などでは新生児薬物離脱症候群を発症することもある．

添付文書では，妊婦への薬物投与について，薬剤ごとに以下のような6段階で表現されている．1) 投与しないこと，2) 投与しないことが望ましい，3) 治療上の有益性が危険性を上回ると判断される場合にのみ投与すること，4) 減量または休薬すること，5) 大量投与を避けること，6) 長期投与を避けること．この中で，表現が多いのが"治療上の有益性が危険性を上回ると判断される場合にのみ投与すること"である．添付文書からだけでは薬物治療の評価が難しいため，エビデンスに基づいて再評価している専門書などの情報源を用いて総合的に評価する．たとえば，アセトアミノフェンの添付文書では，"妊婦または妊娠している可能性のある婦人には，治療上の有益性が危険性を上回ると判断される場合にのみ投与すること．〔妊娠中の投与に関する安全性は確立していない．〕"との記載があるが，一例をあげると，"薬物治療コンサルテーション──妊娠と授乳（改訂2版）"*では，"安全"として評価されている．

以下に，妊婦に服薬指導する際の薬剤師の行動を示す．医師の治療方針を念頭に置いて行動することが重要である．

① 妊娠時期を必ず確認する．
② 現在の病状を確認する．また，患者が医師からどのような説明，指導を受けているか確認する．

* 伊藤真也 他，"薬物治療コンサルテーション──妊娠と授乳（改訂2版）"，南山堂（2014）．

③ 専門書などにて処方薬投与の危険性を把握し，薬物治療のメリットとデメリットを評価する．必要に応じて，処方医に確認する．

④ 処方薬の投与が必要と判断した場合は，その必要性を患者に説明する．

⑤ 処方薬の有効性と安全性に問題があると判断した場合は，処方設計（薬剤は必要量をできるだけ短期間投与することを念頭に置く）を行い，医師に提案する．

ii) 授乳婦への応対

授乳婦の薬物治療に関しては，ほとんどの薬物は母乳に移行するものの，乳児に有害事象が生じた例は少ない．これは，一般的に母乳中に移行する薬物量は非常に少ないからである．授乳婦の健康を害することは，結果として乳児の害にもつながるため，"母乳に薬物が移行するかどうか"ではなく，"乳児に有害な作用を生じるかどうか"を服薬の判断基準とする．授乳婦に服薬指導する際の薬剤師の行動は妊婦のものとほぼ同様（上記の ②〜⑤）であるが，以下の ①，② について考慮するとよい．

相対的乳児薬物投与量
relative infant dose, RID

① 処方設計の際には，半減期が短く，**相対的乳児薬物投与量**（RID）の小さい薬剤，乳児にも使用できる薬剤を選択する．

$$RID = \frac{乳児の薬物摂取量〔mg/(kg・日)〕}{母親の薬物摂取量〔mg/(kg・日)〕} \times 100 （\%）$$

乳児の薬物摂取量 ＝ 乳汁中濃度 × 哺乳量
　　　　　　　　　 ＝ 母親の血中濃度 × M/P 比 × 哺乳量
M/P 比（milk/plasma ratio）：薬の乳汁中濃度と血中濃度の比
母親の血中濃度は，添付文書やインタビューフォームから平均血中濃度や最高血中濃度を調べる．M/P 比は添付文書，インタビューフォーム，専門書などから調べる．乳児の平均的哺乳量は 150〔mL/(体重 kg・日)〕を用いてもよい．

② 乳児の兆候（授乳や睡眠パターンの変化，機嫌，便の状況）を観察し，いつもと違うようであれば医師・薬剤師に連絡するように指導する．

妊婦の薬物治療と同様に，授乳婦の薬物治療を添付文書のみから評価することはやはり困難である．たとえば，ジクロフェナクナトリウム錠の添付文書では，"本剤投与中は授乳を避けさせること（母乳中へ移行することが報告されている）"との記載があるが，専門書など*では，服用可として評価されている．授乳婦の薬物治療においても，さまざまな情報から総合的に評価することが必要である．

* 水野克己，"母乳と薬
——あなたの疑問解決します（改訂 2 版）"，南山堂
(2013) および国立成育医療研究センター（ママのためのお薬情報）ホームページ 参照．

iii) 小児への応対

小学生までの小児では，服薬指導を保護者に対して行うことが多く，一般成人と同じように実施することができる．一方，患者が中学生の場合や付き添いの保護者が高齢者の場合は，よりわかりやすい用語を用い，ゆっくりとした口調で相手の理解度を確認しながら実施する．小児の服薬指導で特徴的なものは，剤形や薬剤の飲ませ方，学校での服薬などがある．以下に，小児（保護者）に服薬指導する際の薬剤師の行動を示す．

第9章　患者・来局者応対，服薬指導，患者教育　　181

① 服薬可能な剤形（錠剤，散剤，シロップ剤など）と体重を確認し，適切な剤形と投与量を確認する．

② 乳児に対しては，薬剤をミルクと混ぜて投与しないことを指導する（ミルクの味が変わるため，以後，主食であるミルク嫌いにさせないため）．

③ 満腹状態の食後では服用しなかったり吐いたりする場合があるので，薬物治療上問題がなければ，食前投与を勧めてもよい．

④ 処方薬が苦く飲みにくい場合は，何（ジュース，アイスクリーム，プリン，ゼリーなど）と混ぜて服用しても大丈夫なのか，何を混ぜれば飲ませやすいのか情報提供する．ただし，1歳未満の乳児には，ハチミツを与えてはいけない．これは，ハチミツに含まれるボツリヌス菌により乳児ボツリヌス症を発症してしまう可能性があるためである．これらの情報は添付文書には記載がないので，専門書などを参考にするとよい．また混ぜる際，複数回分をまとめて調製するのではなく，1回分のみを調製するよう指導する．

⑤ 必要に応じて，小児に服薬させるためのグッズ（服薬ゼリー，スポイトなど）について情報提供を行う．

⑥ 保育所や幼稚園，学校での服薬が可能かどうか確認し，困難な場合は適切な処方設計を行い医師に疑義照会する．

iv) 高齢者への応対

　一般的に，高齢者では，身体能力（**視力，聴力，嚥下能力**など），生理機能（**腎機能，肝機能**など）や**認知力・理解力**が低下しているため，服薬指導時には特別な配慮が必要である．しかしながら，これらの能力の低下は患者ごとの個人差が大きいため，一律の対応はできない．服薬指導の際には，個々の患者の医薬品に対する理解力，服薬能力，認知能力，コミュニケーション能力を見きわめて，患者一人一人に適した対応をとる必要がある．

　以下に，高齢者に服薬指導する際の薬剤師の行動を示す．これらは，すべての患者において実践するのではなく，患者の特性に基づいて使い分け，患者の自尊心を傷つけないよう配慮する必要がある．

① 薬袋の文字，薬剤情報提供書の文字を大きくしたり，油性ペンで書き込む．説明には，図表や文書を積極的に用いる．

② はっきりとした口調でゆっくりと話しかけ，相手の理解度を確認しながら情報提供，指導・教育を行う．

③ 嚥下能力を確認し，必要に応じて剤形の変更を検討する．

④ アドヒアランスやPTP包装シートなどからの薬剤の取出しが困難ではないか確認し，一包化の必要性を検討する．

⑤ 必要に応じて，家族や介護者へも情報提供，指導・教育を行う．

⑥ 生理機能が低下している状態で多剤を併用している場合が多いため，薬物治療の効果と副作用を慎重に評価する．

182　　第Ⅱ部　処方箋に基づく調剤

9・2　収集した患者情報を適切に記録する.

学生へのアドバイス

　収集した患者情報の記録は，単なる記載者自身の覚え書きではない．調剤報酬や診療報酬を算定するうえで必要不可欠であるとともに，薬剤師がファーマシューティカルケアを実践するうえで，一連の情報・思考・行動・結果を科学的，論理的，かつわかりやすく記載し，他の医療スタッフと共有することが重要である.

この学習に必要な予備知識

患者情報　（⇨ E3(2)：**6**Ⅴ，第Ⅱ部）
処方設計と薬物療法の実践（処方設計と提案）
　　　　　　　　　　（⇨ F(3)③：**7**Ⅱ，第 3 章）
処方設計と薬物療法の実践（薬物療法のおける効果と副作用の
　　　　　　　　　評価）（⇨ F(3)④：**7**Ⅱ，第 3 章）

この学習が目指す成果

　収集した患者情報を薬歴や診療録などに適切に記録することができ，また患者の薬物治療上の問題点を列挙し，適切な評価と薬学的管理に基づいた記録が作成できる.

対応 SBO
F(2)④ 7,8,15，F(3)④ 3,12
詳細は p.xvii 参照.

薬剤服用歴管理記録簿：薬歴簿ともいう.
薬剤管理指導記録

　薬剤師，医師，看護師をはじめとする医療従事者の間で患者情報を共有することにより，よりよいチーム医療へとつながる．そのためには，個々の患者についての情報を記録することが重要である．また，この記録を時系列に管理して，患者の薬物治療に役立てる．収集した患者情報や服薬指導の内容は，保険薬局では**薬剤服用歴管理記録簿（薬歴簿）**に，病院における入院患者では**薬剤管理指導記録**に記録する．記録は，薬剤師や医療従事者間で共有することを念頭におき，誰が見ても内容が理解できるようにわかりやすく記載しておく必要がある．特に服薬指導の記録では，誰が，いつ，何を，どのような根拠で説明したのか，また患者からどのような訴えがあったのかなどを記録し，より良質な薬物療法が提供できるよう心がけなければならない.

電子薬歴
電子カルテ

　近年は，コンピューターを活用した**電子薬歴**や**電子カルテ**を用いて，医療従事者間で情報を共有することが増えてきている．加えて，服薬指導を保険薬局，病院のみならず在宅においても行うようになってきている.

9・2・1　薬歴・診療録の基本的な記載事項を説明できる

a. 薬歴簿および薬剤管理指導記録に記録すべきこと　　薬歴簿には，おもに患者情報，調剤記録，指導経過記録を記載する．薬剤管理指導記録には，おもに患者情報，投薬・注射歴，指導経過記録を記載する．ただし，薬剤管理指導記録が**カルテ（診療録）**とともに管理されている場合は，患者情報などの重複する項目については，別途記録を作成する必要はない.

カルテ（chart, Karte）：診療録（medical record）ともいう.

ⅰ）患者情報

　患者の氏名，生年月日，連絡先，保険情報（被保険者証の記号番号）などの患者管理情報，検査データ（場合によっては疾患名）などの医学的管理情報，患者の体質，副作用歴，アレルギー歴，服用薬履歴，併用薬（他科受診と服用薬の有無，一般用医薬品・健康食品などの服用），妊娠・授乳の有無，禁忌疾患の有無などの薬学的管理情報，そのほか嗜好品（アルコール，タバコ，コーヒーなど）の摂取，生活スタイル，高所作業・車の運転の有無などを記載する.

ii) 調剤記録

処方箋を発行した医療機関，処方医，処方日，処方内容などについて，これに加え，苦手な剤形，患者の要望を踏まえた調剤方法（一包化，散剤混合，錠剤分割などとその理由）などの調剤記録，また処方内容に関する疑義照会の内容の記録，調剤日を記載する．

iii) 投薬・注射歴

入院時に持参した薬剤およびその薬剤の入院中の継続の有無，入院中の処方薬

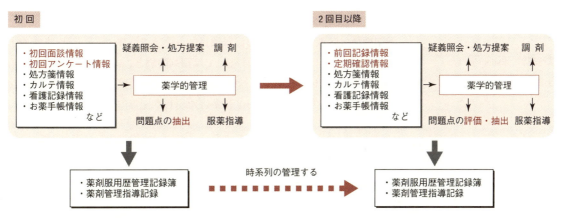

図9・6　記録作成の流れ　色文字は，初回と2回目以降で異なる部分．薬剤服用歴管理記録簿とは薬歴簿のこと．

表9・8　薬剤服用歴管理指導料，薬剤管理指導料算定時の記録記載項目

薬剤服用歴管理記録簿（薬歴簿）への記載項目	薬剤管理指導記録への記載項目
1. 氏名・生年月日・性別・被保険者証の記号番号・住所・必要に応じて緊急時の連絡先などの患者についての記録	1. 患者の氏名
2. 処方した保険医療機関名および保険医氏名・処方日・処方内容などの処方についての記録	2. 生年月日
3. 調剤日・処方内容に関する照会の要点などの調剤についての記録	3. 性　別
4. 患者の体質・アレルギー歴・副作用歴などの情報	4. 入院年月日
5. 患者またはその家族などからの相談事項の要点	5. 退院年月日
6. 服薬状況	6. 診療録の番号
7. 残薬の状況	7. 投薬・注射歴
8. 患者の服薬中の体調の変化	8. 副作用歴，アレルギー歴
9. 併用薬など（要指導医薬品，一般用医薬品，医薬部外品およびいわゆる健康食品を含む）の情報	9. 薬学的管理指導の内容
10. 合併症を含む既往歴に関する情報	10. 患者への指導および患者からの相談事項
11. 他科受診の有無	11. 薬剤管理指導などの実施日
12. 副作用が疑われる症状の有無	12. 記録の作成日およびその他の事項
13. 飲食物（現に患者が服用している薬剤との相互作用が認められているものに限る）の摂取状況など	
14. 後発医薬品の使用に関する患者の意向	
15. お薬手帳による情報提供の状況	
16. 服薬指導の要点	
17. 指導した保険薬剤師の氏名	

184   第Ⅱ部　処方箋に基づく調剤

（内服薬・注射剤など）などを記載する．

ⅳ）指導経過記録

服薬指導の内容，患者やその家族からの相談内容，薬学的管理内容，実施した薬剤師を記載する．

b. 記録までの流れ　　得られた情報をもとに，患者個々の薬物治療上の問題点の抽出，服薬指導などを行う．その後，速やかにその内容についてその都度記録を作成する．また，2回目以降は，患者個々の薬物治療上の問題点の抽出に加え，前回抽出した問題点に対して立てた計画などに関する評価も行い，その内容も含めて記録を作成する（図9・6）．

c. 調剤報酬・診療報酬算定時の記録項目　　薬学的管理，服薬指導，記録などの一定の要件を満たした場合，保険薬局では**調剤報酬**として薬剤服用歴管理指導料が，病院では入院患者に対して**診療報酬**として薬剤管理指導料が算定できる．これらを算定する場合には，表9・8にあげた項目が記録内容として必要である．

調剤報酬　dispensing fee

診療報酬

9・2・2　問題志向型システム（POS）に基づく SOAP 方式による服薬指導の記録

a. 問題志向型システム　　問題志向型システム（POS）は 1960 年代に米国の内科医 L.L. ウィードらにより提唱されたもので，"各医療従事者がそれぞれの専門性を発揮することにより，患者の抱える医療上の問題点を問題ごとに明確化し，その問題点を患者の立場に立って一つ一つ解決していくシステム"である．

近年は，ほとんどの医師・看護師がカルテ（診療録）や**看護記録**の記載に取入れるとともに薬剤師の薬歴簿，薬剤管理指導記録にも浸透してきている．薬剤師が POS を取入れることで，薬物治療に関する問題点を明らかにすることができ，適正な薬物療法の遂行ができる．また，服薬指導も単に画一的な薬の説明ではなく，目の前の患者の問題点を把握し，それを薬剤師の立場で解決して指導していくことができる．

問題志向型システム：
problem oriented system,
POS

看護記録　nursing record

ⅰ）問題志向型診療記録（POMR）

POMR は，POS にのっとった記録である．患者情報，プロブレムリスト，初期計画，経過記録の四つの部分から構成される（図9・7）．

① **患者情報**：患者が正しい服薬や適正な薬物療法を受けられるように，患者の全体像を明らかにし，問題点をひき出すための情報である．初回面談や**初回アンケート表**，カルテ（診療録），看護記録などに加え，患者との会話の中からも薬学的管理に必要な情報を収集する．

② **プロブレムリスト**：患者情報を整理し，患者の問題点を明確化する．薬剤師が解決すべき問題点として重要な順に番号化し，それぞれをわかりやすくネーミングする．各プロブレムには，番号記号（#）を付け，#1，#2，… と表記する．

③ **初期計画**：問題を解決するための計画を立案し，目標を患者主体で観測可能な表現で記載する．

　　・観察プラン（**Op**）：検査結果，コンプライアンスなどの観察項目を具体的に列挙

問題志向型診療記録：
problem oriented medical
record, POMR

初回アンケート表
first patient interview form

Op：observation plan

・ケアプラン（Cp）：患者への直接的な働きかけや医療チームとの検討内容

・教育プラン（Ep）：目標を達成するための患者への指導内容

④ **経過記録**：初期計画に基づき，薬剤師が実践したことについて，患者の反応や問題の変化をプロブレムごとに各項目を分けて **SOAP 方式**で記録する.

ii）**POMR の監査（オーディット）**

POMR は，患者の状態や治療方針が大きく変更になったときなどに随時評価し直し，修正・改良を加えていく（オーディットする）必要がある.

b. SOAP 方式　SOAP 方式は，POS をうまく機能させるための経過記録の記載方式の一つである. S, O, A, P の四つの記載項目（表 9・9）から成り，それぞれのプロブレムに対し別々に SOAP を作成する.

Cp: care plan

Ep: education plan

SOAP 方式: 本シリーズ **1** I, SBO 57 参照.

表 9・9　SOAP 形式の概念[a]

記載項目	該当内容	具体例
S（subjective data）**主観的情報**	患者の訴え・質疑	患者が直接提供する副作用症状など，薬に対する訴えや相談事項
O（objective data）**客観的情報**[†]	病歴，診察所見，検査データ	薬剤師としての客観的観察 使用薬剤，投与時間，投与量，血中濃度測定値，主要検査値，既往歴，血圧，脈拍など
A（assessment）**評価**	判断，考察，評価，目標，意見	薬剤師としての評価・回答 訴えや相談事項と薬剤の関連，投与方法の適否，患者への回答・指導など
P（plan）**計画** 観察プラン（Op）ケアプラン（Cp）教育プラン（Ep）	診断，治療方針，薬物投与の開始・中止	薬物療法への情報提供 医師や看護師への問題点のフィードバック，患者指導計画，副作用予知，血中濃度測定計画など

a）堀岡正義著，"調剤学総論（第 12 版）"，p.354，南山堂（2015）より一部改変.
† その日の服薬情報を O とする施設も多い.

9・2・3　代表的な症例についての服薬指導記載例

保険薬局における症例として，54 歳の 2 型糖尿病患者（女性）の薬歴簿の記載例を示した（図 9・8，p.186）. この患者のプロブレムは "#1 糖尿病治療に関連した低血糖発現" である. SOAP 方式で記載することにより，患者の訴えや状況を記録者以外の薬剤師が見ても把握しやすくなっており，次回の服薬指導におけるポイントが明確になっている.

入院患者の症例として，食道癌で化学療法および手術目的で入院してきた 71 歳男性の薬剤管理指導記録を示した（図 9・9，p.188）. この患者には多くのプロブレムがあげられるが，例として "#2 腎機能低下時の薬剤使用"，"#3 CDDP による悪心・嘔吐" をあげた. 病院においては，特に医療チームの一員として，共通の言語で記載することが重要であり，POS に基づく SOAP 方式による記載の有用性は高い. また，投薬・注射歴や検査歴が時系列に一覧で確認できるような記録は薬学的管理もしやすい（図 9・10，p.190）.

診療記録開示時代を迎え，服薬指導記録についても，得られた情報から薬剤師が評価・判断し，個々の患者の問題を解決する経過について，わかりやすく記載することが重要である.

① 患者情報

アレルギー歴
副作用歴
他科受診
（併用薬）
処方内容
服薬状況
病　歴
診断所見
検査値
　　　　など

↕

② プロブレムリスト

#1＿＿＿＿＿
#2＿＿＿＿＿
#3＿＿＿＿＿

↕

③ 初期計画

#1＿＿＿＿＿
目　標
観察プラン
ケアプラン
教育プラン
　　　　など

↕

④ 経過記録

○月○日
叙述式記録
#1＿＿＿＿＿
S：
O：
A：
P：
#2＿＿＿＿＿
S：
O：
A：
P：

図 9・7　問題志向型システム（POS）に基づく SOAP 方式による服薬指導記録（POMR）

186　第Ⅱ部　処方箋に基づく調剤

患者番号：0123　　患者氏名：　東　京子（アズマ キョウコ）	保険者番号：　45600000　　　　記号番号：789000
生年月日：昭和38年1月31日生　（　54歳　）性別	住所：○○市△△△1丁目 2-3 電話番号：0200-00-0000
薬歴簿作成日：平成28年5月30日	緊急時連絡先（　息子さん　）電話番号：080-0000-0000 住所（　息子さん　）：○○市◇◇◇3丁目 4-5

継続治療の疾患	受診医療機関	確認日・確認者	備考
① 高血圧 ② 2型糖尿病 ③ 白内障 ④ ⑤	マロニエクリニック マロニエクリニック ひまわり眼科	H 28 ／ 5 ／ 30 佐藤太郎 H 28 ／ 10 ／ 15 佐藤太郎 H 29 ／ 4 ／ 20 田中一雄	

副作用歴：（有）　無　不明 　ホスミシン：発疹	調剤方法の工夫など，特記事項 一包化は希望しない．
アレルギー歴：　有　（無）　不明 ・薬物アレルギー ・食物アレルギー ・そ　の　他 確認日（H 28 ／ 5 ／ 30 ）確認者：佐藤太郎 　　　（H 28 ／ 10 ／ 15 ）確認者：鈴木和子 　　　（H 29 ／ 4 ／ 20 ）確認者：田中一雄 　　　（　／　／　）確認者： 　　　（　／　／　）確認者： 　　　（　／　／　）確認者：	患者の体質および既往症 　　胃弱 　　下痢しやすい　（便秘しやすい）　　不眠傾向 　　皮膚敏感　光線過敏 既往症 （花粉症）　アトピー　蕁麻疹　（鼻炎） その他既往症 確認日（H 28 ／ 5 ／ 30 ）確認者：佐藤太郎 　　　（H 28 ／ 10 ／ 15 ）確認者：鈴木和子 　　　（H 29 ／ 4 ／ 20 ）確認者：田中一雄 　　　（　／　／　）確認者： 　　　（　／　／　）確認者： 　　　（　／　／　）確認者：
OTC薬：無　（有） 　　ロキソニンS（頭痛時） 　　コンタック鼻炎用（花粉症の時期のみ） 健康食品　：無　（有） 　　青汁（H 28/11 月～） 確認日（H 28 ／ 5 ／ 30 ）確認者：佐藤太郎 　　　（H 28 ／ 10 ／ 15 ）確認者：鈴木和子 　　　（H 29 ／ 4 ／ 20 ）確認者：田中一雄 　　　（　／　／　）確認者： 　　　（　／　／　）確認者：	生活状況 　職業（　飲食店自営　　　　　　　　　　　　　　） 　　　　夜勤　　　　　　　（　有　（無）　） 　　　　高所作業・機械操作　（　有　（無）　） 　　　　その他特記事項（　　　　　　　　　　　　　） 　車の運転　（　無　（有）頻度　2～3日/週　　） 　アルコール（　無　（有）20歳～　機会飲酒　　） 　喫煙歴　　（　無　（有）20～50歳 10本/日　） 　妊娠　　　授乳 その他
その他特記事項 　・後発医薬品使用の患者意向　（有）　無　） 　・おくすり手帳　（有）　無　）	確認日（H 28 ／ 5 ／ 30 ）確認者：佐藤太郎 　　　（H 28 ／ 10 ／ 15 ）確認者：鈴木和子 　　　（H 29 ／ 4 ／ 20 ）確認者：田中一雄 　　　（　／　／　）確認者： 　　　（　／　／　）確認者：

受診医療機関

医療機関名 電話番号	マロニエクリニック ○○-0000	医療機関名 電話番号	とちのみ歯科クリニック ◇◇-◇◇◇◇
医療機関名 電話番号	ひまわり眼科 △△-△△△△	医療機関名 電話番号	
医療機関名 電話番号		医療機関名 電話番号	

図9・8　薬剤服用歴管理記録簿（薬歴簿）の記載例　p.187へつづく．

第9章　患者・来局者応対，服薬指導，患者教育　　187

調剤 （処方日）	医療機関名 診療科名 処方医師名	処方内容	確認事項・指導事項 疑義照会内容など
H 29.7.23 （H 29.7.21）	マロニエクリニック 内科 高橋　正美医師	【継　続】 1）コディオ配合錠 EX 　　1回1錠（1日1錠）朝食後 　　　　　　　　　　28日分 2）アムロジピン錠 5 mg「サワイ」 　（ノルバスク錠 5 mg から後発品 　に変更） 　　1回1錠（1日1錠）朝食後 　　　　　　　　　　28日分 3）ボグリボース OD 錠 0.3 mg 　「トーワ」 　（ベイスン OD 錠 0.3 mg から 　後発品に変更） 　　1回1錠（1日3錠）毎食直前 　　　　　　　　　　28日分 【新規追加】 4）ジャヌビア錠 50 mg 　　1回1錠（1日1錠）朝食後 　　　　　　　　　　14日分 5）レベミル注フレックスペン 　　　　　　　　　　　　1本 　　1日1回 朝食後 10 単位 【中　止】 ノボラピッド注 30 ミックスフレックスペン	【確認項目】 ＊他科受診　[　無　　有　] ひまわり眼科 　⇒内科医師へ伝達済みの旨，確認． ＊併用薬　[　無　　有　] 　カリーユニ点眼（ひまわり眼科） 　⇒内科医師へ伝達済みの旨，確認． ＊服薬状況　[　良好　不良　] ＊残薬確認　[　適切　残薬有　] 　ただし，お昼のボグリボースが少し余りぎみ ＊服薬中の体調・症状変化[　無　　有　] 　低血糖の頻度↑のため，前回処方のノボラピッド注 30 ミックスフレックスペンから変更になったとのこと． ＊副作用発現　[　無　　有　] 　上記，低血糖について． ＊飲食物と処方薬との相互作用 　[　該当無　摂取有　摂取無　] ＊後発医薬品の使用希望　[　無　　有　] ＊お薬手帳へ情報提供 　中止薬，新規追加薬について記載． ＊その他・相談等　[　無　　有　] ・インスリンの種類の変更と内服薬追加による不安 ・残ったノボラピッド注の廃棄方法について 　　　　　　　　　　　[薬剤師：鈴木 和子] 【疑義照会】 ・ボグリボース錠の継続について確認 　⇒継続のままで経過観察（高橋 Dr） ・ジャヌビアの投与量の妥当性確認のため，最新の腎機能検査値を確認⇒SCr 0.9（7/21 高橋 Dr） 　　　　　　　　　　　[薬剤師：鈴木 和子] 【指導内容】 #1 糖尿病治療に関連した低血糖発現 S）食事を摂るタイミングが不規則のせいか，異常にお腹がすいたり，動悸や冷や汗も時々出るようになった．低血糖だと思いブドウ糖を飲むと症状が治まる．先生に相談したら1日1回の注射に替わった．いつもより多く運動しているとか，食事量が変わったということはない．車の運転時は注意している． O）FBS：120〜140 mg/dL で推移（管理手帳より） 　　HbA1c：7.0 %（7/21 検査値 data） 　　推定 Ccr 値＞50 mL/min A）血糖コントロールに関する目標値は維持できているため，服薬状況には問題ないと思われる．運動量，食事量に変化なく，血糖降下作用を増強する薬剤の変更，追加などもないため，今回の低血糖症状は食事摂取のタイミングの不規則によるものと考えられる．低血糖の対処法はよく理解できている． ジャヌビアの初回投与量問題なし． P）本日の指導 Ep：フレックスペンの手技確認，レベミルの作用説明，ジャヌビア錠の初回指導 Cp：ブドウ糖 10 g×10 p を追加で渡した． 　残ったノボラピッド注は次回持参し，こちらで廃棄次回確認 Op：低血糖の出現頻度 　　腎機能，肝機能に関連する検査値確認 　　ボグリボースの残余量確認 　　　　　　　　　　　[薬剤師：鈴木 和子]

注）コディオ配合錠 EX：バルサルタン 80 mg/ ヒドロクロロチアジド 12.5 mg 配合錠，ジャヌビア錠：シタグリプチンリン酸塩水和物錠，レベミル注：持効型インスリン デテミル，ノボラピッド注 30 ミックス：溶解インスリンアスパルト/プロタミン結晶性インスリンアスパルト（3/7 製剤）

図9・8　（つづき）

188　第Ⅱ部　処方箋に基づく調剤

患者 ID	20-1607-25	薬剤管理表作成日： 平成 29 年 9 月 10 日	病棟：5 階西病棟
氏名： （のぎ ゆたか） **乃木 温**　71 歳　男性 生年月日：昭和 21 年 7 月 23 日生		作成薬剤師：塩原　泉 入院日：平成 29 年 9 月 10 日 退院日：	診療科：消化器外科 担当医： 渡辺 忍医師，伊藤善美医師

主訴： 食後のつかえ感，嗄声 現病歴： 　4 カ月前から食後の喉のつかえを自覚していたが放置．最近，声のかすれがひどくなり近医を受診した．精査・加療目的にて当院入院．	主診断名： 胸部下部食道がん（T2-3N2M0→cStage Ⅲ） 既往歴および合併(併存)症： 　高血圧，高脂血症（45 歳～） 　肺気腫（60 歳～）
身長：165 cm　　　体重：70 kg BSA（体表面積）：Du Bois 式 1.80 m^2	その他特記事項： 本人への病名，病状の告知あり（現状のまま） 治療方針： 術前化学療法 FP 療法（5-FU/CDDP）を 2 クール施行後，胸腹腔鏡補助下食道がん根治術を行う予定．
副作用歴 [無　　有]： ピリン系薬剤にて発疹，発熱（中学 3 年） 　　　使用中止にて回復，以降使用歴なし アレルギー歴 [無　　有] 薬剤：上記ピリン系薬のエピソード 食物：サバ，ピーナッツ 投与禁忌薬 [無　　有]：ピリン系医薬品 当院該当薬：メチロン注，クリアミン配合錠 A	現在使用中の薬剤 当院処方：無　有（持参　有　　無 ） 他院処方：無　有（持参　有　　無 ） 1）アムロジピン錠 5 mg　1 回 1 錠（1× 朝） 　　プラバスタチン Na 錠 10 mg　1 回 1 錠（1× 夕） 2）スピリーバレスピマット　1 回 2 吸入（1× 朝）
職業：農業（自営） 生活状況： アルコール（ 無　有：焼酎 3 合 毎日　　　） 喫煙歴　　（ 無　有：20～60 歳　30 本 / 日 ） 　　　　　現在は喫煙なし 身体機能 嚥下力　問題 [無　　有]ただし，つかえ感（＋） 手技力　問題 [無　　有] 視力　　問題 [無　　有] 聴力　　問題 [無　　有] 右だけ聴きにくい 理解力　問題 [無　　有] その他： 日常的な車の運転，農作業に伴う危険な機械作業などあり．	その他の常備薬 OTC 医薬品： サクロン（胸やけがする時）(持参　有　無) 健康食品： グルコサミン（常用）(持参　有　無) 継続希望あり 家族構成，その他： 同居家族：妻（66 歳），息子夫婦，孫 2 人 家族歴：父親 胃がん（68 歳没），兄 肺がん（76 歳）

図 9・9　薬剤管理指導記録の記載例　p.189 へつづく．

第9章　患者・来局者応対，服薬指導，患者教育　　189

(記入日) H29年 9/10	＜入院時面談＞情報提供者：本人 持参薬有り：他院処方（内服10日分），お薬手帳の持参：有，服薬管理：自己管理可 服薬状況：内服薬はほぼ良好，<u>吸入薬はよく忘れる</u>（吸入薬の必要性・効果を実感できていない） 服薬機能：問題なし．ただし右耳は聞こえにくいためできるだけ左側へ座る ＜適正使用チェック＞ 禁忌薬の投与 [無 有]　・重複投与 [無 有]・相互作用 [無 有] 使用中薬剤：投与量 問題 [無 有]・用法 問題 [無 有]・ 副作用症状 [無 有] ＜医師への確認事項＞ 持参薬は内服・吸入ともに継続指示（伊藤Dr），持参分終了後の当院該当薬の情報提供． アムロジピン⇒ノルバスク錠，プラバスタチンNa⇒メバロチン錠へ代替 発熱時の解熱にメチロン注は使用禁止	(記入者) 塩原　泉
9/11	＜適正使用チェック＞ 腎機能検査値の確認：問題 [無 有] 肝機能検査値の確認：問題 [無 有]ただし日常飲酒量多く，値やや高め． 血球化学検査値の確認：問題 [無 有]	塩原　泉
9/16	＜プロブレムリスト＞ #1：COPD治療薬（吸入）の服薬アドヒアランス不良 #2：腎機能低下時の薬剤使用 #3：CDDPによる悪心・嘔吐 #2：腎機能低下時の薬剤使用（実在） S）訴えは特になし． O）明日よりFP療法開始．入院時からの体重変動なし．BSA 1.80 m² 　注射剤処方確認：5FU注（800 mg/m²）　1440 mg/body DIV（24 hr）×Day1-5 　　　　　　　　　　CDDP注（80 mg/m²）　144 mg/body DIV（2 hr）×Day1 　腎機能検査値確認：実測 24 hr CLcr値 65 mL/min A）軽度腎機能低下あり．現時点でCDDPは100％doseとなっている．5FUの投与量は問題なし．CDDPの減量基準までは腎機能低下していないが注意が必要である． P）Cp：初回投与はこのまま．反応見て次回の投与量を決めることとする． 　Ep：水分摂取について説明． #3：CDDPによる悪心・嘔吐（ハイリスク） S）明日から点滴が始まるから少し緊張しているよ．気持ち悪くなったり吐いたりしなければいいんだけど． O）支持療法の処方内容： 【投与前】 Day1：デカドロン注9.9 mg，アロキシ静注0.75 mg 【投与後】 Day2～5：デカドロン錠8 mg A）CDDPは高催吐リスク薬であるため，アプレピタントの投与が必要． 　デカドロンはイメンド併用時の用量となっているためこのままで問題なし． P）Cp：担当医へイメンドカプセル処方依頼． 　Ep：患者にイメンドの用法について説明． 　Op：化学療法開始後の悪心・嘔吐の発現の確認．	田原　歩

注）メチロン注：スルピリン注，クリアミン配合錠A：イソプロピルアンチピリン配合片頭痛治療薬，スピリーバ：チオトロピウム臭化物水和物，CDDP：シスプラチン，5F：フルオロウラシル，デカドロン：デキサメタゾン，アロキシ：パロノセトロン塩酸塩，イメンド：アプレピタント

図9・9　（つづき）

図9・10 時系列薬歴（主要検査値連動）の記載例

使用薬剤

区分	薬剤	用法	1	2	3	4	5	6	7	8	9	10	11	12	13	14	15	16	17	18	19	20	21	22	23	24	25	26	27	28	29	30
月日			9/10																													
入院病日												1	2	3	4	5	6	7	8	9	10	11	12	13	14	15	16	17	18	19	20	21
化学療法経過日																			Day1	Day2	Day3	Day4	Day5	Day6	Day7	Day8	Day9	Day10	Day11	Day12	Day13	Day14
持参薬（継続）	アムロジピン錠5mg	1×朝	1T	→	→	→	→	→	→	→	→	//																				
持参薬（継続）	プラバスタチンNa錠10mg	1×夕	1T	→	→	→	→	→	→	→	→	//																				
参薬（継続）	スピリーバレスピマット	1×朝	2puff	→	→	→	→	→	→	→	→	//																				
内服薬処方	ノルバスク錠5mg	1×朝											1T	→	→	→	→	→	→	→	→	→										
内服薬処方	メバロチン錠10mg	1×夕											1T	→	→	→	→	→	→	→	→	→										
内服薬処方	ジアゼパム錠2mg	不眠時																		1T												
内服薬処方	イメンドカプセル	1×朝																	125 mg	80 mg	→											
内服薬処方	デカドロン錠4mg	1×朝																		2T	→	→										
内服薬処方	プリンペラン錠5mg	3×食前																						1T*3	→	→	→	→				
外用剤	デキサルチン軟膏5g	必要時塗布																														
外用剤	インジンガーグル60mL	適宜含嗽														2本									1本							
注射剤 注射	デカドロン注	15分DIV																	9.9 mg													
注射剤 注射	アロキシン注	30分DIV																	0.75 mg													
注射剤 注射	5-FU注（800 mg/m²）	24 hr DIV																	1440 mg	→	→											
注射剤 注射	CDDP注（80 mg/m²）	2 hr DIV																	144 mg													
処方	20%マンニトール	1 hr DIV																	500 mL													
処方	CDDP投与前 ラクテック等輸液 維持液等輸液																		2000 mL													
処方	CDDP投与後 維持液等輸液																		1500 mL													

臨床検査値

区分	検査項目	単位	施設基準値	入院病日2	入院病日6	入院病日8（Day1）	入院病日13（Day6）	入院病日19（Day12）	入院病日21（Day14）
腎	BUN	mg/dL	9-22	30		28	35	29	
腎	Cr	mg/dL	0.6-1.1	1.0		0.9	1.06	1.1	
腎	24 hrCLCr	mL/min	>80		65.0				
肝	AST	IU/L	12-37	40		35	30	40	
肝	ALT	IU/L	7-45	45		38	28	43	
肝	γ-GTP	IU/L	8-50	55		40	35	30	
肝	T-bil	mg/dL	0.3-1.2	0.8		0.7	0.7	0.8	
血算	WBC	$\times 10^3/\mu$L	3.0-9.0	4500		4900	7000	3000	2500
血算	(NUET)	(40-70%)		3900		2500	2200	1500	1080
血算	RBC	$\times 10^4/\mu$L	400-500	480		450	400	350	330
血算	Hb	g/dL	13.0-17.5	13.8		13.2	14	13.0	12.8
血算	PLT	$\times 10^4/\mu$L	14.0-33.0	15		15	13.5	12.7	12.4
その他	Na	mEq/L	135-150	145		140	139	135	
その他	K	mEq/L	3.5-4.5	4.0		3.9	3.9	4.2	
その他	Cl	mEq/L	98-110	100		102	102	98	
その他	CRP	mg/dL	<0.3	0.1		0.1	0.3	0.2	
その他	SCC	ng/mL	<1.5	2.6					

第10章 医薬品の供給と管理

10・1 適正に医薬品を供給し管理できる.

学生へのアドバイス
　薬剤師が医薬品の管理をどのように行っているか理解を深めてほしい．特に，管理上特別な配慮が必要な医薬品について薬剤師がどのように関わり，役割を果たしているか，しっかりと考察することが重要である．

この学習に必要な予備知識
医薬品等の品質，有効性及び安全性の確保に係る法規範
(⇨ B(2)②: **1** Ⅱ, SBO 20, 22)
特別な管理を要する薬物等に係る法規範
(⇨ B(2)③: **1** Ⅱ, SBO 25)

この学習が目指す成果
　医薬品管理の意義および必要性，各種医薬品の実際の管理および取扱いについて説明できる．

10・1・1 適正な医薬品管理の意義
　医薬品を必要時に必要量を速やかに供給するためには，適正な**在庫管理**と**品質管理**が行われている必要がある．医療機関の規模によっても異なるが1000アイテム以上の医薬品の使用期限や保存条件を遵守し，緊急時や地域住民に対して医薬品を適正に供給できるように適正在庫を維持することは重要となる．

対応 SBO
F(2)⑤ 1〜13
詳細は p.xvii 参照.
在庫管理
品質管理

10・1・2 医薬品管理の流れ
　医薬品管理は**購入管理**，在庫管理，**供給管理**および**使用管理**に分けられ，それぞれの過程で適正な品質管理が行われる必要がある．病院においては，病院内各部門に供給する医薬品の種類と数量を的確に把握し，各部門と連絡を密にとり，適切な医薬品管理に努める必要がある．薬局においては，来局者が必要とする医薬品の種類と数量を的確に把握し，地域の実情に即した適切な医薬品管理に努める必要がある．なお，在庫のない医薬品が処方された場合などでは，"薬局間における医療用医薬品の譲受・譲渡に関するガイドライン"*に基づいて医薬品や譲渡(受)日，譲渡(受)人に関する情報を書面に記録したうえで近隣の薬局間で分割販売したり，地域の薬剤師会が運営する医薬品備蓄センターを利用したり臨機応変に対応する．図10・1に医療機関における医薬品管理の流れを示す．

医薬品管理
drug management,
medicine management
購入管理
供給管理
使用管理

＊日本薬剤師会・日本保険薬局協会・日本チェーンドラッグストア協会，"薬局間における医療用医薬品の譲受・譲渡に関するガイドライン"(2017).

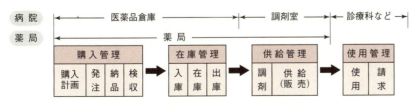

図10・1　医療機関における医薬品管理の流れ

10・1・3 医薬品の適正な採用と採用中止の流れ
　新薬が市場に登場することによって薬物治療の対応できる範囲が大きく広がるケースも少なくない．一方，薬価基準に収載されている**医療用医薬品**は約16,000

医療用医薬品
ethical drug

品目である（2017年3月現在）．個々の医療機関では薬剤業務の適正化を目的に**薬事委員会**を設置し，医薬品の採用ならびに採用中止について審議し決定する．通常，薬事委員会は薬剤部（科）長，各診療部（科）長，看護部（科）長，事務部（科）長などから構成され，事務局が薬剤部（科）に置かれることも多い．

薬事委員会は定期的に開催され，採用申請があった医薬品について有効性，安全性，利便性，価格，診療上の位置づけ，同効薬との比較，複数規格，製薬企業から提供される情報量，品質，安定供給の確認，取扱い上の規制などを検討し採用の有無を決定する（図10・2）．なお，採用が予定される場合，採用品目数が増加することを防ぐために診療上採用の必要性が低い医薬品の採用中止についても同時に検討することもある（図10・3）．

> **薬事委員会**
> committee on pharmaceutical affairs

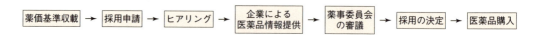

図10・2　医療機関における医薬品採用の流れ（例）

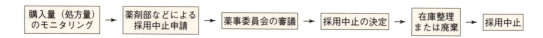

図10・3　医療機関における医薬品採用中止の流れ（例）

10・1・4　医薬品の品質管理

a．使用期限　医薬品，医療機器等の品質，有効性及び安全性の確保等に関する法律（医薬品医療機器等法）によって**使用期限**が3年以上の医薬品を除き直接の容器または被包への表示が原則として定められており，その期限内に使用することが前提となる．使用期限とは，各医薬品が未開封の状態でかつ適正な条件下で保存された場合の医薬品の成分，性状，品質の保証期間となる．

病院においては特に各診療科病棟や外来診察室などに在庫される医薬品が使用期限を超過する危険性がある．薬剤師が各診療科病棟や外来診察室などの医薬品管理に積極的に関与し，使用期限が迫った医薬品の優先した使用を促したり，使用期限が切れた医薬品を撤去するなどの役割を担う必要がある．病院および薬局の医薬品倉庫や調剤室などにおいては在庫される医薬品の棚卸＊を定期的に実施し，使用期限を確認する必要がある．

b．保　存
i）温度管理

第十七改正日本薬局方通則には，"標準温度は20℃，常温は15〜25℃，室温は1〜30℃，微温は30〜40℃とする．冷所は，別に規定するもののほか，1〜15℃の場所とする"と規定されている．医薬品はそれぞれその保存温度が規定されているので，その条件を遵守して保存する必要がある．

> **医薬品，医療機器等の品質，有効性及び安全性の確保等に関する法律**：医薬品医療機器等法と略される．
> **使用期限**　expiration date
>
> ＊棚卸：年度末など期日を決めて，商品・製品・原材料などの在庫を調査して数量を確かめること．
> **保存**
> **温度管理**

ii) 湿度管理

医薬品の中には吸湿性の高いものがあり，このために医薬品の特性が損なわれる可能性がある．医薬品の保管には湿度は一般に 45〜55RH[*1] が望ましいとされ，空調設備により湿度管理を行う必要がある．吸湿性が特に高い医薬品については乾燥剤を使用するなどの配慮が必要である．

iii) 光線管理

第十七改正日本薬局方通則には，"遮光とは，通常の取扱い，運搬又は保存状態において，内容医薬品に規定された性状及び品質に対して影響を与える光の透過を防ぎ，内容医薬品を光の影響から保護することができることをいう"と規定されている．多くの医薬品は近紫外部の波長 290〜450 nm の光によって分解・変性する．これを避けるために医薬品の容器として遮光性をもつものが使用されている．

10・1・5 劇薬，毒薬の管理と取扱い

医薬品が承認・許可される際に，毒性が強いものは**毒薬**，劇性が強いものは**劇薬**として，医薬品医療機器等法 第44条1項および2項の規定に基づき，厚生労働大臣が指定する．毒薬・劇薬の不適正な使用は，重大な事故をひき起こし，患者を死に至らしめる可能性があるので，薬剤師による厳重な管理が必要となる．盗難や紛失を防ぎ，犯罪などに不正使用されないように管理することも同時に必要となる．

a. 譲 渡（ 根拠法 [*2] 医薬品医療機器等法 第46条）

① 薬局開設者または医薬品の製造販売業者，製造業者または販売業者は，品名，数量，使用の目的，譲渡の年月日ならびに譲受人の氏名，住所および職業が記載され，かつ譲受人の署名または押印のある文書の交付を受けなければ，これを販売し，または授与してはならない．

② 上記の文書などは，交付を受けた薬局開設者などにおいて，毒薬または劇薬の譲渡の日から2年間，保存しなければならない．

b. 管理・保管（ 根拠法 医薬品医療機器等法 第48条）

① 業務上毒薬または劇薬を取扱う者は，これを他の物と区別して，貯蔵し，または陳列しなければならない．

② ① において，毒薬を貯蔵し，または陳列する場所には，鍵を施さなければならない．

なお，毒薬に関しては，使用状況の把握のため毒薬の受払簿を作成し，払い出しごとまたは定期的に確認できるように配慮する．劇薬においては，法的に規定はないが必要に応じて準じた管理が望まれる．

10・1・6 麻薬，向精神薬および覚醒剤原料の管理と取扱い

a. 麻薬の取扱い 麻薬とは，中枢神経系に作用して精神機能に影響を及ぼす物質であって，依存性や耽溺性があり，乱用された場合の有害性が非常に強いもので，**麻薬及び向精神薬取締法**によって規制されるものをいう．

湿度管理

*1 **相対湿度** （relative humidity, RH）：ある温度において実際に空気中に含んでいる水分量と空気中に含みうる最大限の水分量（飽和水蒸気量）の比．一般に百分率で表記する．

光線管理

毒 薬
poisonous drug, poison schedule A

劇 薬
powerful drug, poison schedule B

*2 見出し横の 根拠法 は，該当箇所がその法令をもとに記述されていることを示す．

麻 薬 narcotic

麻薬及び向精神薬取締法

i) 譲渡・譲受 （ 根拠法 麻薬及び向精神薬取締法　第26条, 32条）

麻薬営業者（麻薬小売業者を含む），麻薬診療施設（麻薬施用者が診療に従事する病院，診療所または家畜診療施設）の開設者または麻薬研究施設の設置者でなければ麻薬を譲り受けることはできない．購入先は，同一都道府県内の麻薬卸売業者に限られる．購入には麻薬譲渡証（2年間保存）および麻薬譲受証の交換が必要である．

ii) 管理・保管 （ 根拠法 麻薬及び向精神薬取締法　第33条, 34条）

診療施設で，施用し，または施用のため交付する麻薬は，麻薬管理者が管理しなければならない．麻薬事業所（診療施設，薬局）で管理する麻薬は，麻薬以外の医薬品（覚醒剤を除く）と区別して事業所内に設けた鍵をかけた堅固な設備（麻薬専用の固定した金庫または容易に移動できない金庫で施錠設備のあるもの）内に貯蔵して保管しなければならない．

iii) 廃棄 （ 根拠法 麻薬及び向精神薬取締法　第29条, 35条）

麻薬を廃棄する場合は，麻薬の品名，数量および廃棄の方法について，都道府県知事に麻薬廃棄届を届出て，当該職員の立会いの下に行う．ただし，麻薬小売業者または麻薬診療施設の開設者は，麻薬処方箋により調剤された麻薬を廃棄するときは，焼却その他の麻薬を回収することが困難な方法により行わなければならない．また，廃棄後30日以内に都道府県知事に調剤済麻薬廃棄届を届出る必要がある．

iv) 事故 （ 根拠法 麻薬及び向精神薬取締法　第35条）

麻薬小売業者，麻薬施用者，麻薬管理者は，その所有し，または管理する麻薬につき，滅失，盗取，所在不明その他の事故が生じたときは，速やかにその麻薬の品名および数量その他事故の状況を明らかにするため必要な事項を都道府県知事に届出なければならない．

v) 記録 （ 根拠法 麻薬及び向精神薬取締法　第38条, 39条, 41条）

麻薬施用者は，診療録に，以下の事項を記載する必要がある．

1. 患者の氏名，性別，年齢，住所　　3. 麻薬の品名および数量
2. 病名および主症状　　　　　　　　4. 施用または交付の年月日

麻薬管理者または麻薬小売業者（以下の4は除く）は診療施設または薬局に帳簿を備え付け，以下の事項を記載する必要がある．帳簿は，最終記載日から2年間保存する．

1. 譲り受けた麻薬の品名，数量およびその年月日
2. 廃棄した麻薬の品名，数量およびその年月日
3. 譲り渡した麻薬の品名，数量およびその年月日
4. 施用した麻薬の品名，数量およびその年月日
5. 滅失，盗取，破損，流失，所在不明その他事故が生じたとき届出た麻薬の品名，数量および事故年月日

向精神薬
psychotropic,
psychotropic drug

b. 向精神薬の取扱い　　**向精神薬**は，麻薬及び向精神薬取締法　第50条に規定する政令により，医療上の有用性および乱用の危険性の程度に応じて第一種，第二種，第三種に分類される．

第 10 章　医薬品の供給と管理　　195

i) **保管**（ **根拠法** 　麻薬及び向精神薬取締法　第 50 条の 21, 施行規則　第 40 条）

病院等の開設者または向精神薬小売業者は，その所有する向精神薬を，病院・診療所または薬局施設内の鍵をかけた設備内で保管しなければならない（向精神薬に関する業務に従事する者が実地に盗難の防止につき必要な注意をする場合を除く）.

ii) **廃棄**（ **根拠法** 　麻薬及び向精神薬取締法　第 50 条の 21, 施行規則　第 40 条）

病院等の開設者または向精神薬小売業者は，その所有する向精神薬を廃棄するときは，焼却その他の向精神薬を回収することが困難な方法により行わなければならない.

iii) **事故**（ **根拠法** 　麻薬及び向精神薬取締法　第 50 条の 22, 施行規則　第 41 条）

病院等の開設者または向精神薬小売業者は，その所有する向精神薬につき，滅失，盗取，所在不明その他の事故が生じたときは，速やかにその向精神薬の品名及び数量その他事故の状況を明らかにするために必要な事項を，都道府県知事に届け出なければならない.

向精神薬の剤形の種類ごとにそれぞれ表 10・1 の下欄に掲げる数量以上の向精神薬につき事故が生じた場合に行わなければならない.

表 10・1　事故報告が必要となる向精神薬の剤形別数

末, 散剤, 顆粒剤	錠剤, カプセル剤, 坐剤	注射剤	内用液剤
100 g（包）	120 個	10 アンプル（バイアル）	10 容器

iv) **記録**（ **根拠法** 　麻薬及び向精神薬取締法　第 50 条の 21, 施行規則　第 40 条）

病院等の開設者または向精神薬小売業者は，次に掲げる事項を記録しなければならない.

1. 譲り渡し，譲り受け，または廃棄した向精神薬の品名および数量ならびにその年月日（第三種向精神薬および向精神薬処方箋を所持する者に譲り渡した向精神薬を除く.）
2. 向精神薬の譲り渡しもしくは譲り受けの相手方の氏名または名称および住所

c. 覚醒剤原料の取扱い　　**覚醒剤**は，中枢神経に働き，覚醒作用を示す物質で連用により精神的依存が発現し乱用された場合有害性が強いものであるが，その原料となるものを覚醒剤原料として覚せい剤取締法で別途規定している. 覚醒剤原料の一部は医療用医薬品として汎用されている.

覚醒剤　stimulant

i) **譲渡・譲受**（ **根拠法** 　覚せい剤取締法　第 30 条の 10）

病院もしくは診療所の開設者や薬局開設者が医薬品である覚醒剤原料を覚醒剤原料取扱者などから譲り受ける場合，譲渡人は譲渡証を，譲受人は譲受証をそれぞれ交付しなければならない. 譲受証もしくは譲渡証は当該覚醒剤原料の譲受または譲渡の日から 2 年間，保存しなければならない.

ii) **保管**（ **根拠法** 　覚せい剤取締法　第 30 条の 12）

病院もしくは診療所の開設者および薬局開設者は，その所有し，または所持す

196 第II部 処方箋に基づく調剤

る覚醒剤原料をその住所および薬局の鍵をかけた場所において行なわなければならない.

iii) 廃棄（根拠法　覚せい剤取締法　第30条の13）

病院もしくは診療所の開設者および薬局開設者は，覚醒剤原料を廃棄しようとするときは，当該覚醒剤原料の保管場所の所在地の都道府県知事に届出て当該職員の立会の下に行なわなければならない.

iv) 事故（根拠法　覚せい剤取締法　第30条の14）

病院もしくは診療所の開設者および薬局開設者は，その所有し，または所持する覚醒剤原料を喪失し，盗み取られ，またはその所在が不明となったときは，速やかにその覚醒剤原料の品名および数量その他事故の状況を明らかにするため必要な事項を都道府県知事に届出なければならない.

10・1・7　特定生物由来製品の管理と取扱い

生物由来製品
bio-derived product

特定生物由来製品

ヒトおよびその他の生物に由来するものを原材料として製造される医薬品などのうち，保健衛生上特別な注意を要するものを**生物由来製品**というが，その中で市販後において保健衛生上の危害の発生または拡大を防止するために措置が必要なものを**特定生物由来製品**として指定している.

a. 記録・保存（根拠法　医薬品医療機器等法　第68条の22，施行規則　第237条,240条）　特定生物由来製品取扱医療関係者は，以下の事項を記録する.使用した日から起算して少なくとも20年間，これを保存しなければならない.

1. 特定生物由来製品の使用の対象者の氏名および住所
2. 特定生物由来製品の名称及び製造番号または製造記号
3. 特定生物由来製品の使用の対象者に使用した年月日
4. 前三号に掲げるもののほか，特定生物由来製品に係る保健衛生上の危害の発生または拡大を防止するために必要な事項

10・1・8　代表的な放射性医薬品の種類と用途，保管管理方法

放射性医薬品
radiopharmaceutical

放射性医薬品は，放射性同位元素を含み，放出される放射線を利用することによって，疾病の診断，治療に用いられる医薬品である.

a. 種類と用途　放射性医薬品には，疾病の診断を目的とするものと，治療を目的とするものがある．診断目的には，体内に投与される *in vivo* 用（体内使用）と体内には投与せず採取された血液中などに存在する生理活性物質や薬物などを定量するとき試験管内に加えられる *in vitro* 用（体外使用）のものがある.また，治療用には，体内に直接投与してその放出放射線によって治療を行うものがある.

＊日本核医学会，日本核医学技術学会，日本診療放射線技師会，日本病院薬剤師会，"放射性医薬品取り扱いガイドライン（第2版）"（2012）．本ガイドラインの全文は，上記4団体それぞれのホームページに掲載されている.

b. 管理　診療にあたる医師，医薬品の調剤・管理を担う薬剤師，そして放射線を管理し，人体に対して照射する診療放射線技師の三者が協働して，放射性医薬品の安全管理・安全使用の体制の確保に努め，良質な医療を提供するための基本的な指針〔"放射性医薬品取り扱いガイドライン（第2版）"＊〕を作成している．その一部を示す（p.197, 198）.

"放射性医薬品取り扱いガイドライン（第2版）"
第2部　放射性医薬品の安全管理・安全使用のための手順書

第1章　放射性医薬品の管理

1. 管理者

医療機関の管理者は，放射性医薬品の保管・調製・施用及び品質保証等に関する安全確保を図るため，当該医療機関の薬剤師の中から放射性医薬品管理者を指名する．放射性医薬品管理者は，各医療機関の"医薬品の安全使用のための業務手順書"に従い放射性医薬品の安全確保に関する業務を総括するものとし，定期的に"医薬品安全管理責任者"に保管・使用状況，放射性医薬品の安全使用のための研修の実施及び放射性医薬品の品質について年1回以上報告し，放射性医薬品が廃棄されるまでの管理を行う．

2. 調製記録簿の作成と保存

記録簿には下記の事項を記録し，記録簿は5年以上の保存を必要とする．

- ^{99}Mo-^{99m}Tc ジェネレータ溶出の日時，容量（放射能量,液量）
- 製品名と規格
- 検定日
- 購入日（入荷日）
- 使用日
- 患者名
- 使用量
- 残量
- 調製担当者名
- 施用者名
- その他

第2章　調製と品質管理

1. 作業環境

放射性医薬品管理者は，放射線管理区域内の放射性医薬品の調製及び品質検査を実施する区域が適切な清浄度を保持するように努め，必要な機器類は日常的な点検を行い精度管理に努める．調製作業は，微生物等の汚染及び放射性物質による被ばく防止のため安全キャビネット内で行う．

2. 調製の指示

放射性医薬品の調製にあたっては，医師の指示・依頼書（処方せん）に基づく．

3. 調製担当者

放射性医薬品管理者は放射性医薬品の調製，放射線管理についての専門知識を有する者の中から調製担当者を指名し，放射性医薬品の調製にあたる．また，調製担当者は，第5章に定める教育・研修を定期的に受けて，医薬品の品質確保及び放射線の安全管理に必要な知識を醸成していなければならない．

4. 調製手順

調製手順及び調製後の品質管理は，"標識キット方式による ^{99m}Tc 放射性医薬品の調製について（日本アイソトープ協会医学・薬学部会放射性医薬品専門委員会　2004年）"に記載された参考資料に従うこととする．また，これらに記載のない放射性医薬品については，（本ガイドラインの）付録1.放射性医薬品調製手順書に準じて，医療機関ごとに調製手順書を整備し，それに従って調製した記録を残す．

5. 調製後のシリンジ

調製後の放射性医薬品が分注されたシリンジには，医薬品の名称・量及び患者名を記入したシールを貼付する．また，調製担当者は，分注されたシリンジを鉛容器等で保管し，放射線診療従事者への被ばく防止に務める．

第3章　投与，患者への説明

1. 投与

投与に用いるシリンジには手指被ばくを防止するためのシリンジシールドを装着する．投与は，放射性医薬品の取り扱いに充分精通した有資格者が行う．

2. 薬剤の説明

説明者は，患者に対して診断に使用する放射性医薬品について充分に説明を行う．なお，説明者は，調製担当者自身あるいは同等の知識を有する医療従事者とする．

第4章　廃棄物

1. 廃棄物の一時保管

放射性薬剤の調製や取り扱いにおいて発生した放射性廃棄物は，取り扱い場所あるいはその近くに配置・指定された一時保管容器に廃棄する．一時保管容器は，材質別（可燃，難燃，不燃）に分別処理・保管が容易なように配置する．

2. 廃棄物処理

一時保管容器に廃棄された放射性廃棄物は，医療機関の放射線安全管理責任者の指示に従って，

198　第Ⅱ部　処方箋に基づく調剤

保管廃棄室の専用のドラム缶に封入して保管廃棄しなければならない．廃棄物の処理は，指定された廃棄業者に委託する．

第5章　教育・研修
　医薬品安全管理責任者及び放射性医薬品管理者は，放射性医薬品調製担当者等の放射性医薬品の作業従事者に対して放射性医薬品に関する次の項目について教育・研修を実施あるいは受講させ，放射性医薬品の質の高い安全管理・調製技術等の

向上を図る．なお，放射性医薬品調製担当者は，日本核医学会が認定する適切な学会あるいは団体が主催する講習会を5年ごとに受講する必要がある．
1. 本ガイドライン及び調製業務に関する手順書
2. 放射性医薬品の基礎的知識
3. 放射性医薬品の取り扱い
4. 放射性医薬品（薬剤）の品質管理
5. 放射線防護並びに放射線管理
6. 放射線取り扱いに係わる法規
7. 注射薬の無菌調製技術

10・1・9　院内製剤の意義，調製上の手続き，品質管理

院内製剤
hospital preparation

　院内製剤とは，医師の求めに応じて病院内で薬剤師により調製され，その病院の患者に限って用いられる製剤である．

　a. 院内製剤の意義　院内製剤を行う意義はおもに二つある．製薬会社から市販されている医薬品では患者の治療上の特殊なニーズに対応できないときに個々の患者のニーズに合わせた製剤を調製する（特殊製剤）ことと，調剤の効率化，省力化を支援するために散剤などをあらかじめ調製する（予製剤）ことである．

　i) 調製上の手続き

　特殊製剤の原材料は試薬など医薬品以外のものも多い．したがって，特殊製剤を使用するときには，院内の薬事委員会や倫理委員会などで承認を得る必要がある．また，特殊製剤は厚生労働省が承認した医薬品ではないことを患者に説明したうえで，使用に際しては同意書を取得する必要がある．

　ii) 品質管理

GMP: Good Manufacturing Practice

＊バリデーション：作業などのプロセスにおいてその妥当性を科学的に検証すること．

　院内製剤は一般に調剤行為の延長上にあると解釈される．したがって，業としての製造行為とみなされないことから調製時には**医薬品及び医薬部外品の製造管理及び品質管理規則**（GMP）の適応を受けない．しかし，市販の医薬品同様，人に使用することから十分な品質や適切な管理が必要と考えられ，可能な限りGMPやGMPに付随するバリデーション＊の考え方を取入れ，調製環境やマニュアルの整備，調製記録の保管が必要となる．円滑に調製を行うために必要な器具，薬品は事前に準備しておき，調製後の薬剤には薬剤名，調製日，使用期限の表示を行うことも重要である．日本病院薬剤師会は"院内製剤の調製及び使用に関する指針"を策定し，院内製剤をクラス分類しクラスごとに必要な医療機関内の手続きに関する基準および院内製剤の品質保証の方法などを定め，適正な院内製剤の調製および使用を図っている．

10・1・10　薬局製造販売医薬品

薬局製造販売医薬品
（preparation manufactured by pharmacy）：薬局製剤ともいう．

　薬局製造販売医薬品（薬局製剤）は，薬局のみで製造し販売することができる医薬品である．一般用医薬品と同様に，医薬品医療機器等法　第12条の製造販売

業の許可によって製造する．そのため，医薬品医療機器等法施行規則に基づく市販後調査（PMS）での副作用報告や製造物に欠陥があった場合には，製造物責任法（PL 法）の責任を負うことになる．また，薬局製剤は大きく分けて，質的と量的の二つの要件に適合する必要がある．

PMS：post marketing surveillance（市販後調査）

1) **質的要件**（ 根拠法 薬局等構造設備規則 第 11 条）　薬局において，混和，溶解などの簡単な物理的操作により製造することができる医薬品（注射剤を除く）を薬局の構造設備および器具をもって製造する．

2) **量的要件**　その薬局の管理者がその製造に関し完全な管理をすることができる限度で，かつ，その薬局の業務の遂行に支障を生ずることのない限度の規模において製造する．

a. 分 類　厚生労働省は行政上，製造・販売することのできる品目名を具体的に指定している．2016 年 3 月末現在で 429 品目があり，このうち承認を要する 420 品目は西洋薬を主とした 184 品目と漢方薬を主とした 236 品目に分類される．なお，漢方薬を主とした製剤（漢方製剤）は 216 種，236 品目と全体の半数以上を占め，薬局製剤の代表的な製剤である．おもな製剤例を表 10・2 に示す．

表 10・2　おもな薬局製剤[†1]

	名　称[†2]	有 効 成 分	効能・効果・対象疾患
西洋薬	感冒剤 13 号 A （【19】かぜ薬 5-②）	アセトアミノフェン，エテンザミド，クロルフェニラミンマレイン酸塩，*dl*-メチルエフェドリン塩酸塩，ジヒドロコデインリン酸塩，カフェイン	かぜの諸症状の緩和
	鎮咳去痰剤 10 号 （【29】鎮咳去痰薬 2-①）	*dl*-メチルエフェドリン塩酸塩，クロルフェニラミンマレイン酸塩，ジプロフィリン	咳，喘息，痰
	下痢止め 5 号 （【66】胃腸薬 18-①）	タンニン酸アルブミン，乳酸菌（または酪酸菌），乳酸カルシウム	下痢，食あたり，吐き下し，水あたり，くだり腹，軟便
	健胃剤 1 号 （【71】胃腸薬 23-①）	炭酸水素ナトリウム，乾燥水酸化アルミニウムゲル，ジアスターゼ，パンクレアチン，ゲンチアナ末，*l*-メントール	胸やけ，食欲不振，胃部・腹部膨満感など
漢方薬	葛根湯（【197】K20）	葛根，麻黄，生姜，大棗，桂皮，芍薬，甘草	感冒，鼻かぜ，頭痛，肩こり，筋肉痛，手や肩の痛み
	安中散料（【189】K1）	桂皮，牡蛎，延胡索，茴香，甘草，縮砂，良姜	神経性胃炎，慢性胃炎，胃腸虚弱
	安中散（【189】K1-①）	桂皮，牡蛎，延胡索，茴香，甘草，縮砂，良姜	神経性胃炎，慢性胃炎，胃腸虚弱
	小青竜湯（【289】K104）	麻黄，芍薬，乾姜，甘草，桂皮，細辛，五味子，半夏	気管支炎，気管支喘息，鼻水，薄い水様の痰を伴う咳，鼻炎
	十全大補湯（【280】K96）	人参，黄耆，白朮，茯苓，当帰，芍薬，地黄，川芎，桂皮，甘草	病後の体力低下，疲労倦怠，食欲不振，寝汗，手足の冷え，貧血

†1　漢方薬について本シリーズ ❸ Ⅲ および ❻ Ⅳ，第Ⅳ部参照．
†2　番号は，厚生労働省医薬・生活衛生局審査管理課，"薬局製剤指針"（2016 年 3 月）に従う．

b. 管理・情報提供　薬局製剤の製造販売にあたっては，封，表示，添付文書の作成，試験検査，作業（管理）記録の作成・保存などが必要である．また，販売の際の情報提供は書面である必要がある．

第11章 安全管理

> 11・1 薬物治療を受けている患者のリスクを最小化するために，RMPを有効に活用できる能力を身に付ける．

学生へのアドバイス

薬物治療は，個々の患者の病態に応じて"有効性"と"リスク（＝危険可能性）"のバランスを考慮して行われる．医師と薬剤師はともに，"有効性"と"リスク"の両方に注目しているが，医師は相対的に"有効性（目的の作用）"に注目する傾向があるので，薬剤師は"リスク（薬物有害反応）"に注目することで，患者にとって良好な役割分担が実現することを理解する（右図）．

医薬品使用時のリスクは，医薬品の有害作用によって生じる患者の反応（薬物有害反応，adverse drug reaction：ADR）と投与に関するエラー（メディケーションエラー，medication error）に大きく分かれる．本章では，ADRについて取上げる．ADRは軽いものから重いものまでさまざまである．薬物治療に関与する者は，治療目的を理解したうえで，リスクを最小化するために，重要なADRに焦点を当てて患者を観察することの重要性を理解してほしい．

この学習に必要な予備知識
患者安全と薬害の防止　（⇨A(1)③：**1** Ⅰ, 第5章）
医薬品情報の収集と活用　（⇨F(3)②：**7** Ⅱ, 第2章）

この学習が目指す成果
薬物治療時の患者のリスクを最小化するために，RMPを有効に活用する能力を付ける．

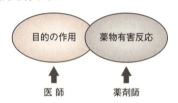

図　薬物治療における医師と薬剤師の役割分担

対応 SBO
F(2)⑥ 2,7,8
詳細は p.xvii 参照.

RMP（医薬品リスク管理計画）：本シリーズ **1** Ⅱ, SBO 18・3 および **6** Ⅴ, SBO 5 参照.

PMDA: Pharmaceuticals and Medical Device Agency

*1 URL：http://www.pmda.go.jp/safety/info-services/drugs/items-information/rmp/0002.html
*2 URL：https://www.pmda.go.jp/files/000145482.pdf
*3 URL：https://www.pmda.go.jp/files/000143712.pdf

*4 本シリーズ **7** Ⅱ, §2・5 参照.

11・1・1 RMPを理解する

a. RMPの定義　RMPは，risk management plan の略で，日本語では**医薬品リスク管理計画**と表現される．医薬品医療機器総合機構（以下，PMDA）のホームページでは，"RMPは，医薬品の開発から市販後まで一貫したリスク管理を一つの文書にわかりやすくまとめ，調査・試験やリスクを低減するための取組みの進捗に合わせて，または，定期的に確実に評価が行われるようにするものです"と定義されている．厚生労働省とPMDAから提供されているRMPに関する情報は，以下のとおりである．

1) PMDAホームページ"医薬品リスク管理計画"[*1]
2) 医薬品リスク管理計画指針について[*2]
   （薬食安発0411第1号・薬食審査発0411第2号，2012年4月11日）
3) 医薬品リスク管理計画の策定について[*3]
   （薬食審査発0426第2号，薬食安発0426第1号，2012年4月26日）

11・1・2 RMP作成の対象医薬品を知る

RMP作成が求められる医薬品は，以下のものである．

① 2013年4月1日以降に厚生労働省に製造販売の承認申請された新規医薬品とバイオ後続品
② すでに製造販売されているもので，適応追加が行われた医薬品[*4]
③ 緊急安全性情報（イエローレター）や安全性速報（ブルーレター）発出など，製造販売後において新たな安全性の心配が生じた医薬品

④ 追加のリスク最小化活動が実施されている先発医薬品の後発医薬品（2014年8月26日から適用）

RMPがPMDAのホームページに掲載されている医薬品は，2017年7月末現在，257成分287製品である．記述内容に変更が生じた場合は，随時改訂が行われ，変更内容は"変更の履歴"として記述される．

11・1・3　医薬品リスク管理計画の構成を知る

RMPは，基本的に，三つの要素〔1) 安全性検討事項，2) 医薬品安全性監視計画，3) リスク最小化計画〕から構成されている（図11・1）．

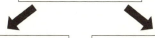

図11・1　"医薬品リスク管理計画書（RMP）の概要作成と利活用の検討"　日本製薬工業協会ホームページ，RMP医療関係者向け説明用資材　日本製薬工業協会PMS部会作成（2013年8月）を改変.

a. 安全性検討事項　安全性検討事項は，以下に示すように，さらに三つ〔① 重要な特定されたリスク，② 重要な潜在的リスク，③ 重要な不足情報（情報不足による重要なリスク）〕に細分化されている．なお，ここで用いている"副作用"という用語は，薬物有害反応の意味である．

① 重要な特定されたリスク（医薬品との関連性がすでにわかっているリスク）
・臨床試験において，本剤群で有意に発現している副作用
・多くの自発報告があり，時間的関連性などから因果関係が示唆される副作用

② 重要な潜在的リスク（関連性が疑われるが，十分な確認が行われていないリスク）
・薬理作用などから予測されるが，臨床的な確認が行われていない副作用
・同種同効薬で認められている副作用

③ 重要な不足情報（安全性を予測するうえで，十分な情報が得られていないリスク）

・日常診療において高頻度で使用が想定される患者集団（小児，高齢者，腎・肝機能障害患者，妊婦など）の安全性情報

医薬品添付文書に記載されている"副作用"は，生命への危険性の観点からみると，程度に大きな差がある．薬物治療を受けている患者のリスクを最小にするためには，生命への危険性あるいは治療目的からみて重要なリスクに注目することが合理的である．その点で，"重要なリスク"に焦点を当てているRMPの"安全性検討事項"を参考にして，患者観察を行うことが重要なリスクを最小化するうえで効果的である．

RMPでは，安全性検討事項として示されている"重要なリスク"を"特定されたリスク"と"潜在的リスク"に分類しているだけでなく，重要なリスクとした理由（臨床試験の結果）が記述されている．また，安全性監視活動の内容とその選択理由とリスク最小化活動の内容とその選択理由も記述されているので，薬剤師にとって注目すべきポイントが理解しやすいだけでなく，医師に対しても説明しやすい．ただし，記述されている理由を理解するためには，臨床試験に関する基本知識（試験方法，患者の選択基準，評価項目など）を身につける必要がある．

b. 医薬品安全性監視計画　"医薬品安全性監視計画"とは，特定された"安全性検討事項"を踏まえて，情報を収集するために市販後に実施される調査・試験の計画であり，以下に示すように，① 通常の医薬品監視活動，② 追加の医薬品監視活動の二つに分けられる．

① **通常の医薬品監視活動**：すべての医薬品に対して市販後に行われる自発報告（副作用，感染症）や研究報告（学会報告，論文）や海外措置報告などの情報収集．

② **追加の医薬品監視活動**：新医薬品における"市販直後調査（自発報告の収集強化）"，再審査・再評価申請のために実施される"製造販売後調査（使用成績調査．特定使用成績調査，製造販売後臨床試験）"．"製造販売後調査"のうち，使用成績調査と特定使用成績調査は日常診療下で行われるもので，現在は医師が実施しているが，負担も大きく，病院や保険薬局で臨床業務を行っている薬剤師の関与が必要である．

c. リスク最小化計画　"リスク最小化計画"は，開発段階で得られた情報や市販後の副作用報告などから明らかとなったリスクを最小に抑えるための安全対策の計画であり，以下に示すように，① 通常のリスク最小化計画と ② 追加のリスク最小化計画の二つに分けられる．

① **通常のリスク最小化計画**：どのような副作用が起こりうるのか，どのような患者で注意が必要なのかといった情報は医薬品添付文書中の"使用上の注意"として記載されるが，このような情報提供は，通常すべての医薬品に共通して行われる基本的な安全対策である．

② **追加のリスク最小化計画**：医薬品によっては重大なリスクをさらに低減す

第 11 章 安 全 管 理　　203

コラム 27　"市販直後調査"と"製造販売後調査" 解説

1）市販直後調査

　新医薬品の販売開始後 6 カ月間，医療機関に対して，医薬情報担当者（MR）が確実な情報提供を通して適正使用を促し，副作用などの被害を最小限にするために，重篤な副作用および感染症の情報を迅速に収集するために行うもの（適正使用情報の提供と副作用報告を促す MR 活動）．

2）製造販売後調査

　製造販売業者などが，医薬品の品質，有効性および安全性に関する情報の収集，検出，確認または検証のための行う使用成績調査または製造販売後臨床試験（医療機関との契約に基づき実施する調査・試験）．

　① **使用成績調査**：日常診療の使用実態下において，医薬品を使用する患者の条件を定めることなく，副作用による疾病などの種類別の発現状況ならびに品質，有効性および安全性に関する情報の検出または確認を行う調査．

　〔調査の目的〕　おもに安全性情報の収集

　・未知の副作用（特に重要な副作用）の把握

　・副作用の発生状況の把握

　・安全性と有効性に影響を与えると考えられる要因の把握

　② **特定使用成績調査**：使用成績調査のうち，小児，高齢者，妊産婦，腎機能障害・肝機能障害など特別な背景をもつ患者，長期使用患者その他医薬品の使用条件が定められた患者における副作用による疾病などの種類別の発現状況ならびに品質，有効性と安全性に関する情報の検出・確認を行う調査．

　③ **製造販売後臨床試験**：製造販売後調査のうち，治験や使用成績調査の成績について検討した結果得られた推定などを検証するため，日常診療においては得られない品質，有効性および安全性に関する情報を収集するため，当該医薬品について医薬品医療機器等法の製造販売承認の用法・用量・効能および効果に従って行う試験．

MR:
medical representative

るために実施される，以下のようなことが行われる．

　・市販直後調査による医療関係者への頻繁な注意喚起

　・重要な注意を要する医薬品について適正使用を周知するための資材の配布

　・処方可能な医師や調剤可能な薬剤師の登録（e-learning 受講の義務化）

　・処方可能な医療機関の限定

　・投与前の患者への説明と同意取得

　d．概要付き RMP 文書　　RMP 本文は約 20 ページもあり，臨床現場で活用しにくいことが問題点として考えられた．その対策として，情報階層化の仕組みを取入れて，本文とリンクさせた A4 サイズ 1 枚の "概要" が新設されることになり，2017 年 5 月 8 日以降，"概要付き RMP 文書" が PMDA ホームページ公開されることになった[1]（図 11・2，コラム 28）．

　e．RMP 関連の有用サイト　　各医薬品の RMP を薬剤師が正しく理解し，活用するための支援サイト[2]として e-RMP Update があり，このサイトでは，一覧形式で RMP 情報を確認できるだけでなく，理解度を確認できるクイズも利用できる．

[1] URL：http://www.pmda.go.jp/safety/info-services/drugs/items-information/rmp/0001.html

[2] URL：https://www.rmp.jp/

204 第Ⅱ部 処方箋に基づく調剤

(別紙様式)

○○○○○○（販売名）に係る
医薬品リスク管理計画書（RMP）の概要

販売名	○○○○○○	有効成分	○○○○○○
製造販売業者	○○○○○株式会社	薬効分類	○○○○○○
提出年月			平成○年○月

1.1. 安全性検討事項

【重要な特定されたリスク】	頁	【重要な潜在的リスク】	頁	【重要な不足情報】	頁
（重要な特定されたリスクの名称）	●	（重要な潜在的リスクの名称）	●	（重要な不足情報の名称）	●

1.2. 有効性に関する検討事項

（有効性に関する検討事項の名称）	●頁				●頁

↓上記に基づく**安全性監視**のための活動 　↓上記に基づく**リスク最小化**のための活動

2. 医薬品安全性監視計画の概要	頁	4. リスク最小化計画の概要	頁
通常の医薬品安全性監視活動	●	通常のリスク最小化活動	●
追加の医薬品安全性監視活動		追加のリスク最小化活動	
（医薬品安全性監視活動の名称）	●	（リスク最小化活動の名称）	●
3.有効性に関する調査・試験の計画の概要	**頁**		
（有効性に関する調査・試験の名称）	●		

各項目の内容は RMP の本文でご確認下さい。

注1) 1.1. 安全性検討事項から 4. リスク最小化計画の概要までの各項において、医薬品ごとに項目数が異なるので、本概要が A4 サイズ 1 枚の範囲に収まるように、レイアウトを変更することができる。

注2) 項目が設定されていない場合は、「なし」と記入する。

図 11・2　"医薬品リスク管理計画（RMP）の概要"のレイアウト

11・1・4　"概要付き RMP"を臨床業務に効果的に活用する

　RMP は，その医薬品がもつ重要なリスクを最小化するため，医師，薬剤師，看護師など薬物治療に携わる医療スタッフに対して"すべきこと"を明確に示している．特に，安全性に注目する薬剤師は，RMP を活用し，薬物治療における患者のリスクを最小化するために以下の行動が求められる．

①"重要な特定されたリスク"と"重要な潜在的リスク"については，最低でも週1回，患者モニタリングを行い，その結果を記録し，医師や看護師と情報共有を行う．重要なリスク事象が観察された場合には，医師とともに適切な対応を行う．

②"重要な不足情報"については，収集対象の不足情報を，どのような方法で収集するのかを"特定使用成績調査実施要項"から理解し，製造販売後調査に協力する．症例報告書への記載を支援するのであれば，治験コーディネーター（CRC）経験者から指導を受ける．

CRC: clinical research coordinator

③販売開始後1年以内の新薬については，治験段階では検出されなかった副

作用と相互作用，つまり"未知のリスク"の早期検出のため，継続した患者観察を行う．この際，これまでのように過去の副作用報告の確認だけにとらわれず，"未知のリスク事象"については事象と経過を正確に記録し，そのデータを集積する．

④ リスク最小化のために，教育資材を用いて患者指導を実施する．必要な教育資材がなければ，資材の具体的イメージを示し，作成を製薬会社に要望する．

リスク最小化のためのこれらの行動は，適切な患者観察からスタートする．新薬が投与されている患者に対しては，"概要付き RMP 文書"を有効に活用して，重要なリスク事象発生の有無を毎週確認し，電子カルテなどに確認結果を記録する．患者観察を行ったときは，異常の有無に関係なく，観察結果を必ず記録することが基本である．"異常がない"という記録も，重要なリスク発生の時期と投

*1 "医薬品リスク管理計画書（RMP）の概要——作成と利活用に関する検討"（URL: http://www.jpma.or.jp/information/evaluation/allotment/rmp2.html）参照．
*2 URL: http://www.pmda.go.jp/files/000211360.pdf

コラム28　情報階層化に基づく"概要付き RMP"の利用　解説

医薬品の RMP 文書のページ数が約 20 ページあることから，臨床現場で活用しやすい方法として，山口大学病院薬剤部は A4 サイズ 1 枚で全体を把握できる"概要"を作成し，市販ソフトウェアを利用して本文の該当部分とひもづけを行った．これは，電子的な情報階層化を試みたものである（下図）．

これを日本病院薬剤師会を通して日本製薬工業協会（製薬協）PMS 部会に提案した結果，現在の"概要"付き RMP の作成が行われるようになった*1．

さらに，2016年3月31日，"医薬品リスク管理計画書の概要の作成及び公表について"*2 という行政通知（薬生審査発 0331 第 13 号，薬生安発 0331 第 13 号）が発出され，"概要付き RMP"が PMDA ホームページで公開されることになった．

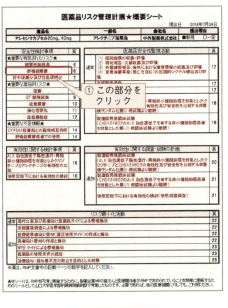
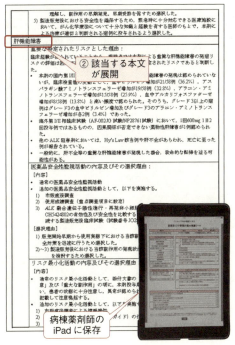

図　電子的情報階層化に基づく概要と RMP 文書とのリンク

与薬剤との因果関係の評価のために重要な情報である．また，記録がないということは，観察していないのと同じ扱いとなることを認識する必要がある．

また，患者のリスクを最小化するために，製薬会社が作成した教育資材を活用することが大切である．ただし，製薬会社から提供される教育資材は，製薬会社の視点で作成されたものであり，必ずしも，患者指導で活用しやすいものとは限らない．そのため，臨床現場で利活用できる資材の工夫が必要である．さらに，

表 11・1　医療スタッフへの RMP を基本にした "新薬" に関する情報提供項目

① 有 効 性
・有効性を示す根拠（臨床試験成績）
・治療上の位置づけ（診療ガイドライン）
・有効性に関する検討事項（RMP）

② 安 全 性
・重要な特定されたリスク（RMP）
・重要な潜在的リスク（RMP）
・重要な不足情報（RMP）
・予定されている安全性監視計画（RMP）

③ リスク最小化のための制限・教育用資材
・医療機関，医師，薬剤師の制限（RMP）
・患者登録，患者同意の必要性（RMP）
・利用できる適正使用・患者指導用資材（RMP）

医師と薬剤師に向けた新薬に関する説明においては，製薬企業に，科学的な根拠に基づいた説明を求めることが重要である（表 11・1）．そして，医師，看護師や患者に向けて，薬剤師が説明する場合は，加工されたデータを情報源にするだけでなく，RMP 文書の記述されている臨床試験成績を理解し，根拠（エビデンス）に基づく情報提供を行うことが求められる．そのためには，臨床薬理学の基本知識が必要である．

第 11 章 安 全 管 理　　207

11・2　ハイリスク薬の安全管理を実践できる.

学生へのアドバイス

　ハイリスク薬とは，誤って投与されたときに重大な健康被害（死亡，不可逆的な意識障害）をひき起こす医薬品である.また，最近の新薬は臨床試験段階での日本人データが限られていることから，発売後 1 年以内は安全性データが不足しているという理由でハイリスクとして扱う必要がある.さらに，麻薬性鎮痛薬，麻酔薬，睡眠鎮静薬やインスリンは，犯罪目的に使用されることを想定し，犯罪防止という別の視点からの管理が求め

られる.薬剤師は，使用時の安全確保だけでなく，医薬品を用いた犯罪防止も視野に入れた管理を行う必要があることを理解する.

この学習に必要な予備知識

患者安全と薬害の防止　（⇨ A(1)③ 1：**1** I，第 5 章）
安全管理　（⇨ F(2)⑥ 3, 10, 11：**7** I，第 11 章）

この学習が目指す成果

　特に，ハイリスク薬と発売後 1 年以内の新薬に関して，患者における重大な健康被害の発生を早期に検出し，重篤化と拡大を防ぐために適切な対応ができる能力をつける.

11・2・1　ハイリスク薬とはどのようなものかを理解する

対応 SBO

F(2)⑥ 2,7,8
詳細は p.xvii 参照.

　ハイリスク薬とは，誤って投与したときに重大な健康被害（救命救急が必要な症状，不可逆的な意識障害，死亡）を生じる医薬品と定義できる.この場合，"ハイリスク"とは薬理作用に基づくものであり，具体的には，以下の治療薬があげられる.これらのハイリスク薬を不適切に投与したときに，どのような健康被害が生じるのかを理解する必要がある.重大な健康被害に結びつく状態は，呼吸抑制，心停止，急激な血圧低下，出血，低血糖や易感染である.

①　抗悪性腫瘍薬　→ 骨髄抑制 → 感染 → 死亡

②　免疫抑制薬　→ 感染 → 死亡

③　不整脈用薬　→ 心停止 → 死亡

④　抗てんかん薬　→ 痙攣発作 → 事故発生

⑤　血液凝固阻止薬　→ 出血 → 死亡

⑥　ジギタリス製剤　→ 心停止 → 死亡

⑦　テオフィリン製剤　→ 痙攣，不整脈 → 心停止 → 死亡

⑧　カリウム製剤（注射用高濃度製剤）→ 心停止 → 死亡

⑨　精神神経用薬　→ 呼吸抑制 → 意識障害

⑩　糖尿病用薬　→ 低血糖 → 意識障害（→ 死亡）

⑪　膵臓ホルモン（インスリン製剤）→ 低血糖 → 意識障害（→ 死亡）

⑫　抗 HIV 薬　→ ウイルス耐性化

　これら薬理作用に基づくハイリスク薬とは別に，発売後 1 年以内の新規医薬品（新薬）もハイリスク薬である.特に，最近は，世界共同開発が行われ，限られた日本人データに基づいて承認審査が行われている.世界規模で臨床試験を効率的に実施することで開発期間を短縮し，新薬を早く使用できるようにするという目的自体は理解できるが，日本人における安全性データが不十分なまま発売されるという点でハイリスク薬として注意深く監視する必要がある.

11・2・2 ハイリスク薬の安全管理を実践できる

ハイリスク薬の安全管理に必要なことは，① 投与前の6点の確認と，② 投与開始後の患者観察である．

a. 投与前に6点を確認する　投与に先立ち確認する必要があるのは，以下の6点である．

① Right Patient：投与する患者は正しいか．
② Right Drug：投与する医薬品は正しいか．
③ Right Purpose：投与する目的は正しいか．
④ Right Dose or Rate：投与する量あるいは速度は正しいか．
⑤ Right Route：投与経路は正しいか．
⑥ Right Time：投与時間は正しいか．

ただ，すべての医薬品で同じレベルで確認を行うのは現実的に難しく，リスク度に応じてメリハリを付けることが重要である．具体的には，手に取った医薬品がハイリスク薬である場合，ひと呼吸して，この6点の確認を行うことで，重大な健康被害を防止することができる．その前提として，投与する医薬品がハイリスク薬であるかどうかを判別できる知識が必要となる．

b. 継続的に患者の状態を観察する　ハイリスク薬を投与されている患者には，継続した経過観察が必要である．発生する可能性のある重要なADRのシグナルを早期に検出することで，ADRの重篤化を防止することができる．患者の観察は，以下のような大きく二つに分けることができる．

ADR：adverse drug reation（薬物有害反応）

① 投与開始後5分間における急性過敏反応の観察
　・アレルギー反応，アナフィラキシー
② 投与期間中の継続した観察
　・定期的な臨床検査の実施（肝機能，腎機能，血液，感染症など）
　（例：抗悪性腫瘍薬投与時の肝・腎機能・血液障害，抗体製剤投与時のウイルス性肝炎再燃）

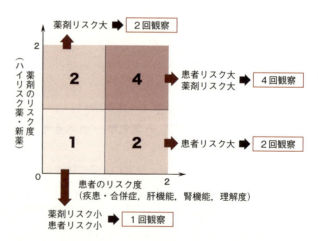

図11・3　薬剤と患者のリスク度評価に基づく介入　図中の数字（1,2,4）は患者観察の1日あるいは1週間あたりの回数あるいは観察時間の相対比を示している．

患者観察は，投与されている医薬品と患者それぞれのリスクレベルを評価して，リスクレベルに基づいて行う．具体的には，医薬品については，ハイリスク薬あるいは新薬が投与されているかどうか，患者については，合併症をもつ（治療薬を投与されている）かどうか，代謝と排泄に影響する臓器（肝臓，腎臓）機能から評価する（図 11・3）．図 11・3 中の数字（1,2,4）は患者観察の 1 日あるいは 1 週間当たりの回数あるいは観察時間の相対比を示している．

患者観察は，患者の自覚症状の確認と，医薬品ごとに設定した観察項目の確認に分けられる．患者の自覚症状については，図 11・4 に示すような"副作用シグナル確認シート"の活用が便利である．また，医薬品ごとに設定する観察症状については，医薬品添付文書から抽出することは容易ではないので，"RMP の概要"を利用して，"重要な特定されたリスク"と"重要な潜在的リスク"を医薬

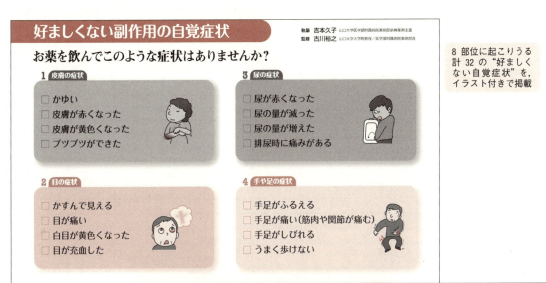

図 11・4　患者の自覚症状を基本とした副作用シグナル確認シート　吉本久子，古川裕之，Clinical Pharmacist, 第 3 巻，2 号，メディカ出版（2011）．

品ごとの観察症状として，図11・5に示す表形式の**観察記録シート**を作成するのも方法の一つである．観察記録シートでは，"重要な特定されたリスク"と"重要な潜在的リスク"に分けるだけでなく，未知の重要なリスクが生じる可能性を考慮して，重要な未知のリスクを記載できるスペースも確保する．観察記録シートを医薬品ごとに作成することで，観察する必要のある症状のもれを防ぎ，すべての薬剤師の確認内容を共通化することができる．薬剤師は，この観察記録シートを持ち，設定した間隔で患者の観察を行う．

オプジーボ点滴静注 20 mg, 100 mg		3 病棟 2 階 A　　薬学 太郎（男）								
	重要なリスク	4 月 1 日	4 月 8 日	4 月 15 日	4 月 22 日	4 月 30 日	5 月 6 日	5 月 13 日	5 月 20 日	5 月 20 日
特定	間質性肺疾患									
	重症筋無力症，筋炎									
	大腸炎，重度の下痢									
	1 型糖尿病									
	肝機能障害									
	甲状腺機能障害									
	腎障害（腎不全・尿細管質間性腎炎を含む）									
	副腎障害									
	脳 炎									
	重度の皮膚障害									
	静脈血栓塞栓症									
	Infusion reaction									
潜在的	過度の免疫反応									
	胚胎児毒性									
	心臓障害（心房細動，徐脈，心室性期外収縮など）									
未知										

・医薬品ごとに，RMP 概要を参照して作成 →"電子薬歴システム"に組込む．
・症状が認められないときも，"×"もしくは"無"と記入 → 観察した事実を記録．

図 11・5　患者の観察記録シート例（オプジーボ® 点滴静注）

　観察結果については，症状が認められないときも，必ず"×"あるいは"無"と記入する．また，症状が認められたときは，医師に報告し，適切な対応を行い重篤化を防止する．

　観察記録シートは，医薬品情報管理担当薬剤師が収集して保管する．電子カルテシステムや電子薬歴システムが導入されている病院や薬局においては，観察記録シートを組込むことも可能であり，電子的なデータとして蓄積されることで効率的な管理が可能になる．

第 11 章 安 全 管 理　　211

c. 犯罪防止という視点からハイリスク薬を管理する　　医療スタッフが，医薬品を不正に入手して，医療上の必要がないのに，それを自分自身あるいは他人に投与するという報道事例が増えている．

　医師，看護師と薬剤師の間で，犯罪の性質に大きな違いが認められる．医師や看護師の場合は，"なりすまし処方"，"患者への処方"や"請求伝票の悪用"による医薬品の詐取と病棟・薬局などに備蓄されている医薬品の窃盗がほとんどである．一方，医薬品に囲まれている薬剤師の場合は，薬局内に備蓄されている医薬品の着服と窃盗がほとんどである．

　違法入手した医薬品の使用目的は，以下の三つに大きく分かれる．

　　① 自己使用
　　② 医療目的以外での他人への使用
　　③ 第三者への転売

　医療スタッフの管理下に置かれている医薬品，法的な管理規制を受けている医薬品，あるいは大量でない限り，医薬品の詐取や窃盗は気付きにくい．このため，本人に何らかの異常行動が認められる，あるいは事故死など，偶然のできごとで発覚することが多い．"医療目的以外での他人への使用"の目的は，職種を問わず，わいせつ目的（強制わいせつ罪，強姦罪）で催眠鎮静剤を投与するケースが最も多い．また，医薬品で意識を喪失させて，金品を盗み取るという事例（昏睡強盗）も少なくない．このような目的で用いられる医薬品（と薬物）は，デート・レイプ・ドラッグ（date rape drug）とよばれる．

　薬剤師による"第三者への転売"は，医薬品卸売業者へのものが最も多く，2010 年以降，"転売"の金額がかなり高額な事例が報道されている．また，インターネットを介した不正な通信販売の報道も少なくない．

　詐取や窃盗の対象となる医薬品と使用目的は，以下に示すとおりである．医薬品は，すべてハイリスク薬である．

　　① 催眠鎮静薬: 自己使用＋医療目的以外での他人への使用
　　② 麻薬性鎮痛薬: 自己使用
　　③ 麻酔薬: 自己使用
　　④ インスリン: 医療目的以外での他人への使用
　　⑤ 高濃度カリウム: 医療目的以外での他人への使用

　犯罪は，知られないように計画的に進められるので，何らかの異変が表面化しない限り，明らかになることはない．その点で，犯罪防止対策の検討は容易ではない．犯罪防止目的で実施されている方法には，以下の 2 通りがある．

　　① 外部からの対策（犯行できない仕組みをつくる）
　　② 内部からの対策（犯行を思いとどまらせる）

　このうち，"外部からの対策"としては，以下に示すような，犯行を行えない，あるいは，犯行を行いにくい仕組みづくりがある．

　　① 標準的な管理手順書の作成（受払方法，実施記録など）とそれに基づく
　　　 管理の実施
　　② 医薬品管理への薬剤師の積極的な介入

③ 医薬品管理担当者の定期的な交代

④ 医薬品保管場所への監視カメラの設置

また，"内部からの対策" としては，社会的制裁があげられる．つまり，社会的制裁を受けないための自己制御への期待である．犯罪に対する社会的制裁として，以下のものがあげられる．

① 刑罰（懲役あるいは罰金）が科せられる

② テレビや新聞，雑誌などで実名報道される

③ 職を失う（退職手当は支払われない，再就職が困難）

④ 被害者あるいは勤務先から損害賠償が求められる

これまで，医療の世界では性善説が取られていたが，残念ながら，計画的な犯罪事例は少なくない．医薬品管理を業務とする薬剤師は，この現実を受けとめ，犯罪防止という視点からの医薬品管理体制の整備に取組む必要がある．

第 11 章 安 全 管 理　　213

11・3　感染管理の基本から応用までを実践する.

学生へのアドバイス

　エビデンスに基づいた感染防止対策について理解し，具体的に提案できるように考えてほしい.

　感染管理はチームで実施しなければ成功しない. その中で薬剤師に求められる知識・技能・態度について学ぶことが重要である.

この学習に必要な予備知識

多職種連携協働とチーム医療

　　　　（⇨A(4)： **1** I，第Ⅴ部）

免疫反応の利用　（⇨C8(2)②： **4** Ⅲ，第5章）

微生物の基本　（⇨C8(3)： **4** Ⅲ，第Ⅲ部）

病原体としての微生物　（⇨C8(4)： **4** Ⅲ，第Ⅳ部）

感染症とその予防　（⇨D1(2)②： **5**，第5章）

廃棄物　（⇨D2(2)⑥： **5**，第21章）

病原微生物（感染症）・悪性新生物（がん）と薬

　　　　　　　　　（⇨E2(7)： **6** Ⅳ，第Ⅰ部）

この学習が目指す成果

　院内感染対策における薬剤師の役割を理解し，感染対策チームでの活動を体験する.

11・3・1　感染予防の基本的な考え方とその方法

　医療現場では，血液をはじめ生体の湿性物質すべてを感染性物質とみなし対応する**標準予防策**という考え方がある. これは，既知の感染症だけでなく未知の病原体に対しても疾患非特異的な共通の対策を行うことにより感染を防止しようとする考え方である. この標準予防策を基本とし，さらに特異的な感染経路を示す疾患に対しては**感染経路別予防策**を追加し，2段階の感染予防対策をとることが推奨されている. 医療機関において重要視されているおもな感染経路*は**接触感染，飛沫感染，空気感染**であり，感染経路別に予防策がある.

　a. 標　準　予　防　策　　標準予防策とは，血液，体液，分泌物，排泄物など生体から出るすべての湿性物質と，傷のある皮膚，粘膜には感染性があるものとして対応することで，患者だけでなく医療スタッフの感染リスクを低減させるために実施される. 標準予防策の基本であり，最も確実な対策は手指衛生である. 手指衛生には，石ケンと流水による手洗いと，アルコールをベースとした速乾性手指消毒薬による手指消毒とがあり，使い分けたり，時には組合わせたりすることが必要である.

　患者ケアでは**個人防護具**の使用を考慮する. 患者の血液や体液などにより着衣が汚染される可能性がある場合は，ガウンやエプロンを着用する必要があり，その材質は防水性，はっ水性など非浸透性の機能が求められる. また，湿性物質の飛散から目，鼻，口など顔面を防護するため，マスク，ゴーグルまたはフェイスシールドを着用し粘膜暴露のリスクを軽減させる必要がある.

　呼吸器分泌物による感染を防止する方法に**咳エチケット**という考え方があり，医療スタッフ，患者，面会者にその重要性を教育する必要がある. 咳，くしゃみにより排出された飛沫は約2 mの範囲に拡散する. そのため，感染者にマスクをさせ口や鼻を覆うことで飛沫の拡散を防ぐことは，感染源を封じ込める有効な手段となる.

　注射は直接血管内に薬液を注入するため，調製過程の汚染が重大な問題となる. 調製時に使用するシリンジや針は単回使用とし，輸液も投与直前に調製し，

対応 SBO

F(2)⑥ 4〜6, 12〜14
詳細は p.xvii 参照.

標準予防策
standard precaution

感染経路別予防策
transmission-based
precaution
* 本シリーズ **4** Ⅲ，
SBO 38,39 参照.

接触感染
contact infection

飛沫感染
droplet infection

空気感染
airborne infection

個人防護具
personal protective
equipment，PPE

咳エチケット
cough etiquette

表11・2 感染経路別予防策の概略

	接触感染予防策	飛沫感染予防策	空気感染予防策
感染経路	皮膚同士の接触 器具などを介した接触	5 μm を超える飛沫核による経気道的な感染	5 μm 以下の飛沫が空気中に長時間漂い伝播
手指衛生	患者接触前時 患者の周辺環境に接触したとき	咳・くしゃみを手で覆ったとき	
手 袋	患者接触時 汚染物接触時		
マスク・ゴーグル・フェイスシールド		患者周囲 2 m 以内で作業をするときサージカルマスク着用	入室時に N95 マスクを着用
ガウン・エプロン	患者接触時 汚染物接触時		
おもな対象疾患および微生物	メチシリン耐性黄色ブドウ球菌（MRSA），多剤耐性緑膿菌，*Clostridium difficile* など	インフルエンザ，風疹，流行性耳下腺炎，マイコプラズマなど	結核，播種性帯状疱疹，麻疹など

つくり置きはできるだけ避ける必要がある．また，調製前の手指衛生や手袋の着用など，適切な防護具の着脱も重要な感染対策となる．

b. 感染経路別予防策　感染経路別予防策は，標準予防策に加えて行う予防策であり，伝染性のある病原体の感染経路を遮断することにより伝播を予防する．表11・2に感染経路別予防策の概略を示す．対象とする病原体の特徴に合わせ対策を行うことが重要であり，病原体の特徴を無視した過剰な対策は，コスト的にも労力的にも資源の浪費につながる．

i）接触感染予防策

接触感染は患者との直接接触や，患者が使用した物品や環境を介して間接的に接触することで感染が成立する．対象疾患は，メチシリン耐性黄色ブドウ球菌（MRSA），多剤耐性緑膿菌，*Clostridium difficile* による感染症，流行性角結膜炎，疥癬など数多く該当し，保菌者も接触感染予防策の対象となる．医療行為を行うスタッフは手袋を着用し，患者が排菌している場合はガウンを着用する．処置前後では手指衛生を徹底し，聴診器や血圧計は患者専用にすることが望ましい．

MRSA: methicillin-resistant *Staphylococcus aureus*

ii）飛沫感染予防策

飛沫感染は，咳やくしゃみ，気管吸引や気管支鏡検査などの医療行為により発生した飛沫が経気道的に粘膜に付着することで感染を起こす．飛沫の直径は 5 μm より大きく，飛散範囲は約 2 m 以内である．対象疾患は，インフルエンザ，風疹，流行性耳下腺炎，マイコプラズマなどがあげられる．罹患患者は個室隔離することが望ましいが，無理な場合はベッド間隔を 2 m 以上に保つか，パーテーションなどで物理的に仕切ることも有用である．患者の 2 m 以内で医療行為を行うスタッフはサージカルマスクを着用する必要がある．

iii）空気感染予防策

空気感染とは，直径が 5 μm 以下の飛沫核が空気中を長時間漂うことで広範囲に伝播する感染様式である．対象疾患は，結核，播種性帯状疱疹，麻疹などであり，周囲の区域より陰圧に設定された個室で隔離することが望ましい．医療ス

第 11 章 安 全 管 理　　215

タッフおよび面会者の入室時には N95 マスクを着用する必要があるが，検査な
どで患者が室外に出るときはサージカルマスクを着用させる．また，患者が使用
した病室や気管支鏡検査など行った検査室は，患者退室後に部屋の時間換気回数
を考慮した換気を行う必要がある．空調設備は給気を外気とする全外気方式が望
ましいが，循環式空調の場合はダクトの回路内に HEPA フィルターを設置する．

HEPA：high efficiency
particulate air
*1 消毒法については本シ
リーズ **4** Ⅲ，SBO 34 参照.

c. 消毒薬の分類および使用法　　消毒薬[*1]は感染予防の目的で，医療現場に
おいて汎用されている．消毒薬の適正使用のためには，副作用の発現や効果のな
い使用などを防止するうえで欠かせない要件があるため，薬剤師は消毒薬の特性
を十分に理解する必要がある．

表 11・3 に各消毒薬とその殺菌効果について示す．消毒薬は，処理が可能な微
生物の種類から大きく三つに分類される．**高水準消毒薬**は最も抵抗性の強い細菌
芽胞まで効果を示すが，毒性が強いため直接生体には使用できず，一部器材への
使用に限られている．**中水準消毒薬**は一般細菌，真菌，結核菌および一部のウイ
ルスに有効であるが芽胞には必ずしも有効ではない．**低水準消毒薬**は，一般細菌
の栄養型には有効であるが，結核菌，ウイルス，真菌に対しての効果は低い．た
だし，中水準・低水準消毒薬は生体に対する消毒への使用が可能である．

高水準消毒薬
high-level disinfectant

中水準消毒薬
intermediate-level
disinfectant

低水準消毒薬
low-level disinfectant

表 11・3　各消毒薬とその殺菌効果[†1]

区 分	消毒薬	一般細菌	結核菌	真 菌[†2]	芽 胞	ウイルス	
						エンベ ロープ有	エンベ ロープ無
高水準	グルタラール	○	○	○	○	○	○
	フタラール	○	○	○	○[†3]	○	○
	過酢酸	○	○	○	○	○	○
中水準	次亜塩素酸ナトリウム	○	△	○	△	○	○
	ポビドンヨード	○	○	○	×	○	○
	アルコール	○	○	○	×	○	○
低水準	クロルヘキシジン	○	×	○	×	△	×
	ベンゼトニウム	○	×	○	×	△	×
	ベンザルコニウム	○	×	○	×	△	×
	両性界面活性剤	○	△	○	×	△	×

†1　○：有効，△：効果が得られにくいが，高濃度の場合や時間をかければ有効となる場合がある，
　　　×：無効
†2　糸状真菌を含まない.
†3　*Bacillus* 属細菌の芽胞を除いて有効.

また，表 11・4 に代表的な消毒薬の使用濃度，消毒対象，調製上の注意点を示
す．消毒薬の使用にあたっては効果だけでなく，材質に及ぼす影響および生体へ
の毒性などを考慮する必要がある．以下に代表的な消毒薬について述べる．

i）グルタラール，フタラール，過酢酸

高水準消毒薬であるグルタラール[*2]，フタラール[*3]，過酢酸は，内視鏡の消
毒に適した消毒薬である．また，ウォッシャーディスインフェクタ[*4]の設備が

*2,3 グルタラールはグ
ルタルアルデヒドの，フタ
ラールは *o*-フタルアルデ
ヒドの水溶液.
*4 **ウォッシャーディスイ
ンフェクタ**：熱水を利用し
た消毒機器で鋼製小物など
の消毒に適している.

表 11・4 代表的な消毒薬の使用濃度, 消毒対象, 調整上の注意点

消毒薬	使用濃度	消毒対象	調製上の注意点
グルタラール フタラール 過酢酸	2~3.5 % 0.55 % 0.3 %	内視鏡	・液の皮膚への飛散に注意 ・蒸気の吸入や暴露に注意
次亜塩素酸ナトリウム	0.05~0.02 %	哺乳びん 経腸栄養剤の投与キット ネブライザーの蛇管	・塩素ガスの暴露に注意 ・濃度間違いがないようにする
	0.5~1 %	ウイルス汚染血液	
ポビドンヨード	原液(10 %)	術 野 創 部 粘 膜	・希釈液では効力低下が大きい
消毒用エタノール	原液(76.9~81.4 %)	正常皮膚 アンプル・バイアル 環 境	・引火性に注意 ・粘膜や損傷皮膚には禁忌
クロルヘキシジン	0.05 %	創 部	・濃度間違いがないようにする
ベンザルコニウム	0.02 %	粘 膜	・濃度間違いがないようにする
ベンゼトニウム	0.1~0.2 %	器材, 環境	
両性界面活性剤	0.1~0.2 %	器材, 環境	―

なければ, ウイルスや結核菌汚染を受けた器材の消毒にも適している. ただし, 毒性が強いので, これらの目的以外での使用は控えるべきである. 蒸気による粘膜刺激があるため, 環境消毒には使用してはならない. さらに, 皮膚への飛散に注意するとともに, 換気のよい場所で取扱うことが重要である. また, 消毒後の器材に対しては十分なリンスが必要である.

ii) 次亜塩素酸ナトリウム

中水準消毒薬である次亜塩素酸ナトリウムは, 高水準消毒薬と同様に広範囲の抗菌スペクトルをもつ消毒薬である. ウイルス汚染血液の消毒に0.5~1 %, 哺乳びんや経腸栄養剤の投与セット, ネブライザーの蛇管などの消毒に0.02~0.05 %液を用いる. なお, 金属腐食性が強いため, 金属製器材の消毒には適していない. また, 次亜塩素酸ナトリウムは有機物によって効力が低下するため, 医療器材などの消毒では, 汚れの除去後に使用することを原則とする.

iii) ポビドンヨード

中水準消毒薬であるポビドンヨードは生体に広く使用されるが, 腹腔や胸腔などの体腔内への使用や新生児への広範囲・頻回の使用は避けるべきである. また, 有機物の存在下で効果が低下し, 特に希釈液では効力低下が大きいため, 創部へは原液(10 %溶液)を用いる.

iv) アルコール

中水準消毒薬である消毒用エタノール(76.9~81.4 %)や70 %イソプロパノールは注射部位, アンプル・バイアル, 体温計の消毒およびドアノブなどの環境消毒に適している. また, 消毒用エタノールを主成分とする速乾性手指消毒薬が手指消毒に汎用されている. ただし, 引火性があるため, 広範囲の環境への使用は避け

るべきである．また術野への使用では乾燥を確認してから電気メスなどを使用しなければならない．さらに，粘膜や損傷皮膚へは刺激性を示すため禁忌である．

v) **クロルヘキシジン，ベンザルコニウム，ベンゼトニウム，両性界面活性剤**

低水準消毒薬であるクロルヘキシジン，ベンザルコニウム，ベンゼトニウム，両性界面活性剤は生体消毒や環境消毒などに汎用される．ただし，適正濃度での使用に留意が必要である．たとえば，クロルヘキシジンの0.05％液は創部消毒に有用であるが，誤って0.5％液を用いるとショックが発現する可能性がある．同様に，0.02％液が結膜嚢の消毒に用いられるが，0.1％を超える濃度は角膜障害の原因になる．そのため，希釈，滅菌済製品の使用が勧められる．また，これらの消毒薬は細菌汚染を受けやすいため，綿球やガーゼは長期間にわたる分割使用や継ぎ足し使用は行わない．さらに，陰イオン界面活性剤である石ケンと混合すると不活化する．

d. 手指衛生の考え方とその方法 　手指衛生は**石ケンと流水で行う手洗い**と，アルコールをベースとした**速乾性手指消毒薬で行う手指消毒**とがある．さらに手

石ケンと流水で行う手洗い
antiseptic handwash
速乾性手指消毒薬で行う手指消毒
alcohol-based hand rub

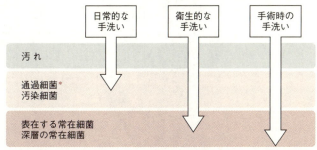

図11・6　手洗いのレベル

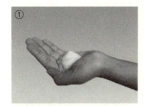

石ケンを適量手にとる．

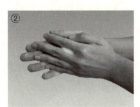

手のひらをよくこする．

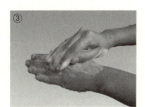

手の甲をよくこする．

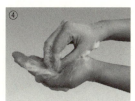

指先や爪を入念にこする．

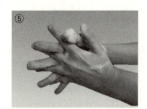

指の間を入念に洗う．

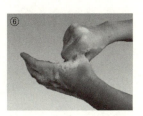

親指を片方の手のひらで握り，ねじり洗いをする．

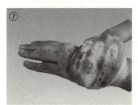

手首を洗う．

図11・7　石ケンと流水で行う手洗い手順

洗いは"日常的な手洗い"，"衛生的な手洗い"，"手術時の手洗い"の三つに分けられる（図11・6）．石ケンと流水で行う日常的な手洗いでも，図11・7に示しているように正しい手順で十分な時間行えば衛生的な手洗いと同じレベルに到達させることは可能である．しかし，指先や親指の付け根部分など特に洗い残しやすい箇所に注意しながら手洗いを行う時間を医療行為の合間に確保することは難しい（図11・8）．そのため，血液や体液など目に見える汚染がある場合は石ケンと流水による手洗いを行い，目に見える汚染がない場合は，簡便さや除菌の確実性を考慮し速乾性手指消毒薬による手指消毒が推奨される．その際は，十分量の消毒薬を手のひらに取り，消毒薬が乾燥するまで手全体にすり込むことが必要である（図11・9）．しかし，一部のウイルスや芽胞に対してアルコール系の消毒薬は効果が低いことを認識し，手洗いと手指消毒を状況に合わせて使い分けたり，組合わせたりする必要がある．

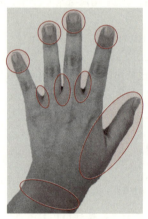
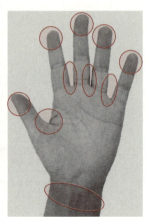

図11・8　手洗いで注意すべき部位　◯：特に手洗いが不十分になりやすい箇所

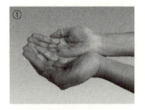

① 消毒薬を適量手にとる．

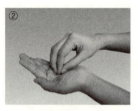

② 指先に消毒薬をよくすり込む．

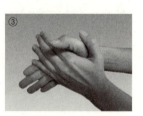

③ 手のひらによくすり込む．

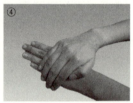

④ 手の甲にもすり込む．

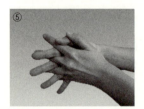

⑤ 指の間にもすり込む．

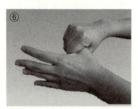

⑥ 親指を片方の手のひらで握り，すり込む．

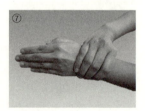

⑦ 手首にもすり込む．

図11・9　速乾性手指消毒薬の使い方

第 11 章 安 全 管 理　　219

　手術時の手洗いは，手術中に術者の手袋が破損した場合でも，術野の汚染を防止することを目的としている．そのため，皮膚常在菌を可能な限り除去し，さらに手術中の手袋内での細菌増殖も抑制することが求められる．表 11・5 に手術時の手洗い方法について示す．ブラシを用いるスクラブ法は，ブラシによる手荒れが生じやすく細菌の温床となりやすいため好ましくないとされている．また，ツーステージ法とラビング法で消毒効果に有意差はなかったとする報告もあり，その評価は定まっていない．

表 11・5　手術時の手洗い方法

名　称	方　法
スクラブ法 （スクラビング法）	ブラシとスクラブ剤を用い，手と前腕をブラッシングし消毒する
もみ洗い法	ブラシを使わず，スクラブ剤のみで消毒する
ツーステージ法	もみ洗い法により消毒し滅菌ペーパータオルで水分をふき取り完全に乾燥させた後，アルコールをベースとした手指消毒薬を用いて消毒する
ラビング法 （ウォーターレス法）	石ケンと流水により汚れを洗い落とし未滅菌ペーパータオルで水分をふき取り完全に乾燥させた後，アルコールをベースとした手指消毒薬を用いて消毒する

コラム 29　滅 菌 と 消 毒

　滅　菌: 無菌状態，つまりすべての微生物を殺滅または除去することである．日本薬局方では"滅菌操作後，単位あたりの被滅菌物に微生物が生存する確率が 100 万回に 1 回である"と定義されている．
　消　毒: 微生物の数を減らすために用いられる処置法で，必ずしもすべての微生物を除去するものではない．

---

　e. 感染予防におけるワクチンの役割　　医療に関わるスタッフは，自分自身を感染症から守ると同時に院内感染の媒介者となってはいけないことを強く意識する必要がある．そのための有効な対策の一つとして，**ワクチン**による**予防接種**が推奨されており，日本環境感染学会は 2014 年に"医療関係者のためのワクチンガイドライン"*を発行しワクチンの必要性と接種対象者についての目安を提示している．接種対象となる感染症は，B 型肝炎，麻疹，風疹，流行性耳下腺炎，水痘，インフルエンザである．B 型肝炎ワクチンは，患者の血液と接触する可能性のある医療スタッフが対象であり，麻疹，風疹，流行性耳下腺炎，水痘，インフルエンザの各ワクチンは，事務職も含めたすべての医療スタッフが対象となる．予防接種は小児期に接種されることが多いため，すでに抗体価が低下している場合や，本人の記憶違いにより未接種である場合も考えられる．そのため，院内感染対策の担当者は職員のワクチン接種状況を把握しておく必要がある．また，医療機関で実習を行う学生は，実習開始前までに免疫を獲得しておく．

ワクチン（vaccine）: 本シリーズ **4** Ⅲ, SBO 19 参照.
予防接種　vaccination
* 日本環境感染学会 ワクチンに関するガイドライン改訂委員会，環境感染誌，第 29 巻, Suppl. Ⅲ（2014）.

220　第Ⅱ部　処方箋に基づく調剤

11・3・2　施設内における感染防止対策の考え方とその方法

*1 §11・3・1a 参照.

*2 §11・3・1d 参照.

　医療機関内において患者–患者間や患者–医療従事者間での感染を防ぐためには，標準予防策*1 が重要である．さらに，院内感染の多くは医療従事者の手指を介する可能性が高く，手指消毒は感染防止対策の最も重要な手段の一つである．おもに医療従事者が医療行為の前後に行う手指衛生は速乾性手指消毒薬*2 による消毒であり，適切に実施できるかが院内感染の発生に大きく影響する．上記以外に注意すべき臨床検体・感染性廃棄物の取扱いや代表的な院内感染対策事例について解説する．

a. 臨床検体・感染性廃棄物の取扱い

ⅰ) 臨床検体の取扱いについて

TDM: therapeutic drug
monitoring
HCV: *Hepatitis C virus*
HBV: *Hepatitis B virus*
HIV: Human
immunodeficiency virus
HTLV: Human T-cell
leukemia virus

　すべての患者の血液，体液，分泌物，排泄物，傷皮膚，粘膜などは，感染する危険性があるものとして取扱わなければならない．特に治療薬物モニタリング（TDM）業務において，薬剤師が測定を行う場合，血液検体を取扱うため，血液媒介性感染症を起こす病原体〔C型肝炎ウイルス（HCV），B型肝炎ウイルス（HBV），ヒト免疫不全ウイルス（HIV），成人T細胞白血病ウイルス（HTLV），梅毒トレポネーマなど〕による感染のリスクを想定して，血液や血液が付着したもの（採血管のゴム栓の穿刺部）の取扱いには十分注意する．血液検体の取扱い時には使い捨ての手袋やマスク，ゴーグルを着用する．その他の検体に関しても血液検体に準じ，必要に応じて予防着，マスクやゴーグル，フェイスシールドの着用が望ましい．血液などに直接接触したか接触したおそれがある場合は，たとえ手袋を着用していたとしても速やかに手を洗わなければならない．また，業務中に電話やパソコンに触れるために手袋を外した後，トイレの使用前後，作業部屋から出る前，食事の前および個々の患者に接する前後には日常的に手指消毒を行うべきである．血液を床や机上に飛散させた場合は，0.5～1％次亜塩素酸ナトリウム溶液で清拭する．

ⅱ) 感染性廃棄物の取扱いについて

感染性廃棄物
infectious waste

　医療機関から排出される廃棄物は，感染性，損傷性，有害性などの観点から，その処理・処分にあたっては特別な配慮が必要である．その中でも**感染性廃棄物**の処理においては，医療従事者や処理従事者など，他者への感染や環境中への汚染を防止するため，廃棄物の分別を徹底することが重要である．感染性廃棄物の処理は，環境省作成の"廃棄物処理法に基づく感染性廃棄物処理マニュアル"を参照するとよい．図11・10の判断フローのようにSTEP 1 ＝形状，STEP 2 ＝排出場所，STEP 3 ＝感染症の種類の観点から客観的に判断する．また，感染性廃棄物は発生時点から廃棄物の性状によって，鋭利な物，固形状のもの，液状または泥状のものに分別する．TDM業務においては，測定終了後の検体および測定に使用したピペットチップや遠心管は感染性廃棄物として処理する．さらに，フローで判断できないものについては，医師など（医師，歯科医師および獣医師）が感染のおそれがあると判断した場合には，感染性廃棄物として扱う．感染性廃棄物の廃棄容器は，バイオハザードマークの貼付が推奨されており，内容物の性状によってマークが色分けされている．鋭利なものが黄色，固形状のものが橙

色，液状または泥状のものが赤色と分別している．廃棄物の分別不徹底により一般廃棄物の中に感染性廃棄物が混入した場合，混入物が血液の付着した注射針であれば，針刺しによる職業感染の発生につながる．また，感染性廃棄物の処理費用は，非感染性廃棄物の処理費用よりも高価なため，コスト面でも負担がかかる．つまり，感染性廃棄物の分別は，職業感染予防において安全面だけでなくコスト面からも非常に重要である．

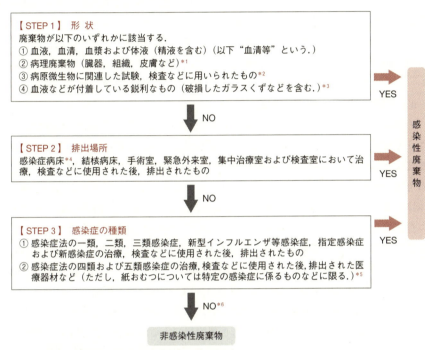

図11・10　感染性廃棄物の判断フロー　環境省作成，"廃棄物処理法に基づく感染性廃棄物処理マニュアル（2017）"より．

b. 代表的な院内感染対策

代表的な**院内感染症**とその対策について紹介する．

i）MRSAに対する院内感染対策

MRSAは黄色ブドウ球菌が耐性化した病原菌であり，院内感染の起炎菌として現在でも問題視されている．MRSAのおもな感染経路は接触感染である．医

院内感染（nosocomial infection）：病院感染（hospital acquired infection）ともいう．本シリーズ **4** Ⅲ，SBO 39参照．

療従事者の手指が感染経路として最も重要であり，ついで，ベッド柵，オーバーテーブルなど，手指が頻繁に接触する周辺環境である．MRSA陽性患者の診察，看護では手袋の着用と使用後の手指消毒が必須である．MRSA保菌患者の病室環境から高率にMRSAが分離されることが報告されている．よって，患者への接触がなく，周辺環境だけに接するときも手袋の着用が奨められる．ビニールエプロン，ガウン，マスクの着用の要否は，医療スタッフがどの程度濃厚に接触するか，体液の拡散の程度によって決める．保菌状態であっても菌量が多く伝播することがあるため，感染発症状態か保菌状態かによって，ビニールエプロン，ガウン，マスクの要否を判断してはならない．感染予防策は，標準予防策に加えて接触予防策を適用する．なお，治療薬としては，バンコマイシン，テイコプラニン，アルベカシン，リネゾリド，ダプトマイシンの5剤があげられる．

ⅱ) 疥癬に対する院内感染対策

疥癬は，ヒゼンダニあるいは疥癬虫が角質層に寄生して起こる激しい掻痒感を伴う皮膚感染症である．潜伏期間は1カ月程度である．疥癬にはおもに腹部や外陰部などに丘疹がみられる一般の疥癬と，全身の皮膚が紅皮症様と厚い牡蠣殻状の角質増殖で覆われた角化型疥癬（ノルウェー疥癬）がある．どちらも同じ病原体によるものだが，角化型疥癬は免疫機能低下患者に多く，100〜200万匹のダニが寄生し，きわめて強い感染力を示すため，隔離対策が必要とされている．接触感染だけでなく，鱗屑が付着した寝具や器具を介しても感染する．そのため，医療者の角化型疥癬患者への看護，診療の際は，ディスポーサブル手袋，予防着，キャップを使用する．ただし，虫体は50℃，10分間で死滅するので，リネン類は熱湯消毒の後，乾燥すれば問題ない．また，角化型疥癬患者が使用した隔離室内の清掃については，殺虫剤散布と掃除機による清掃が必要となる．医療機器などの清掃については，機器の使用をできるだけ最後とし，使用後は掃除機で機器に付着した鱗屑を吸引し，消毒用アルコールで清拭する．疥癬治療薬には内服薬としてイベルメクチン，外用剤としてフェノトリン，クロタミトン軟膏，安息香酸ベンジル軟膏などがある．

ⅲ) インフルエンザに対する院内感染対策

インフルエンザは飛沫感染するウイルス性疾患であり，感染力が強いので流行時期には十分な感染対策が必要である．潜伏期間は通常1〜3日間である．病院職員は特別な理由がない限り，流行期に先行してワクチンを毎年接種しておく必要がある．入院患者がインフルエンザに感染していることが判明した際には個室に収容するが，個室管理が難しい場合には，患者を一室にまとめて収容するコホーティングも有用である．また，インフルエンザ感染の判明前に大部屋に入院していた場合は，同室であった患者への抗インフルエンザ薬の予防投与も検討する必要がある．濃厚接触があった医療スタッフに対しても同様である．予防投与の適応があるのはオセルタミビル，ザナミビル，ラニナミビルの3剤であることに注意する．また，インフルエンザを発症した医療スタッフは，症状が治まるまで就業制限を考慮する．

第 11 章　安 全 管 理　　223

11・4　インシデント・アクシデントの事例解析ができる．これらの回避策や対処法を提案できる．

学生へのアドバイス

　近年，頻発される医療事故が大きな社会問題となっている．しかし医療行為を行う以上，事故を避けることはできない．事故に遭われた患者に報いるためにも，医療機関および医療従事者は事故の教訓を生かして，より安全な医療を提供できるよう努力し続けることが重要である．

この学習に必要な予備知識
患者安全と薬害の防止　（⇨ A(1)③：**1** I，第 5 章）
この学習が目指す成果

　医療事故はいかにして発生するのかを理解し，その発生の要因を分析することで，適切な対策が立案できる．また，事故を起こした場合，どのように対処すべきかを理解する．

11・4・1　医療安全について

　患者は医療機関に対し，安全で質の高い医療の提供を求める．しかし，本来医療は潜在的に不確実な要素とリスクを含んでおり，医療行為を行う以上，**有害事象**の発生は不可避である．医療機関はこれらのリスクに向かい合い，**医療事故**の発生頻度を減少させる努力を行うと同時に，事故が発生した場合，治療に最善を尽くさなければならない．さらに原因究明とそれに基づく再発防止策を講じることで，医療の安全を推進することが求められている．

対応 SBO

F(2)⑥ 1,3,10
詳細は p.xvii 参照．
有害事象 adverse event
医療事故
medical error

> **コラム 30　医療事故と医療過誤について**　解 説
>
> 　**医療事故**とは，医療に関わる場所で医療の全過程において発生する人身事故のことをいう．一方，**医療過誤**は医療事故発生の原因に，医療機関・医療従事者による過失があるものをいう*．

医療過誤
medical malpractice
＊ "第 12 回医療安全対策検討会議資料"（2002）を改変．

11・4・2　医療安全の歴史

　医療における安全性が問題視されたのは，1995 年のダナ・ファーバー癌研究所の医療事故が経緯となっている．ボストン・グローブ紙の健康・医療部門担当の記者であったベツィー・リーマンは，1993 年の 37 歳のときに乳癌と診断された．手術と術後の化学療法を受けたものの，翌年には両肺へ転移がみつかった．彼女は乳癌に対する最新の治療法を徹底的に調べ，ダナ・ファーバー癌研究所で行われていた "大量化学療法および自家幹細胞移植術" の臨床試験に参加することに決めた．この試験では，シクロホスファミド 4 g/m² を 4 日間かけて投与する予定だったが，2 年目の研修医が 4 g/m² を 4 日間連続投与のオーダーをし，上級医も誤りに気づかず確認のサインをした．薬剤師 2 名も，量が多いと思ったものの他のレジメンに同じ量があったので，そのまま払い出した．看護師も気がつかなかった．血液検査の結果は異常値を示していたが，臨床研究用のカルテに転記するのみで診療用のカルテには記載されなかった．死亡までの間，25 名の医療従事者が治療に関わっていたが，誰一人として気がつかなかった．死亡後 3 カ月経って，試験データを整理していた職員が過量投与に気がついた．この医

療事故が契機となって，米国大統領諮問委員会が開催され，その後，Institute of Medicine of the National Academy of Sciences の医療の質に関する委員会 (Committee on Quality of Health Care in America) は，1999年12月1日に "To Err is Human：Building a Safer Health System" と題する委員会報告を発表し，医療事故の防止を目指す取組みの強化を宣言した．この報告書では，回避可能な医療ミスによる死亡者数は，全米で年間に約4万4000人から9万8000人に上り，これは，乳癌はもちろん，交通事故やAIDSによる死者数をも上回るとされており，全世界に衝撃を与えた．2016年に発表された最新の報告では，米国では年間に推計25万人以上が医療ミスで死亡していると推測されている．これは，心疾患，悪性腫瘍に次ぐ死因第3位である．わが国においても，1999年に，大学病院における肺手術患者と心臓手術患者の取違え手術や，都立病院においてヘパリン生埋食塩水と取違えて消毒液を静脈内に投与し，患者が死亡するなど大きな医療事故が明らかになり，医療事故防止の面から医療安全対策を求める社会的な要請が高まった．これらのことから1999年は，医療安全元年と形容されることがある．これ以降，"医療事故はあってはならないことであり，事故を減らすためには個人の能力を高めることが必要" という考えから，"医療事故は起こり得るものであり，組織全体でエラーを検出できるような仕組みを構築することが重要" という考えが広まった．

このような背景から，2002年には厚生労働省が "医療安全推進総合対策" を取りまとめ，医療安全対策の基本的な考え方や，医療機関，医薬品・医療機器などの製造企業および国の役割，国民の医療への参加によって，医療安全を推進していくことなどが具体的に示された．2003年4月には，特定機能病院および臨床研修病院に，医療安全管理部門の設置と医療安全管理者の配置などが義務づけられ，2006年6月の医療法の改正によって，医療安全の確保に関わる医療機関の管理者の義務を規定することにより，無床診療所および助産所についても，医療安全管理体制の整備を義務づけた＊．

11・4・3 医療事故発生の背景

英国の学者ジェームズ・リーズンは1997年，著書 "Managing the Risks of Organizational Accidents（組織事故）" の中で，"スイスチーズモデル" という組織事故発生メカニズムの概念を提唱した．このモデルでは，穴がいくつも空いた

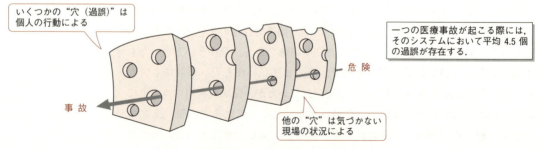

図11・11　組織事故における "スイスチーズ" モデル

第11章 安全管理 225

スイスチーズ1枚が事故に対する防護策の一つに該当する。異なる視点の防護策を複数組合わせることで，事故発生のリスクを低減できるが，防護策は完全ではなく穴が開いており，時にすり抜けてしまうことがある。またその穴は大きくなったり，突如現れたりする。すべての策をすり抜けてしまったときに事故が発生するとされている（図11・11）。前述のダナ・ファーバー癌研究所における医療事故も，まさしくたくさんの穴をすり抜けた典型例である。

11・4・4 筋弛緩薬が誤投与された事例における事故発生要因と再発防止策

【概 要】 2014年12月，がん化学療法による治療を受けていた患者が骨髄抑制に伴う発熱性好中球減少症を来したため，医師は抗菌薬であるマキシピーム®（一般名：セフェピム）を処方した。しかし薬剤師は誤って，筋弛緩薬であるマスキュレート®（一般名：ベクロニウム）を調剤し，病棟に搬送した。病棟でも間違いに気づかず，投与された患者は死亡した。

a. 事故が起こったおもな要因

1) 注射剤自動払出装置で払い出されなかった

注射剤自動払出装置は，医師がオーダーした注射剤をトレーに自動的に取りそろえる機器である。きわめて高価であるため，すべての医療機関に配備することは困難であるが，単純な業務を機械化することは医療安全につながる。当該病院では，注射剤自動払出装置が導入されており，マキシピーム®の後発医薬品であるセフェピム*を搭載していた。しかし，セフェピムの供給が一時的に不足していた影響で，マキシピーム®を臨時で採用しており，マキシピーム®は注射剤自動払出装置に搭載せず，人の手で取りそろえていた。

* セフェピムはマキシピーム®の一般名であり，後発医薬品である。

2) 払い出す際に異常を感じなかった

マスキュレート®は毒薬であるため，施錠して保管していたが，30〜60分前に他の毒薬を取出しており，マスキュレート®調剤時に保管庫は施錠されていなかった。管理簿（出納表）に，払い出し先が集中治療室，救急病棟，手術室の3部署限定である旨の注意書きがあり，払出部署を記載する欄もあった。しかしその記載欄は，3部署いずれかに ○印やチェックを付ける形式ではなく，自由記載になっていたため，通常は払い出すことのない病棟名を記載しても，特に異常と感じなかった。

3) 業務が繁忙であった

事故発生時は年末休日の日勤帯であり，経験1年目と7年目の2名体制で業務を行っており，1年目が注射剤，7年目が内外用薬を担当していた。休日は抗悪性腫瘍薬，退院処方および外来処方以外は，一人の薬剤師が調剤・監査（自己監査）を行う取決めとなっていた。当日は通常の休日の1.4倍のオーダーがあり，外来の急患も多く，医師や看護師からの問合わせや薬剤緊急搬送の依頼の電話がひっきりなしにかかってくる状態であった。マキシピーム®も医師から薬局に搬送の電話依頼があった。このような状況で，経験の浅い1年目の薬剤師に負荷が集中していた。

4) マキシピーム®とマスキュレート®の名称・外観が類似していた

看護師は薬剤を投与する際，医師の指示と薬剤が一致しているかを別の看護師と確認（ダブルチェック）することとなっており，本事故でも看護師は手順に従い薬剤名を確認した．しかし看護師2名とも，マスキュレート®のバイアルの形状，ピンクのキャップ，"マ"で始まる文字を見て，マキシピーム®であると誤認した（本事故を受けて，現在マスキュレート®はベクロニウムに名称が変更されている）．またマスキュレート®は一般病棟に搬送されることがない（当該病院では集中治療室，救急病棟，手術室のみで使用）ため，看護師2名ともマスキュレート®を一度も見たことがなかった．

以上のような複数の要因が加わり，事故が起こったと考えられる．このような事例から，防護策は完全ではなく穴が開いていること（薬剤師による調剤ミス，看護師による確認ミス），また穴が大きくなったり，突如現れること（臨時採用のため注射剤自動払出装置に搭載されていなかった，いつもより業務が多忙であった，バイアルの形状が類似していた，看護師がマスキュレート®を見たことがなかった）などを学ぶ．

b. 事故から学ぶ安全対策　本事故を受けて当該病院では，さまざまな安全対策が取られた．おもな対策を以下に示す．

1) 薬剤取りそろえにおける対策
   - 類似薬やリスクの高い薬剤は可能な限り，注射剤自動払出装置に装填する．
   - 筋弛緩薬を他の毒薬とは別の保管庫に保管し，保管庫には"毒・筋弛緩薬"，薬剤の上には"毒薬"と大きく表示する．
   - 管理簿（出納表）の様式を変更し，払い出し先を所定の部署以外選べないようにする．
   - 処方箋や取りそろえリストに印字されたバーコードを読取ることで，処方情報と連動して，必要とする薬剤の扉のみが解錠される毒薬保管庫を導入する．
2) 監査体制の強化
   - 休日日中の勤務体制を2名から3名に増やす．
   - 処方箋と薬剤に表示されているバーコードを照合することで，取り間違いを発見するシステムを導入する．
3) 薬局への電話の制限
   - 内線電話番号を時間帯別，問い合わせ目的別に整理する．
   - 緊急で必要な薬剤の取寄せは電話連絡ではなく，気送管システム（エアシューター）を用いることで，取寄せ依頼の電話を減らす．
   - 薬剤の搬送状況（未調剤，配送中・配送待ち，配送済み）が病棟から確認できるシステムを導入し，搬送状況確認の電話を減らす．
4) 医師・看護師など他職種への注意喚起
   - 筋弛緩薬を払い出す際は"毒薬/本剤は筋弛緩薬です．取扱注意!!"と書かれた紙を付ける．

5) 病棟における対策
   ・投薬指示書と薬剤名および患者名の照合手順，調製時の環境，投与する際の確認手順を見直す．
6) 薬剤師への教育
   ・特に注意を要するハイリスク薬は取扱い方法を徹底して習得させる．
   ・薬剤関連のインシデントを分析し，職員に伝達する．
7) 看護師への教育
   ・eラーニングにより，薬剤に関する知識を向上させる．
   ・薬剤投与に関するマニュアルを改訂し，職員に周知する．

11・4・5　インシデント・アクシデント

インシデントとは，日常診療の場で，誤った医療行為などが患者に実施される前に発見されたもの，あるいは，誤った医療行為などが実施されたが，結果として患者に影響を及ぼすに至らなかったものをいう．一般に，ヒヤリ・ハットはインシデントと同義で用いられている．アクシデントは，医療事故に相当する用語として用いられている（日本では，インシデントとアクシデントに区別されているが，国際的には区別せず，すべてインシデントとして扱われている）．

インシデント　incident

ヒヤリ・ハット
near miss

アクシデント　accident

11・4・6　インシデント・アクシデント報告の重要性

労働災害対策における経験則の一つであるハインリッヒの法則では，1件の重大な労働災害の背景には29件の軽微な事故が，さらにその背景には300件のヒヤリとするような事例があるとされている（図11・12）．

ハインリッヒの法則
Heinrich's rule

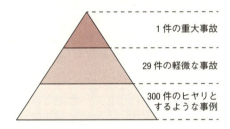

図11・12　ハインリッヒの法則

　重大事故に至らなかったからという理由で，危険な状態を放置すれば，いずれ重大事故が発生する．そのため，インシデントやアクシデントが発生した場合は，管理者に報告し，重大な事例に関しては原因の追究と再発防止策を講じることが，重大事故発生のリスク低減につながる．しかし残念ながら，インシデント・アクシデントレポートは始末書や他の医療従事者のミスの密告といったイメージをもつ者が少なくない．医療行為を行う以上，どのような医療機関であってもインシデントやアクシデントを避けることはできない．レポートが少ない病院は安全・安心な病院，レポートが多い病院は危険な病院ではない．レポートが多い病院は報告体制が確立された病院である．報告者が事故の当事者であることも多いため，レポート提出をためらうことがないよう，レポートの内容をもって個人の責任を追及してはいけない．インシデントレポートの意義を理解し，当事者が安心して提出できる環境を整備することが重要である．

11・4・7　インシデント・アクシデントレポートの様式

インシデント・アクシデントレポートの記載例を示す（図11・13）．報告者は間違いを起こした当事者であったり，ミスを起こした人に対して遠慮したりすることがあるため，報告者の欄は省略可能である．内容は薬剤，検査，チューブ類の抜去，転倒・転落，接遇に関するトラブル，食事など，多岐にわたる．レポート詳細についてはできるだけ客観的な事実を記載することを心掛ける．推測は問題ないが，憶測での記載や個人を特定，非難するような表現は避ける．

インシデント・アクシデント・レポート

2017年　4月　3日　　報　告

報　告　者　　氏　名　薬剤　太郎　　（省略可）

担当者（上席者）　　氏　名　薬剤　花子　　役職　薬剤科長

発生日時	2017年　4月　3日（　）AM・PM　12時　30分
発生場所	□ 駐車場　□ 外階段　□ 玄　関　□ 待合室　□ 受　付 □ 診察室　□ 処置室　□ 超音波室　□ 内視鏡室　□ 放射線室 □ 健診室　□ 心電図室　□ 更衣室　□ ＣＴ室 □ 風呂場　□ トイレ　□ 階　段　□ 病　室　□ 廊　下 □ デイルーム　□ 事務室　☑ その他（　調剤室　　）
薬　物	□ 点滴　□ 静注　□ 筋注　□ 皮下注　□ 皮内注 ☑ 経口　□ 外用　□ 麻薬　□ その他（　　）
内　容	□ 処方・指示ミス　□ カルテ記入ミス　☑ 誤調剤 □ 投与量　□ 投与薬　□ 投与時間 □ 投与方法　□ 投与忘れ　□ 人違い □ 飲み忘れ・飲み違い　□ 点滴もれ　□ 点滴忘れ □ 点滴速度　□ 点滴順番　□ 神経損傷 □ 感　染　□ 副作用 □ 機器の操作ミス　□ その他（　　）
検　査	□ 生　検　□ Ｘ　線　□ Ｃ　Ｔ □ ＭＲＩ　□ 内視鏡　□ 採血・採尿 □ 超音波　□ その他（　　）
内　容	□ 人違い　□ 部位違い　□ 操作ミス □ 実施忘れ　□ 損　傷 □ 器具・設備不具合　□ その他（　　）
□ 自己抜去 □ 事故抜去	□ 点　滴　□ その他（　　）

発生内容	
□ 転　倒 □ 転　落 □ その他	□ 診察時　□ 検査時 □ 自力歩行　□ 補装具歩行　□ 車椅子　□ ストレッチャー □ その他（　　）
接　遇	□ 診　察　拒　否　□ 診療中トラブル　□ 盗難・紛失 □ 電話応対トラブル　□ 窓口応対トラブル □ 患者間トラブル　□ 無断離院　□ 禁止品持ち込み □ 暴　言　□ 暴　行　□ 自　傷 □ 自殺・自殺未遂　□ 訪問者による乱暴 □ 院内器具設備の破壊 □ その他（　　）
食　事	□ 遅配膳　□ 誤配膳　□ 未配膳 □ 誤指示　□ 異物混入　□ 食中毒 □ 食物・飲み物を来院者にこぼした　□ 窒息・誤嚥 □ その他（　　）
生命危険度	☑ ない　□ 低い　□ 可能性あり　□ 高い　□ 極めて高い □ 死亡　□ その他（　　）
患者信頼度	☑ 損なわない　□ 余り損なわない　□ 少し損なう □ 大きく損なう　□ その他（　　）

レポート詳細

《診療録、看護記録等にもとづく客観的な事実を記載すること》

患者ID：○○○○にアムロジピンOD錠5mgを調剤すべきところを、誤って2.5mg錠を調剤し、渡してしまった。患者が内服時にいつもと異なる薬であることに気づき連絡があった。間違いを確認し、正しい薬剤に交換した。患者は内服前であったため、実害は無かった。

図11・13　インシデント・アクシデントレポートの例　用紙は日本医師会，"患者の安全確保対策室"作成，内容例は著者が記入．

11・4・8　医療安全における医薬品安全管理責任者および薬剤師の役割

2016年に京都大学医学部附属病院で報告のあったインシデント・アクシデントレポートの内訳を示す（図11・14）．医療施設によって差はあるものの，薬剤関連のインシデントが上位を占めている．

昨今の医療事故を受け，2007年に改訂された医療法では，病院などへの医薬品安全管理責任者の設置が義務付けられた．医薬品安全管理責任者は医薬品の安全使用のための業務手順書の作成，従業者に対する研修の実施，業務手順書に基づく業務の実施，情報の収集と改善のための方策を行う．

また，2016年に行われた特定機能病院の承認要件の見直しでは，医療安全管理部門への医師，薬剤師，看護師の配置が必須となり，医療安全の体制が強化された．また薬剤師は，院内の医薬品の使用状況の確認，医薬品情報の整理，周知および周知状況の確認，適応外や禁忌処方の妥当性の評価が必要となるなど，医療安全における薬剤師の役割はより重視されるようになってきている．

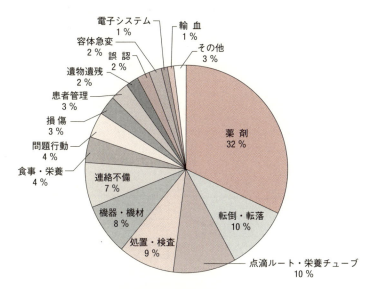

図11・14 2016年 京都大学医学部附属病院におけるインシデント・アクシデントレポート（10,932件）の内訳

11・4・9 インシデント・アクシデント事例の分析

重大な事故に至った，もしくは至る可能性があったインシデント・アクシデントについては，その経緯と原因の分析および対策を講じることで，再発防止に努めなくてはならない．事例の分析方法として，4M4E分析，SHEL(L)分析，ImSAFER，VA-RCAなどの手法が用いられている．それぞれの特徴を以下に示す．

a. 4M4E分析 man（人），machine（機械），media（環境），management（管理）の視点から要因を整理し，これらの要因に対してeducation（教育・訓練），engineering（技術・工学），enforcement（強化・徹底），example（規範）の視点から対策を検討する手法．

b. SHEL(L)分析 liveware（当事者）を中心として，software（ソフトウェア），hardware（ハードウェア），environment（環境），liveware（当事者以外の人）との相互関係を分析し，対策を立てる手法．

c. ImSAFER 原子力発電所職員がヒヤリ・ハット事例の分析に用いていたSAFER（Systematic approach For Error Reduction）を医療向けに改良（improvement）した手法．時系列で事象を整理し，抽出された問題点の背後要因と改善策を探索する手法．

d. VA-RCA 産業界の事故分析のために用いられていた根本原因解析（root

cause analysis）を米国の退役軍人省（veterans affairs）の患者安全センターが医療向けに改良した手法．

本書では現在，国際的に広く利用されている VA-RCA について解説する．

VA-RCA の手順

1）出来事流れ図の作成

報告書や直接収集した情報をもとに，事故が起こるまでに発生した出来事を簡潔にまとめる．それを矢印でつなぐことで，どのようにして事故が起こったのかを理解する（図 11・15）．

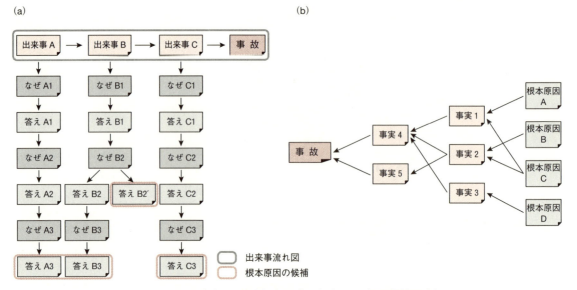

図 11・15　出来事流れ図（a）となぜなぜ分析および因果関係図（b）

2）なぜなぜ分析

出来事流れ図に記載した出来事がなぜ起こったのかを質問形式でカードに記載し，下に並べる．その質問に対して答えをカードに書き，質問の下に並べる．さらにその答えに対し，なぜ起こったのかをカードに記載し，下に並べる．これを繰返し行い，質問ができなくなった答えを根本的な原因の候補とする（図 11・15）．

3）因果関係図の作成

なぜなぜ分析で答えとして得られた事実をもとに，なぜなぜ分析を逆にたどり，根本原因と事故との因果関係図を作成する．この作業により，因果関係を整理し，整合性がとれているか確認する（図 11・15）．

4）対策の決定と実行

根本的原因に対する対策案を考え，実施する．

11・4・10　PDCA サイクルによる業務改善

事故防止対策は実行すれば，それで終了ではない．その対策が機能しているかを継続してモニタリングする必要がある．業務手順を管理する手法として

PDCAサイクルがある．PDCAサイクルとはplan（計画），do（実行），check（評価），act（改善）の四つを繰返すことで継続的に業務を改善する手法の一つである（図11・16）．

PDCAサイクル
PDCA cycle

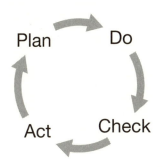

Plan　対策を立てる
Do　　対策を実行する
Check　対策の実施状況を評価する
Act　　評価で明らかになった問題や
　　　　課題を解決し，改善する

図11・16　PDCAサイクル

11・4・11　調剤事故発生時の対応

調剤事故が発生した場合の対応手順を示す（図11・17）．最も重要なことは，患者への被害を最小限に食い止めることである．そのためには自己判断で対応せず，医薬品安全管理責任者や管理薬剤師などに報告し，指示を仰がなくてはならない．治療や処置などが必要な場合，院内の他部署や周辺の医療機関に協力を依頼する．状況が落ち着き次第，患者や家族などに説明する．詳細が不明であっても，その時点でわかっている事実を説明し，後日改めて調査結果を説明することを伝える．患者・家族への説明が遅れると，隠蔽していたと捉えられかねないので注意する．事実経過を整理する際は，時系列順に聴き取り，客観的事実に基づき記録する．決して個人の価値判断を挟まない．報告書作成後は，患者，家族に説明するとともに，必要に応じて各行政機関などに報告する．再発防止策を立案した場合はそれを実行に移す．

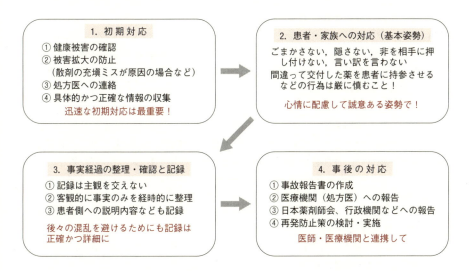

図11・17　調剤事故発生時の対応早わかりマニュアル　日本薬剤師会，"新任薬剤師のための調剤事故防止テキスト（第2版）"，p.33（2012）より改変．

232　第Ⅱ部　処方箋に基づく調剤

11・5　調剤に関するエラーおよびエラー防止対策について説明できる.

学生へのアドバイス

　調剤は人が行う以上，ミスをなくすことは困難である．ミスは誰でも起こしうるものであり，間違わないよう注意するといった単純な対策では減らすことはできない．調剤ミスの原因や背景を理解し，適切な対策を立てることが重要である．

この学習に必要な予備知識

患者安全と薬害の防止　（⇨A(1)③: **1** Ⅰ, 第5章）

この学習が目指す成果

　調剤ミスはどのような要因によって発生するかを理解し，ミスを防ぐための有効な対策を立てることができる．

対応 SBO

F(2)⑥9
詳細は p.xvii 参照.

11・5・1　調剤業務の流れ

　薬局における調剤業務は，処方箋の受付に始まり，処方監査，薬歴・アレルギー歴などの確認，患者からの副作用などの聞取り，薬剤の調製（計数，計量），薬袋の作成，監査，服薬指導，薬剤の交付，調剤録の作成から成る〔図6・1 (p.92) 参照〕．

11・5・2　調剤業務における薬剤師の法的義務

　薬剤師法では，医師への疑義照会，薬袋への正しい記載，患者や看護する者への情報提供と指導が義務づけられている．業務上必要な注意を怠り，患者に健康被害を生じさせた場合，刑罰が科される可能性がある．

a. 薬剤師法[*]

* 2014年6月12日より，患者または看護にあたっている者に対し，調剤した薬剤の適正な使用のために必要な情報の提供と，必要な薬学的知見に基づく指導を行うことが義務付けされた．本書 §2・3・1 および §6・1・2 参照.

> （処方せん中の疑義）
> **第24条**　薬剤師は，処方せん中に疑わしい点があるときは，その処方せんを交付した医師，歯科医師又は獣医師に問い合わせて，その疑わしい点を確かめた後でなければ，これによつて調剤してはならない．
>
> （調剤された薬剤の表示）
> **第25条**　薬剤師は，販売又は授与の目的で調剤した薬剤の容器又は被包に，処方せんに記載された患者の氏名，用法，用量その他厚生労働省令で定める事項を記載しなければならない．
>
> （情報の提供及び指導）
> **第25条の2**　薬剤師は，調剤した薬剤の適正な使用のため，販売又は授与の目的で調剤したときは，患者又は現にその看護に当たつている者に対し，必要な情報を提供し，及び必要な薬学的知見に基づく指導を行わなければならない．

b. 刑 法

> （業務上過失致死傷等）
> **第211条**　業務上必要な注意を怠り，よって人を死傷させた者は，五年以下の懲役若しくは禁錮又は百万円以下の罰金に処する．重大な過失により人を死傷させた者も，同様とする．

11・5・3 疑義照会を行う際の注意

【事 例】
　医師はプレドニゾロン散1%を1日27 mgで処方するつもりが，1日27 g（有効成分として270 mg）で処方してしまった．薬剤師は疑義照会の際，"プレドニゾロンの量の確認をお願いします"と聞いたため，処方箋のファクシミリの文字が読みづらいという意味だと思い，電子カルテの処方内容を読み上げた．薬剤師は疑問が解決しなかったが，そのままの量で調剤し，患者に交付した（日本医療機能評価機構　医療安全情報より抜粋）．

　ポイント　疑義照会を行う際は，内容を明確に伝えることが重要であり，上記の場合，"270 mgは過量である"ということを明確に伝えなければならない．疑義照会を行った際は，後で確認できるよう必ず記録しておく．

コラム31　2チャレンジルール　**解 説**

　疑義照会に対して耳を傾けず，きちんと理解しないまま"そのままで良い"と回答をする医師も少なからず存在する．医療のパフォーマンスと患者安全を高める戦略的ツールであるTeam STEPPSでは，**2チャレンジルール**という手法が用いられる．これは，最初の主張が無視されても，もう一度伝えるよう努力することで，医師に重大性を認識させるというコミュニケーションツールである．それでも無視された場合は，上司に相談するなど，さらに強力な手段を取る．

2チャレンジルール
two challenge rule

11・5・4 調剤事故（ミス）と調剤過誤（アクシデント）

　調剤事故（ミス）と**調剤過誤**は，§11・4の医療安全用語に準ずる．つまり，調剤事故は，調剤に関わる全過程において発生するすべての人身事故であり，薬剤師の過誤，過失の有無を問わない．したがって，調剤事故は次のような事例も含む．① 誤った調剤がなされたが，他の医療従事者によって未然に防止された．② 抗悪性腫瘍薬調製中の針刺し事故のような薬剤師に被害が生じた場合．③ 患者には投与されたが，結果的には身体的被害がなかった場合，などである．一方，調剤過誤は，調剤事故の一類型であって，薬剤師の過失によって患者に被害を発生させた事例をさす．

調剤事故（ミス）
dispensing error
調剤過誤
dispensing malpractice

11・5・5 調剤ミスの発生要因

　調剤ミスは，個人のエラーによるものだけではなく，設備や環境，組織の体制などの要因が重なって起きることも多い．調剤ミスを防ぐためには，個人の意識や能力を高めるだけでなく，組織全体として取組むことが必要である．
人に関する要因：
知識・経験，疲労・睡眠不足などの身体的状況，緊張・焦りなどの心理的状況など

設備・環境に関する要因：
電子カルテ，調剤支援システム，名称・外観が類似した薬剤の配置，調剤室の作業環境など

組織の体制に関する要因：
人員，マニュアルの整備，他部署との協力・連携，職員への教育など

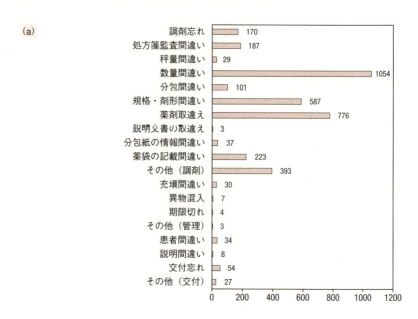

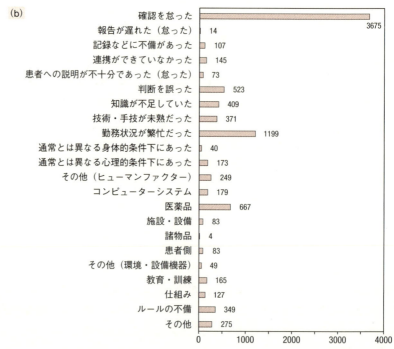

図 11・18　調剤事故の内容(a)および発生要因(b)　日本医療機能評価機構，"薬局ヒヤリ・ハット事例収集・分析事業 平成 27 年年報", p.86, 91 (2016).

11・5・6 調剤ミスの現状

日本医療機能評価機構，"薬局ヒヤリ・ハット事例[*1]収集・分析事業 平成27年年報"によると，最も多い事例は"数量間違い"であり，ついで"薬剤の取違え"，"規格・剤形間違い"となっており，調製（計数，計量）段階での発生が多い．また発生要因は"確認を怠った"が最も多く，ついで"勤務状況が繁忙だった"，"医薬品"（名称や外観の類似）であった（図11・18）．

[*1] ヒヤリ・ハット事例：誤った医療を提供し，患者への健康被害はなかったが，"ヒヤリ"としたり，"ハッ"とした事例．医療が実施された場合だけでなく，実施前に発見された場合も含まれる．インシデント事例ともいう．

11・5・7 調剤ミスの事例

調剤ミスの事例を以下に示す[*2]．

a. 規格・剤形の間違い　成分は同じだが，規格や剤形の取りそろえ間違い．普段よく調剤する薬剤と取り違えやすい．

[*2] 参考：日本医療機能評価機構，"薬局ヒヤリ・ハット事例収集・分析事業"．

【例1】規格間違い
- パリエット®錠5 mgとパリエット®錠10 mg
- 水溶性プレドニン®10 mgと水溶性プレドニン®20 mg

剤形間違い
- ビオフェルミン®錠剤とビオフェルミン®配合散
- デルモベート®軟膏0.05％とデルモベート®クリーム0.05％
- リンデロン®注2 mgとリンデロン®懸濁注

b. 名称・外観類似薬の間違い　成分は異なるが，名称や外観が類似している薬剤の取りそろえ間違い．外観が似ている（図11・19）と調剤棚に返却する際も間違いやすい．

(a) 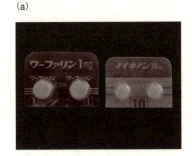　(b) 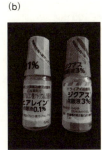　(c)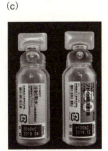

図11・19　外観が類似している薬剤

【例2】名称類似
- アレロック®錠5 mgとアテレック®錠5 mg
- テオドール®錠100 mgとテグレトール®錠100 mg
- ペルジピン®注射液10 mgとペルサンチン®静注10 mg

外観類似
- ワーファリン®錠1 mgとノイキノン®錠10 mg
- ヒアレイン®点眼液とジクアス®点眼液
- 注射用水20 mLと50％ブドウ糖注射液20 mL

c. 同種・同効薬の間違い　同種・同効薬での取り間違い. 名称や外観が似ている場合もある.

【例3】・モーラス®テープ20 mgとロキソニン®テープ50 mg
　　　　・ノボリン®N注フレックスペンとヒューマリン®N注ミリオペン®
　　　　・献血ベニロン®-I静注用2500 mgと献血ヴェノグロブリン®IH 5％静注
　　　　　2.5 g

d. 後発医薬品切替え時の間違い　後発医薬品に切替える際に, 違う薬剤を選んでしまった間違い（表11・6）.

【例4】

表11・6　後発医薬品に切替える際の間違い（例）

処方箋の記載	本来調剤すべき薬剤	取り間違えた薬剤
アダラート®CR錠20 mg	ニフェジピン徐放錠20 mg（24時間持続）	ニフェジピン徐放錠20 mg（12時間持続）
アザルフィジン®EN錠500 mg	サラゾスルファピリジン腸溶錠500 mg	サラゾスルファピリジン錠500 mg
カルデナリン®錠4 mg	ドキサゾシン錠4 mg	カンデサルタン錠4 mg

e. 計数間違い　取りそろえ数の間違い. 薬剤によっては用法・用量や投与日数に合わせた包装がある. 開封済みの箱を未開封と勘違いして取りそろえる場合もある.

【例5】・ジプレキサ®ザイディス®錠5 mg
　　　　　10錠を7錠〔PTPシート1枚が7錠（1週間分）〕
　　　　・リパクレオン®カプセル150 mg
　　　　　10カプセルを12カプセル〔PTPシート1枚が12カプセル（1日分）〕
　　　　・グリベック®錠100 mg
　　　　　100錠を120錠（1箱が120錠, 慢性骨髄性白血病の場合, 1箱が30日分）
　　　　・ホクナリン®テープ2 mg
　　　　　7枚を6枚（1束が7枚, 帯を外さずに1枚抜き取ってあった）
　　　　・ノルアドリナリン®注1 mg
　　　　　10 Aを9 A（1箱10 A, 未開封と思ったが1 A抜いて箱を閉じていた）

f. 薬剤の入力間違い　処方やレセプト入力時の間違い. 薬剤の入力は先頭の文字を入力し, 検索された一覧から目的の薬剤を選択するため, 先頭の文字が共通する薬剤の入力ミスが多い.

【例6】・ノルバスク®錠10 mgとノルバデックス®錠10 mg
　　　　・マイスリー®錠5 mgとマイスタン®錠5 mg
　　　　・ノイロビタン®配合錠とノイロトロピン®錠4単位
　　　　・タキソール®注射液100 mgとタキソテール®点滴静注用80 mg
　　　　・プリンペラン®注射液10 mgとプリンク®注10 μg

g. 用法・用量の間違い　処方入力時の用法・用量の間違い. 正しい知識はあっても, 誤操作で入力してしまうことが多い.

【例7】・フェノバルビタール散 10 ％
　　　　　　　1 回 1 g を 1 mg と入力（単位間違い）
　　　　　・ロキソプロフェン錠 60 mg
　　　　　　　1 回 1 錠 1 日 3 回を 1 回 3 錠 1 日 3 回と入力（1 回量と 1 日量の間違い）
　　　　　・ボグリボース OD 錠 0.2 mg
　　　　　　　食直前を食直後と入力（用法の間違い）

h. 投与日数の間違い　　処方入力時の投与日数の間違い．投与日数は一括
入力できるため，他の薬剤と同じ日数で処方してしまうことが多い．

【例8】・リウマトレックス® カプセル 2 mg
　　　　　　　週 1 回服用を連日服用で処方
　　　　　・ティーエスワン® 配合 OD 錠 T20
　　　　　　　休薬期間なしで処方（重篤な副作用を避けるために，一定の休薬期間
　　　　　　　が必要）

i. 調剤指示の間違い　　一包化や粉砕ができない薬剤に指示が入っている
間違い．医師はこれらの知識に乏しい．

【例9】・テオドール® 錠（徐放錠）やオメプラール® 錠（腸溶錠）に粉砕指示
　　　　　・吸湿性のあるプラザキサ® カプセルに一包化指示

j. 投与速度・時間の間違い　　投与速度や時間は，適切な効果の発現や副作
用予防目的で設定されている．

【例10】・バンコマイシン注 1 g を 30 分間で投与
　　　　　　　短時間で投与するとヒスタミンが遊離されてレッドマン症候群（レッ
　　　　　　　ドネック症候群ともいう）が発現する可能性がある．
　　　　　・ゲムシタビン注を 60 分間で投与
　　　　　　　30 分間かけて投与することが必要である．60 分間以上かけて行うと，
　　　　　　　骨髄抑制や肝障害が増加したとの報告がある．

k. 配合変化の見逃し　　添付文書に十分な情報が記載されていない場合が
多く，インタビューフォームや書籍などでの確認が必要になる．

【例11】・オメプラゾール注を乳酸リンゲル液に溶解
　　　　　　　生理食塩液もしくは 5 ％グルコース溶液での溶解が必要である．
　　　　　・シスプラチン注を 5 ％グルコース溶液で希釈
　　　　　　　塩化物イオン(Cl^-)濃度が低い輸液で希釈すると活性が低下する．

l. 希釈濃度の間違い　　一部の薬剤は安定性や副作用のため希釈濃度が規
定されている．

【例12】・アレビアチン® 注を生理食塩液 100 mL で希釈
　　　　　　　強アルカリ性の製剤であり，希釈し過ぎると pH が低下して析出する．
　　　　　・塩化カリウム補正液（1 mEq/mL）を希釈せずに末梢静脈から投与
　　　　　　　40 mEq/L 以上の濃度で投与すると血管痛や静脈炎をひき起こす．

m. 投与経路の間違い　　一部の薬剤は投与経路が指定されている．

【例13】・エルネオパ®NF1号輸液を末梢静脈から投与
　高カロリー輸液は浸透圧が高いため，中心静脈からの投与が必要である．
・フェノバール®注を静注
　水に難溶性のフェノバルビタールに有機溶媒を添加して溶解させた製剤のため，静注すると有機溶媒が希釈されて析出し，微細血管の塞栓を起こす可能性がある．
・アムビゾーム®注を輸液フィルターを介して投与
　リポソーム製剤のため目詰まりする．

n. 同成分・同効薬の重複　同成分や同効薬を重複して処方した間違い．他院の処方と重複する場合も多い．配合剤は気付きにくいので要注意である．

【例14】・タケルダ®配合錠（アスピリンとランソプラゾールの合剤）とバイアスピリン®錠の併用（同成分）
・ライゾデグ®配合注フレックスタッチ®（超速効型と持効型インスリンの配合剤）とランタス®XR注ソロスター®（持効型インスリン）の併用（同効薬）

o. 禁忌の見逃し　禁忌には薬剤の併用，疾患，妊婦，小児などさまざまなものがある．

【例15】・トリアゾラム錠とイトラコナゾールカプセル（併用禁忌）
・急性狭隅角緑内障や重症筋無力症の患者にエチゾラム錠（疾患に対する禁忌）
・腎不全（クレアチニンクリアランス15 mL/min未満）患者に対するリクシアナ®錠（検査値が明記されている禁忌）
・バファリン®配合錠でアナフィラキシーを起こした患者に対するPL®配合顆粒（薬剤アレルギーに対する禁忌）
・牛乳アレルギー患者にタンニン酸アルブミン（食物アレルギーに対する禁忌）
・妊婦に対するアンギオテンシンⅡ受容体アンタゴニスト
・小児に対するレボフロキサシン錠

p. 併用薬の処方忘れ　一部の薬剤は副作用予防目的で，併用薬が必要となる．併用禁忌とは異なり，システムでのチェックは難しい．

【例16】・ザイティガ®錠投与患者にプレドニゾロン錠の処方忘れ
　アンドロゲン合成酵素阻害薬であるザイティガ®錠の投与時はステロイド薬の併用が必要．
・シスプラチン注投与患者に補液の処方忘れ
　シスプラチンによる腎毒性を軽減するために投与前後に補液が必要である．
・高カロリー輸液投与患者にビタミン製剤の処方忘れ
　高カロリー輸液投与時はアシドーシス予防のためビタミンB_1の併用が必要．

q. 異物混入・期限切れ　品質に関するミスである．

【例17】・散薬や一包化の薬包に異物が混入していた.
・調剤した薬の期限が切れているとの連絡があった.
・無菌調製した輸液にコアリング*によると思われる異物が混入していた.

＊本書§8・5参照.

r. 患者誤認　患者誤認は薬剤師に限らず，すべての医療者が起こす可能性がある．

【例18】・患者Aと思って薬剤を交付したら患者Bだった．患者Aと患者Bは同姓だった．

11・5・8　調剤ミス防止対策

調剤は人が行う以上，ミスは避けられないものである．しかし，その原因を分析し，対策を講じることで，発生を減らさなければならない．施設の規模や設備によって実行できる対策が異なるため，各施設に合った対策を実行する．

a. 配置・表示の工夫　他規格や類似名称の薬剤が並んでいると，取り間違いのリスクが増える．五十音順に配置するのではなく，薬効順に配置し，他規格や類似名称の薬剤は棚位置を離すことで取り間違いを防ぐ効果がある．他規格があることや禁忌，小児用量を薬品棚に表示することで注意喚起を行うことも有効である．

b. 採用薬の変更　間違いを起こしやすい薬剤はできるだけ薬局内に置かないようにする．たとえばノルバスク®錠とノルバデックス®錠は名称が類似しており，取り間違えるリスクが高いが，後発医薬品であるアムロジピン錠とタモキシフェン錠であれば間違えるリスクは低い．一方で，前述のような名称類似薬剤の一方を後発医薬品に置き換えた場合，変更されていたことを知らず，薬剤名称を正確に記憶していなかったため，類似名の別の薬剤を選んでしまうといったことが起こることがある．この場合は，薬剤変更後のしばらくの間は電子カルテに登録する医薬品名に変更前の医薬品名を付け加えることで，後発医薬品に変更になったことをわかりやすくするといった工夫が必要である．たとえばノルバスク錠からアムロジピン錠に変更になった場合，電子カルテには"アムロジピン（ノルバスク）錠"と表示させることで，アムロジピン錠がノルバスク錠と同一成分の薬剤であることが容易に理解できる．ただし，セフェム系抗菌薬のように後発医薬品にすることで類似名称薬が増え，取り間違いを誘発する場合もある．

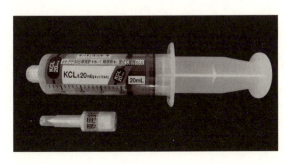

図11・20　高濃度カリウム製剤（シリンジ製剤）

事故を減らすことを目的とした製剤の導入も有効である．高濃度カリウム製剤には物理的に急速静注ができないようデザインされたシリンジ製剤がある．このシリンジ製剤は通常のシリンジと先端部のサイズが異なるため，点滴ルートに直接つなぐことができない．また専用針（非常に太い）しか装着できないため，そのまま静注することができず，アンプル製剤よりも誤投与のリスクが低い（図11・20）．そのほかにも，高カロリー輸液へのビタミン剤処方忘れ対策としてビタミン剤がセットになった輸液もある．誤った使用ができないようにする安全対策を**フールプルーフ**といい，ベッドサイドの酸素と吸引の配管，静注用と経管栄養用のシリンジの先端部など医療現場にも多く取入れられている．

フールプルーフ
fool proof

c. 電子カルテ・レセプトシステムによるチェック　人によるチェックは知識や経験，疲労，焦りなどに左右されるが，コンピューターによるチェックは正確であり，間違うことはない．薬物相互作用による禁忌，妊婦や小児に対する禁忌，最大投与量の超過，同一成分の重複，粉砕や一包化可否など単純なチェックを行うには有用である．システムによっては後発医薬品の提案や休薬期間のチェックも可能である．一方で，重篤な肝障害や腎障害のある患者への禁忌といった基準があいまいなものや，配合変化のように組合わせが無数にあるものに関してはシステムでのチェックが難しい．

d. バーコード認証システムの導入　現在，医薬品の取り違え防止，トレーサビリティの確保および流通の効率化を目的として，医薬品へのバーコード表示が進んでいる．バーコードを利用した調剤支援システムを用いることで薬剤の取り違えを防ぐことができる．

e. 入力ミスの対策　処方やレセプトの入力は，薬剤名の頭の文字を入力し，検索された薬剤から目的の薬剤を選択することが一般的である．そのため選択を誤ると，重大な事故をひき起こす可能性がある．渡部らの報告によると，2文字入力の場合，商標特定率は36％であるのに対し，3文字では85％，4文字では96％と文字数が増えるに従って高くなる．そのため，誤入力防止対策として，3文字以上で入力し，薬剤を選択する方法が推奨されている．しかし，規格まで含めた特定率は，3文字入力でも70％弱である．3文字以上が一致する薬剤は，薬剤名称を解りやすく変更するといった対策が有効である（図11・21）．抗

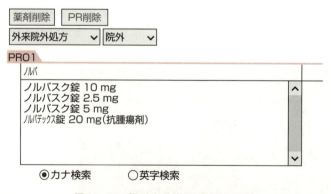

図11・21　類似名称薬の表示の工夫

がん剤治療のように制吐剤や補液など複数の薬剤を使用する場合は，セット処方を用いることでオーダー間違いや忘れを防ぐことができる（図11・22）．

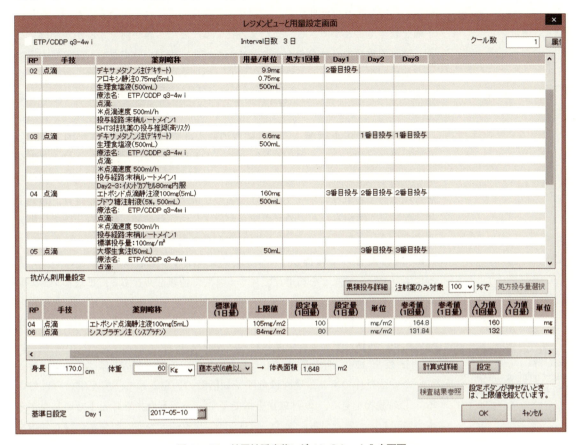

図11・22　抗悪性腫瘍薬レジメンのセット入力画面

f．処方薬からの疾患の推測　処方されている薬剤から，疾患を推測することも可能である．たとえば，沈降炭酸カルシウムが処方されている患者は慢性腎不全であることが推測されるため，腎排泄型の薬剤は減量もしくは変更しなければならない．またオランザピンやクエチアピンは，糖尿病もしくはその既往歴のある患者には禁忌であるため，血糖降下薬と一緒に処方されることはない．このように処方薬から疾患を推測することで，過量投与や禁忌薬の投与を防ぐことができる．

g．院外処方箋への検査値の記載　近年，院外処方箋に検査値を記載する施設が増加しており，腎機能や肝機能に基づく処方監査や，血球減少や電解質異常といった副作用モニタリングが可能になってきている．

h．患者からの情報収集　患者から直接情報を収集することは非常に重要である．アレルギー歴や副作用歴の情報は非常に重要である．また，お薬手帳から他病院・薬局で出された薬剤を確認することで，相互作用や重複処方を確認することができる．また処方変更や追加になった際に，その理由を確認することで，医師の処方間違いを発見できる場合もある．健康状態を聞取ることで副作用

の早期発見にもつながる.

i. 手順書の作成と整備 業務を口頭のみで教えていると,間違った内容で伝わってしまう可能性がある.手順書を作成し,それを用いることで,正しい手順を教えることができる.また文書化することで,誰が何をするかが明確になり,業務の重複やもれをなくすことにつながる.調剤だけでなく,分包機の掃除や薬剤の期限チェックも手順書を作成し,定期的に実行することで,異物混入や期限切れ防止につながる.手順書は定期的に見直し,改訂することも重要である.

j. 患者誤認防止対策 患者確認の基本は"名乗らせ確認"である.特に高齢の患者は"○○さんですか?"と尋ねると無意識的に"はい"と答える場合がある.患者を確認する際は"お名前をお願いします"といった方法を用いて,患者に名前を名乗ってもらう.同姓同名のリスクがあるので,生年月日,お薬手帳,保険証,診察券などでの2点照合が望ましい.ただし,名乗らせ確認は患者や疾患によってはプライバシーへの配慮が必要なため注意する.

k. 情報共有・情報提供 個別の対応が必要な患者は,対応もれがないようにメッセージ欄などを利用してスタッフ間で情報を共有する.またインシデント事例,緊急安全性情報(イエローレター)や安全性速報(ブルーレター)といった重大な事例や添付文書改訂の情報は,医療従事者に広く周知することで注意を促し,同様の事例を起こさないよう努める.

指差呼称
finger pointing and call

l. 指差呼称 指差呼称はもともと,鉄道の運転士が信号確認のために行っていた安全動作であり,現在は危険予知活動の一環として,広く用いられている.① 対象物を見る,② 対象物を指で差す,③ 差した指を耳元まで戻しながら本当に正しいか確認する,④ "○○ヨシ!"と発声しながら対象物に対して指を振り下ろすという四つの動作から成る.鉄道総合技術研究所が行った操作ボタンの押し間違いに関する実験によると,間違いの発生率は指差呼称を行わなかった場合は2.38%であったのに対し,指差呼称を行った場合は0.38%となり,発生率は約1/6に低下した.また川田綾子らは指差呼称が医療現場においても有効であることを報告している.

すべての調剤業務に対して指差呼称を行うのは現実的ではないが,抗悪性腫瘍薬,筋弛緩薬といったハイリスク薬の調剤や,当直時の一人調剤の確認行動として有用である.

コラム 32 リンゲルマン・ラタネの社会的怠慢理論 解説

リンゲルマンは綱引きの実験を行い,綱を複数人で引いた場合,1人で引いたときと比べて力を出していないことを,またラタネは拍手の実験を行い,複数人で拍手した場合,1人で行った場合に比べて力が弱いことを明らかにした(リンゲルマン・ラタネの社会的怠慢理論).また,田中らは住所リストの間違いを発見する実験を行い,ダブルチェックよりも多重チェックの方がエラーの検出率が低いことを明らかにした.これらの実験結果は多重チェックをやり過ぎると,他人に頼って手を抜くため,エラーの検出率が低下することを示している.

11・5・9　多重チェックの有用性について

　事故の再発防止策として，ダブルチェック（二重の確認）がある．調剤業務でも示されているように，監査によるダブルチェックは事故防止に有効である．しかし，過度のダブルチェックは，作業手順を増やし，業務を圧迫するため，必ずしも推奨されるわけではない*.

* コラム 32 参照.

　たとえば，電話対応しながら監査していたことが原因で調剤ミスを見逃した場合，そのミスをみつけるために監査者を1人から2人に増やすのではなく，"中断業務が入らないよう，電話は監査者以外の人が対応する"，"中断業務が入った場合は最初からやり直す"といった対策を考えることが必要である．

244 第Ⅱ部 処方箋に基づく調剤

11・6 処方システムについて概説できる.

学生へのアドバイス
　処方箋を作成するシステム（手書きを含む）の違いおよびその長所・短所を知り，システムを利用して処方箋を作成する際に発生しうるエラーを理解し，処方監査時の薬学的観点以外で留意すべき事項を把握する.

この学習に必要な予備知識
処方せんに基づく調剤　（⇨F(2)：**7** Ⅰ, 6〜10章）
この学習が目指す成果
　処方箋を作成する方法の概説およびそれぞれの長所・短所を把握する. 電子処方箋に関する基本的な知識を獲得する.

対応 SBO
F(2)②2
詳細は p.xvii 参照.
処方箋　prescription
電子処方箋
電子処方箋引換証

11・6・1 処方箋と電子処方箋

　処方箋は従来 e-文書法の例外として紙媒体であることが求められてきたが，2016 年 3 月の法改正で，**電子処方箋**は違法ではなくなった. しかしながら，処方箋の交付義務を定めた医師法 第 22 条は従来どおりであるため，電子処方箋を発行する場合であっても，患者に対しては**電子処方箋引換証**を交付することが求められている. 処方箋を受け付けた薬局が電子処方箋に対応可能な場合には，患者が持参した電子処方箋引換証に記載された ID 番号などから電子処方箋の内容をダウンロードすることが可能となる. 電子処方箋未対応の薬局の場合には，患者が持参した電子処方箋引換証のタイトルの "電子" と "引換証" の文字を削除することで，紙媒体の処方箋として使用することが可能である（図 11・23）.

　電子処方箋の発行，利用に際しては，医師，歯科医師，薬剤師の身分が国家資格に基づくものであることを電子的に証明するための電子証明書（HPKI 電子証明書）が必要である.

11・6・2 処方箋の作成

処方システム

院内処方箋

　医師が処方箋を作成するための手段としては，手書きによる方法とワードプロセッサーやコンピューターなどの電子機器を利用する方法（**処方システム**）がある. 手書きによる処方箋の作成は医療機関における電子化の普及とともに減少しつつあるが，**院内処方箋**においては，いまだ手書きによる処方箋作成が存在している.

　また，2010 年 4 月の医政局長通知（医政発 0430 第 1 号）"医療スタッフの協働・連携によるチーム医療の推進について"において"① 薬剤の種類，投与量，投与方法，投与期間等の変更や検査のオーダーについて，医師・薬剤師等により

HPKI：Healthcare Public
Key Infrastructure（保健医
療福祉分野公開鍵基盤）

コラム 33 HPKI 電子証明書　**解 説**
　Healthcare Public Key Infrastructure（保健医療福祉分野公開鍵基盤）の略である 26 種類の保健医療福祉分野の国家資格と，院長・管理薬剤師など 5 種類の管理者資格を認証することができる厚生労働省が認めたわが国で唯一の電子証明書である.

電 子 処 方 せ ん 引 換 証

※ これは処方せんではありません。 なお、電子処方せん非対応薬局において、本引換証を処方せんに転換する場合は、電子処方せんの無効化の方法に基づき無効化を実施するとともに、上記の「電子」「引換証」を、二重線で末梢し、薬剤師の印を押してください。

| 公費負担者番号 | | | | | | | | 保険者番号 | | | | | | | | |

| 公費負担医療の受給者番号 | | | | | | | | 被保険者証・被保険者手帳の記号・番号 | ・ |

患者	氏名		保険医療機関の所在地及び名称 電話番号
	生年月日	明大昭平 年 月 日 男・女	保険医氏名 印
	区分	被保険者 被扶養者	都道府県番号 点数表番号 医療機関コード

| 交付年月日 | 平成 年 月 日 | 処方せんの使用期間 | 平成 年 月 日 | 特に記載のある場合を除き、交付の日を含めて4日以内に保険薬局に提出すること。 |

| 処方 | 変更不可 | [個々の処方薬について、後発医薬品（ジェネリック医薬品）への変更に差し支えがあると判断した場合には、「変更不可」欄に「✔」又は「×」を記載し、「保険医署名」欄に署名又は記名・押印すること。] |

| 保険医署名 | [「変更不可」欄に「✔」又は「×」を記載した場合は、署名又は記名・押印すること。] | 処方せんID（16桁） 〇〇〇〇 〇〇〇〇 〇〇〇〇 〇〇〇〇 |

| 備考 | 電子処方せんの無効化方法：以下の連絡先に電話をかけると、処方せんIDを入力するよう音声案内が流れますので、上記の処方せんIDを入力します。その後、無効化の実施について確認がありますので、実施を選んでください。 連絡先電話番号：××××－××××－×××× |

| 調剤済年月日 | 平成 年 月 日 | 公費負担者番号 |
| 保険薬局の所在地及び名称 保険薬剤師氏名 | 印 | 公費負担医療の受給者番号 |

備考 1.「処方」欄には、薬名、分量、用法及び用量を記載すること。
　　 2. この用紙は、日本工業規格 A 列5番を標準とすること。
　　 3. 医療の給付及び公費負担医療に関する費用の請求に関する省令（昭和51年厚生省令第36号）第1条の公費負担医療については、「保険医療機関」とあるのは「公費負担医療の担当医療機関」と、「保険医氏名」とあるのは「公費負担医療の担当医氏名」と読み替えるものとすること。

転換前

電 子 処 方 せ ん 引 換 証

※ これは処方せんではありません。 なお、電子処方せん非対応薬局において、本引換証を処方せんに転換する場合は、電子処方せんの無効化の方法に基づき無効化を実施するとともに、上記の「電子」「引換証」を、二重線で末梢し、薬剤師の印を押してください。

| 公費負担者番号 | | | | | | | | 保険者番号 | | | | | | | | |

転換後

電 子 処 方 せ ん 引 換 証

※ これは処方せんではありません。 なお、電子処方せん非対応薬局において、本引換証を処方せんに転換する場合は、電子処方せんの無効化の方法に基づき無効化を実施するとともに、上記の「電子」「引換証」を、二重線で末梢し、薬剤師の印を押してください。

| 公費負担者番号 | | | | | | | | 保険者番号 | | | | | | | | |

図 11・23　電子処方箋引換証の様式（イメージ）　赤字や赤線部分は処方箋様式第二号（保険医療機関及び保険医療養担当規則）との相違点. 厚生労働省, "電子処方せんの運用ガイドライン"（2016年3月31日）より.

246 第Ⅱ部 処方箋に基づく調剤

事前に作成・合意されたプロトコールに基づき，専門的知見の活用を通じて，医師等と協働して実施すること．② 薬剤選択，投与量，投与方法，投与期間等について，医師に対し，積極的に処方を提案すること．（後略）"との記載があったことから，ごく限られた施設ではあるが，医療機関において事前に作成・合意されたプロトコールに基づき電子カルテを利用して薬剤師が処方提案（入力）を行い，それを医師が承認あるいは修正して処方箋を作成するシステムが開発された．今後このようなかたちによる処方箋作成も徐々に浸透すると思われる．

以下に処方箋の作成形態の概説と長所・短所を示す．

a. 手書きによる処方箋作成

概説：処方箋を手書きで作成．

長所：停電やシステムダウン時でも作成が可能．

短所：手書きであるため判読する際に誤りを生じる場合がある．

b. ワードプロセッサーソフトによる処方箋作成

概説：ワードプロセッサーソフトを利用して処方箋を作成．

長所：大がかりなシステムが不要．手書きに比べ容易に判読可能．

短所：処方内容にチェックがかからない．処方情報を自由に利活用することには難が伴う．

c. レセプトコンピューターによる処方箋作成

概説：レセプト作成用のコンピューターを利用して処方箋を作成．診療所や小規模の医療機関において利用されている．事務員や医事課において作成されるため，印刷された処方内容については，医師の確認が必要となる．

長所：レセプト用のコンピューターであることからその内容をそのまま保険請求に利用できる．前回処方の内容を診察前に印刷する場合が多く，医師が追加・修正した内容が把握しやすい．

短所：処方内容にチェックがかからない．

オーダリングシステム
oder entry system

d. オーダリングシステムによる処方箋作成

概説：医師が処方内容を入力して処方箋を作成するシステムである．入力を医療クラーク*など医師の資格がない者が行った場合には，医師による入力内容の確認が必要である．

＊ §5・1・2参照．

長所：分量や重複処方や薬物間相互作用あるいは保険上の制限に関する事項など，各種の処方チェックをかけることが可能である．

短所：誤選択や分量の誤入力によるエラーが発生する可能性がある．

電子カルテシステム

e. 電子カルテシステムによる処方箋作成

概説：オーダリングシステムによる場合と機能面でみるとほぼ同様であるが，資格認証などがオーダリングシステムに比して厳格である．また，記録されたデータを後から削除を行っても，元データは削除されたという情報とともに残されている．

長所：基本的にはオーダリングシステムと同様であるが，資格認証などが厳格であることから，オーダリングシステムに比して高いセキュリティーを確保

できる.

短所: オーダリングシステムと基本的には同じである.

11・6・3 処方システムにおける標準化について

電子機器を使用して処方箋を作成する場合に，入力方法や薬剤選択方法などの手順が標準化されていることが求められる. しかし，わが国においては処方箋の標準的な記載方法が定められていなかったため，実際は医療機関によって記載方法が不統一であった. 処方箋記載に関するヒューマンエラーが少なからず発生していることから，厚生労働省は2009年に"内服薬処方せんの記載方法の在り方に関する検討会"を設置し，翌年報告書が出され，"内服薬処方せん記載方法の在るべき姿"が定められた（表11・7）. 同報告書ではこれを実現するために"内服薬処方せんの記載方法の標準化に至る短期的方策"と"内服薬処方せんの記載方法の標準化に至る長期的方策"を示している. しかし，わが国においては，処方箋を電子機器を利用して作成することが広く普及してしまっていたことから，標準的な記載を搭載したシステム開発およびその移行にはかなりの時間を要する結果となっている.

表11・7　内服薬処方箋記載方法のあるべき姿[a]

①"薬名"については，薬価基準に記載されている製剤名を記載することを基本とする.
②"分量"については，最小基本単位である1回量を記載することを基本とする.
③ 散剤および液剤の"分量"については，製剤量（原薬量ではなく，製剤としての重量）を基本とする.
④"用法・用量"における服用回数・服用のタイミングについては，標準化を行い，情報伝達エラーを惹起する可能性のある表現方法を排除し，日本語で明確に記載することを基本とする.
⑤"用法・用量"における服用日数については，実際の投与日数を記載する.

a) 出典: 厚生労働省，"内服薬処方せんの記載方法の在り方に関する検討会 報告書"，p.5 (2010) より作成.

標準用法については，日本薬剤師会と日本病院薬剤師会が標準用法用語を定め，医療情報学会がそれをマスタ化することとなり，2016年には標準用法用語集の第2版が作成され，その後医療情報学会でマスタ化が行われたことから，当該用法マスタは，近々厚生労働省が定める標準マスタとなる予定である.

しかし，同報告書においても言及されているように，処方箋作成手順の標準化については一向に進展がなく，オーダリングシステムや電子カルテシステムを開発した企業によって，入力方法や入力手順は異なっており，医師が異動した場合に不都合な面が生じているのが現状である.

また，処方箋の内容のチェックをどの時点で行うかについても各医療機関において異なっている. 薬剤部門システムが存在している医療機関では，より深い内容のチェックを部門システムで行っているが，薬剤部門システムがない医療機関においては，処方箋発行時に行われるチェックは保険上の観点に主眼が置かれており，処方内容に関する複雑なチェックは行われていないのが現状である.

248　第Ⅱ部　処方箋に基づく調剤

11・7　施設内の安全管理指針を遵守する.

学生へのアドバイス

　医療機関や薬局における医療安全の体制の基礎となる指針，業務手順書の内容を理解し，実務においてどのように実行されているかその遵守状況を把握する.

この学習に必要な予備知識

薬剤師と医薬品等に係る法規範

（⇨ B(2)：**1**Ⅱ, 第Ⅱ部）

この学習が目指す成果

　医療機関や薬局の医療安全体制の基礎知識を理解する. 医療機関における医療安全管理指針，医薬品の安全使用のための業務手順書，薬局における医療の安全を確保するための指針，医薬品の安全使用のための業務手順書の基本項目を理解することにより，組織として医療安全確保のためになすべきことを体得する.

対応 SBO

F(2)⑥ 11
詳細は p.xvii 参照.

11・7・1　医療機関に求められる安全管理のための指針

　2007 年の第 5 次医療法改正の施行で，すべての医療機関は "医療に係る安全管理のための指針"，"院内感染対策指針"，"医薬品の安全使用のための業務に関する手順書"，"医療機器の保守点検に関する計画の策定及び保守点検" を備えることが求められるようになった.

医療に係る安全管理のための指針：以下，医療安全管理指針と略す.

　a. 医療に係る安全管理のための指針（医療安全管理指針）　医療安全管理指針は医療に係る安全管理のための委員会（安全管理委員会）において策定および変更をすることとし，医療機関に勤務する全員に対して周知徹底を図ることが求められている.

　医療安全管理指針が備えるべき事項を以下に示す.

① 当該病院などにおける安全管理に関する基本的考え方
② 安全管理委員会その他の当該病院などの組織に関する基本的事項
③ 医療に係る安全管理のための従業者に対する研修に関する基本方針
④ 当該病院などにおける事故報告などの医療に係る安全の確保を目的とした改善のための方策に関する基本方針
⑤ 医療事故など発生時の対応に関する基本方針
⑥ 医療従事者と患者との間の情報の共有に関する基本方針（患者などに対する当該指針の閲覧に関する基本方針を含む）
⑦ 患者からの相談への対応に関する基本方針
⑧ その他医療安全の推進のために必要な基本方針

医薬品の安全使用のための業務に関する手順書：以下，医薬品業務手順書と略す.

　b. 医薬品の安全使用のための業務に関する手順書（医薬品業務手順書）
2007 年に定められた "医薬品の安全使用のための業務に関する手順書" が備えるべき事項を以下に示す.

① 病院などで用いる医薬品の採用・購入に関する事項
② 医薬品の管理に関する事項〔例: 医薬品の保管場所，医薬品，医療機器等の品質，有効性及び安全性の確保等に関する法律（昭和 35 年法律第 145 号）などの法令で適切な管理が求められている医薬品（麻薬・向精神薬，覚醒剤原料，毒薬・劇薬，特定生物由来製品など）の管理方法〕

③ 患者に対する医薬品の投薬指示から調剤に関する事項〔例：患者情報（薬剤の服用歴，入院時に持参してきた薬剤など）の収集，処方箋の記載方法，調剤方法，処方箋や調剤薬の鑑査方法〕

④ 患者に対する与薬や服薬指導に関する事項

⑤ 医薬品の安全使用に係る情報の取扱い（収集，提供など）に関する事項

⑥ 他施設（病院など，薬局など）との連携に関する事項

　医薬品業務手順書は，作成後も必要に応じて見直しを行うことが求められている．また，医薬品安全管理責任者は業務手順書に基づく業務の実施状況を定期的に把握することが求められている．

　2016 年 6 月第 6 次医療法改正および省令改正で，特定機能病院の医療安全対策強化のための承認要件の見直しが行われた．その中で医療安全管理部門に専従の医師，薬剤師，看護師の配置が原則義務化となった．また，医薬品安全管理の強化策として，医薬品安全管理責任者の責務，医薬品安全管理の強化が行われ，また特定機能病院および臨床研究中核病院に対して，"高難度新規医療技術に関する体制整備・導入プロセスの遵守"，"未承認新規医薬品等を用いた医療（当該病院で使用したことのない医薬品又は高度管理医療機器であって，医薬品，医療機器等の品質，有効性及び安全性の確保等に関する法律における承認又は認証を受けていないものをいう.）に関する体制整備・導入プロセス"の遵守が義務付けられた．両者についてはそれ以外の病院に対しては努力義務が課されている．

　c. 医薬品の安全使用のための責任者（医薬品安全管理責任者）　すべての医療機関に医薬品安全管理責任者を配置することが求められている．医薬品安全管理責任者は医薬品に関する十分な知識をもつ常勤職員であり，医師，歯科医師，薬剤師，助産師（助産所の場合に限る），看護師または歯科衛生士（主として歯科医業を行う診療所に限る）のいずれかの資格をもっていることが求められている．また，病院においては管理者（病院長）の兼務は不可とされている．

医薬品安全管理責任者

　医薬品安全管理責任者が行う業務を以下に示す．

① 医薬品の安全使用のための業務に関する手順書の作成

② 従業者に対する医薬品の安全使用のための研修の実施

③ 医薬品の業務手順書に基づく業務の実施

④ 医薬品の安全使用のために必要となる情報の収集，その他の医薬品の安全確保を目的とした改善のための方策の実施

11・7・2　薬局に求められる医療安全体制

　2007 年の第 5 次医療法改正の施行で，調剤を実施する薬局は**医療提供施設**として位置づけられるとともに，現在の医薬品医療機器等法*により薬局における医療安全管理体制の整備を行うことが薬局開設者に遵守すべき事項として以下のものが義務づけられた．

医療提供施設
healthcare provider,
medical facility

* 当時の薬事法．医薬品医療機器等法は，"医薬品，医療機器等の品質，有効性及び安全性の確保等に関する法律"の略．

① 医療の安全を確保するための指針の策定

② 従業者に対する研修の実施

③ 医薬品の安全使用のための責任者の設置

④ 従業者から薬局開設者への事故報告の体制の整備

⑤ 医薬品の安全使用のための業務に関する手順書の作成，および当該手順書に基づく業務の実施

⑥ 医薬品の安全使用のために必要となる情報の収集その他医薬品に係る医療の安全確保を目的とした改善のための方策の実施

a. 医薬品の業務に係る医療の安全を確保するための指針（安全管理指針）

薬局開設者が策定する安全管理指針に求められる項目を以下に示す．

① 薬局における医薬品の業務に係る医療安全の確保するための基本的考え方に関すること

② 従事者に対する研修の実施に関すること

③ 医薬品の使用に係る安全な管理（以下安全使用とよぶ）のための責任者に関すること

④ 従業者から薬局開設者への事故報告の体制に関すること

⑤ 医薬品の安全使用のための業務に関する手順書の作成およびこれに基づく業務の実施に関すること

⑥ 医薬品の安全使用のために必要となる情報の収集に関すること

⑦ 患者からの相談の対応に関すること

⑧ ①〜⑦ までに掲げるほか，医薬品の業務に係る医療の安全を確保することを目的として改善のための方策の実施に関すること

b. 医薬品の安全使用のための業務に関する手順書　本業務手順書には当初以下の 7 項目に関する手順を定めること，および，医薬品安全管理責任者による手順書どおり業務が実施されていることの定期的な確認の実施が義務づけられている．以下，業務手順書が備えるべき事項を示す．

① 薬局で取扱う医薬品の購入に関する事項

② 医薬品の貯蔵，陳列，搬送などの手順に関する事項

③ 医薬品の管理に関する事項

④ 一連の調剤の業務に関する事項および医薬品の販売および授与の業務に関する事項

⑤ 医薬品情報の取扱いに関する事項

⑥ 事故発生時の対応に関する事項

⑦ 他施設（医療機関，薬局など）との連携に関する事項

> **医薬品の業務に係る医療の安全を確保するための指針**：以下，安全管理指針と略す．

索　　引

あ

ImSAFER　229
ICT → 感染制御チーム
ICU　75
I.V. Push 法　139
Augsberger 式　80
アウトブレイク　65
悪液質　82
アクシデント　227, 233
圧挫症候群（クラッシュシンドローム）
　　　　9, 10
アドヒアランス　34, 68, 169
洗い流し → フラッシュ
RMP → 医薬品リスク管理計画
α-グルコシダーゼ阻害薬　110
アレルギー歴　72, 168
安全管理指針 → 医薬品の業務に係る
　　　医療の安全を確保するための指針
安全管理指針を遵守する　248
安全キャビネット　85, 151
安全対策　226
アンチ・ドーピング　39
アンプル　153

い

医　師　62
医師法　30
一次救急医療　73
一次救命処置　6
一部負担金　50
　──の受領　45
一般製剤　56
一般調剤　55
一般名処方　105
一般用医薬品　70, 172
一包化　126
異物混入　238
医薬品安全管理責任者　58, 249
医薬品安全性監視計画　202
医薬品安全対策情報（DSU）　33

医薬品医療機器総合機構（PMDA）
　　　　33
医薬品・医療機器等安全性情報　33
医薬品，医療機器等の品質，有効性
　　　及び安全性の確保等に関する法律
　　　　→ 医薬品医療機器等法
医薬品医療機器等法（医薬品，医療
　　　機器等の品質，有効性及び安全性
　　　の確保等に関する法律）　41, 192, 193
医薬品管理　32, 58, 191
医薬品業務手順書 → 医薬品の安全使
　　　用のための業務に関する手順書
医薬品情報管理　33, 59
医薬品添付文書　109
医薬品の安全使用のための業務に関
　　　する手順書（医薬品業務手順書）
　　　　248
医薬品の業務に係る医療の安全を確
　　　保するための指針（安全管理指針）
　　　　250
医薬品の分解　139
医薬品名　105
医薬品リスク管理計画（RMP）　33,
　　　　200, 201
医薬分業　38
医薬分業率（処方箋受取り率）　38
医療安全管理指針 → 医療に係る安全
　　　　管理のための指針
医療機器の保守点検に関する計画の
　　　策定及び保守点検　248
医療クラーク　64
医療事故　66, 223
医療スタッフ　35
医療ソーシャルワーカー　64
医療提供施設　37, 249
医療提供体制　51
医療に係る安全管理のための指針
　　　　（医療安全管理指針）　248
医療の担い手　30
医療法　30, 37
医療保険　49
医療ミス　224
医療用医薬品　191
医療連携　90
陰　圧　159
因果関係図　230

インシデント　227
インシデント・アクシデントレポート
　　　　228
インスリン　69, 211
インスリン製剤　178
院内感染　71
院内感染制御チーム（ICT）　35
院内感染対策　221
院内感染対策指針　248
院内処方箋　244
院内製剤　56, 198
インフォームドコンセント　18, 32
インフルエンザ　174, 222
インラインフィルター　85

う

疑わしい点の確認　96
うっかりドーピング　23

え

Aging in Place　5
AED（自動体外式除細動器）　6, 8
栄養サポートチーム（NST）　35, 65, 78
栄養士　62
液　剤　163
SSI → 手術部位感染
SHEL(L)分析　229
SOAP　45
SOAP 方式　185
HIV　71
HCU（高度治療室/準集中治療室，
　　　　ハイケアユニット）　75
HPKI 電子証明書　244
NICU（新生児集中治療室）　75
NRS　84
NST → 栄養サポートチーム
NBM　34
FPS　84
MRSA　221
エリザベス・キューブラー゠ロス　11

塩交換　135

お

応需義務　95
嘔　吐　67, 88
お薬カレンダー　171
お薬整理ボックス　171
お薬手帳　166, 168
おしゃれ　11
悪　心　88
オーソライズドジェネリック　147
オーダリングシステム　107, 246
オピオイド系鎮痛薬　83
オピオイドスイッチング　83
温度管理　192

か

加圧式定量噴霧吸入器（pMDI）　177
外観変化　134
介　護　21
介護支援専門員（ケアマネージャー）
　　　　　35, 51
介護報酬　38
介護保険　49
介護保険制度　51
外傷性ショック　10
外傷対応　9
回　診　72
疥　癬　222
界面活性剤　137
概要付き RMP　205
概要付き RMP 文書　203
外来化学療法　36, 59, 85
外来化学療法加算　89
ガウンテクニック　157
かかりつけ薬剤師　3, 39, 46
かかりつけ薬剤師・薬局　46
かかりつけ薬局　3, 46
覚醒剤　195
覚醒剤原料　193
過酢酸　216
加水分解　136
可塑剤（DEHP）　137
価値観　13
学校薬剤師　38
過敏症状　70
ガベキサートメシル酸塩　111
がん　173
簡易懸濁法　127
肝外シャント形成　76
がん化学療法　66

がん患者　82
環境衛生検査　39
看護記録　170
看護師　62
　──の申し送り　170
観察記録シート　210
冠疾患集中治療室 → CCU
患者応対　31
患者教育　13
患者情報　182
患者の住所　94
患者申出療養　51
がん性疼痛　83
間接圧迫止血法　9
感染経路別予防策　213
感染制御チーム（ICT）　34, 35, 65, 78
感染性廃棄物　220
がん専門薬剤師　89
眼軟膏　176
カンファレンス　72, 170
漢方製剤　199
管理栄養士　62
含量低下　134
緩和ケア　82
緩和ケアチーム（PCT）　64

き

疑義照会　32, 44, 103, 107, 109, 112,
　　　　　121, 141, 233
期限切れ　238
希釈効果　139
希釈濃度　111, 237
基準薬局　43
救急医療　73
救急医療システム　73
救急外来　69
救急外来トリアージレベル　74
救急救命士　63
救急部　60
急性期　69, 73
急性期医療　73
吸　着　137
吸入剤　176, 177
休　薬　77
休薬期間　67, 110
QOL　66
教育・研究部門　61
供給管理　191
胸骨圧迫　7
虚血性心疾患　68, 173
虚血性脳血管障害　69
居宅等　94
居宅療養管理指導　38

禁　忌　172, 238
緊縛止血法　9

く

空気感染　213
クラッシュシンドローム → 圧挫症候群
クリーンベンチ　150, 152
グルタラール　216
クロルヘキシジン　216

け

ケアマネージャー → 介護支援専門員
経口血糖降下薬　69
経口避妊薬　76
警　告　172
計数調剤　125, 161
刑　法　232
計量調剤　162
劇　薬　193
血液透析　76
血　栓　69
血栓溶解薬　69
血栓溶解療法　69
血中濃度　71
血糖値　69
ケミカルハザード　156
下　痢　67
健康サポート薬局　25, 39, 46, 47
健康食品　172
健康保険法　98
検査所見　170

こ

コアリング　155
抗悪性腫瘍薬　85, 133, 156
抗アレルギー薬　70
広域スペクトル　71
抗うつ薬　83
抗凝固薬　69, 76
口腔カンジダ　177
抗痙攣薬　84
高血圧　68, 173
抗血小板薬　69, 76
高血糖　69
高水準消毒薬　215
向精神薬　193
光線管理　193
抗　体　71

抗体製剤　70
公知申請　33
高度急性期　73
高度治療室/準集中治療室 → HCU
購入管理　191
公認スポーツファーマシスト認定制
　　　　　　　　　　　度　23
高濃度カリウム　211
後発医薬品　100, 105, 140, 236
　　――使用推進政策　141
　　――調剤　142
　　――品質情報　33
抗不安薬　84
高齢者　166, 181
国民皆保険　48
個人情報　16
個人情報保護法　16
個人防護具　213
5段階プロセス　12
骨髄抑制　67, 88
混合診療　51
混合調製　148, 150, 152, 164
コンプライアンス　58

さ

災害派遣医療チーム（DMAT）　37
催奇形性　79
細菌培養　71
在庫管理　191
在宅医療　21, 38, 40
在宅患者訪問薬剤管理指導　38
再分散性　140
催眠鎮静薬　211
採　用　191
採用中止　191
再来局者　166, 169
作業療法士　63
坐　剤　176, 177
SARS → 重症急性呼吸器症候群
サプリメント　172
サーベイランス　65
挫滅症候群 → 圧挫症候群
参加型実習　19
酸化還元　136
散　剤　162
　　――の配合変化　139
三次救急医療　73

し

次亜塩素酸ナトリウム　216

CRC → 治験コーディネーター
CHDF → 持続的血液沪過透析
ジェネリック医薬品 → 後発医薬品
歯科医師法　30
視覚的アナログスケール → VAS
自己決定権　18
自己注射　69
自己注射剤　176, 178
自己免疫疾患　70
持参薬　68, 70, 166, 170
CCU（冠疾患集中治療室）　75
支持療法　66
死生観　13
持続的血液沪過透析（CHDF）　76
実習記録　19
湿潤液化　139
湿度管理　193
CTCAE v4.0-JCOG　86
自動体外式除細動器 → AED
自動分包機　129
シトクロム P450（CYP）　81
死の受容プロセス　12
市販直後調査　33, 203
CPR → 心肺蘇生法
社会的苦痛　83
社会福祉制度　52
社会保険　48
社会保障制度　48
社会保障制度改革　52
社会保障制度改革国民会議　53
周産期　78
周術期　76
重症急性呼吸器症候群（SARS）　71
重症病棟　69
収　着　137
集中治療室　75
終末期　82
終末期医療　82
重量誤差　163
手指衛生　71, 217
手術部　60
手術部位感染（SSI）　78
受診勧奨　38
出血性脳血管障害　69
授乳婦　166, 180
ジュネーブ宣言　17, 27
守秘義務　16, 29
紹介状　170
使用管理　191
使用期限　96, 192
使用成績調査　203
消　毒　219
消毒薬　215
消毒用エタノール　216
小　児　79, 166, 180
小児医療　79

情報共有　242
情報提供　45, 72, 101, 242
情報の共有化　72
情報の提供及び指導　97
使用方法　170
常用薬　70
初回質問票　166, 168
初回面談　31
初回来局者　166, 167
褥瘡対策チーム　65
食物アレルギー　168
除細動　8
処方オーダリングシステム　107
処方監査　44, 66, 103
処方設計　70, 72
処方箋　93, 166, 244
　　――に具備すべき事項　93
　　――による調剤　96
　　――の受付　43
　　――の確認　43
　　――の使用期間　94
　　――への記入と保存　97
処方箋医薬品　172
処方箋受取り率 → 医薬分業率
処方単位　106
処方提案　72, 86
シリンジ　152
CYP → シトクロム P450
侵害受容性疼痛　83
新規医薬品（新薬）　206, 207
神経疾患　70
神経障害性疼痛　83
人工呼吸　6
心疾患　68, 173
心室細動　7
信　条　13
腎障害　68
臨床工学技士　63
心静止　7
新生児　81
新生児集中治療室 → HCU
人生と選択　14
身体的苦痛　83
心停止　7
腎排泄型薬物　69
心肺蘇生法（CPR）　7
新薬 → 新規医薬品
診療放射線技師　63
診療報酬　35, 50
診療録　112, 166, 170

す

水剤の配合変化　140

254 索引

スイスチーズモデル 224
睡眠障害 70
スピリチュアルな苦痛 83
スペーサー 178
スポーツファーマシスト 23, 39

せ

生活指導（養生法） 38
生活習慣 174
生活保護制度 51
精神疾患 70
精神的苦痛 83
製造販売後調査 203
製造販売後臨床試験 203
正当な理由 95
生物由来製品 196
セカンダリーサーベイ 8
咳エチケット 213
石ケンと流水で行う手洗い 217
接触感染 213
絶対過敏期 79
説明義務 18
セルフメディケーション 24, 38, 46,
47
全か無かの法則 179
全人的苦痛 83
選定療養 51
先発医薬品 141

そ

早期体験学習 2
早期臨床体験学習 2
総合確保方針 53
相互作用 68
相対的乳児薬物投与量 180
速乾性手指消毒剤で行う手指消毒 217
速効型インスリン分泌促進薬 110

た

退院時服薬指導サマリー 36
胎 児 78
胎児移行性 79
胎児毒性 79
耐性菌 71
体性痛 83
代替薬 72
多剤耐性菌 71
多重チェック 243

多職種連携 31, 72
多職種連携教育 3
脱カプセル 127
WHO 三段階除痛ラダー 83
ダブルチェック 243

ち

地域医療への貢献 61
地域の健康や保健・衛生 37
地域包括ケアシステム 4, 5, 39, 40, 41,
53
地域保健 22
治 験 36
治験コーディネーター（CRC） 37, 60
治験コーディネート 60
治験薬管理 60
地方厚生局 99
チーム医療 3, 29, 35, 61
着 色 136
中央社会保険医療協議会 36
注射剤 148, 164
　　——の配合変化 134
注射剤処方箋 148, 149
注射剤調剤 55, 148
注射剤投与経路 149
中水準消毒薬 215
中東呼吸器症候群（MERS） 71
調 剤 32, 44, 92
　　——に応じる義務 95
　　——の場所 94
　　——を行う者 94
調剤過誤 233
調剤業務 92～94, 232
調剤支援システム 107
調剤事故 231, 233
調剤指示 237
調剤併設型ドラッグストア 41
調剤報酬 35, 50
　　——の算定 45
調剤薬監査 45, 161
調剤薬の交付 45
調剤録 45, 98
直接圧迫法 9
治療薬物モニタリング（TDM） 34,
58, 70, 76
鎮痛補助薬 83

て

DEHP → 可塑剤
DSU → 医薬品安全対策情報

DMAT → 災害派遣医療チーム
低血糖 69
低水準消毒薬 215
TDM → 治療薬物モニタリング
DPI → ドライパウダー吸入器
デ・エスカレーション 78
出来事流れ図 230
滴定酸度 135
テクニカルフィー 36
デート・レイプ・ドラッグ 211
電子カルテ 240
電子カルテシステム 246
電子処方箋 244
電子処方箋引換証 244

と

同 意 18
疼 痛 83
糖尿病 68, 78, 173
糖尿病性合併症 69
投与速度 111
投与日数 237
投与ルート 108
登録販売者 42
特定使用成績調査 203
特定生物由来製品 196
匿名化 19
毒 薬 193
トータルペイン 83
ドライパウダー吸入器（DPI） 177
ドラッグストア 41
トリアージ 38, 73, 74
トリアージ業務 24
屯 用 106

な～の

内臓痛 83
なぜなぜ分析 230
難溶性塩 136
二次救急医療 73
二段分割 130
2 チャレンジルール 233
二度撒き 130
日本製薬団体連合会 33
入院治療計画 72
乳 児 78
乳 糖 128
入力ミス 240
妊娠糖尿病 78
認知症 69

索 引　255

妊　婦　78, 166, 178
忍容性　67

熱　傷　10
ネブライザー　177
年金保険　49

脳血管障害　68, 69, 174
脳梗塞　69
脳出血　69
脳卒中　69

は

バイアル　155
ハイケアユニット → HCU
配合剤　68
配合変化　134, 140, 237
　――の予測　138
ハイリスク薬　66, 74, 207
ハインリッヒの法則　227
パーキンソン病　69, 174
バーコード認証システム　240
パターナリズム　18
発行の年月日　94
犯罪防止　211
半　錠　127

ひ

pH　134
pH 変動スケール　138
pMDI → 加圧式定量噴霧吸入器
PMDA → 医薬品医療機器総合機構
POS → 問題志向型システム
POMR → 問題志向型診療記録
非オピオイド系鎮痛薬　83
B 型肝炎ウイルス　70
光　136
Piggyback 法　139
PK/PD 解析　76
PK/PD 理論　71
非交付処方箋　244
PCT → 緩和ケアチーム
非水溶性溶媒　135
ビスホスホネート系骨粗鬆症治療薬
　　　　　　　　　110
PDCA サイクル　230
PBPM → プロトコールに基づく薬物
　　　　　　　治療管理
PVC → ポリ塩化ビニル
飛沫感染　213

ヒヤリ・ハット　227
病院薬剤師　3, 31
評価療養　51
病原微生物　71
病　識　70, 170
標準予防策　213
病棟業務　58
病棟薬剤業務　59, 72
病棟薬剤業務実施加算　36, 72
品質管理　191, 198

ふ

ファーマシューティカルケア　36, 72
VA-RCA　229
VAS（視覚的アナログスケール）　84
フェンタニル製剤　84
von Harnack の表　80
副作用　172, 209
副作用シグナル確認シート　209
副作用モニタリング　68, 86
副作用歴　72
服薬管理　69
服薬コンプライアンス　58
服薬困難　171
服薬指導　33, 45, 88, 165
服用回数　70
服用時期　110
不整脈　68
フタラール　216
プライバシー　17
プライマリケア　24, 38
プライマリーサーベイ　8
プライミング　85
フラッシュ（洗い流し）　139
フールプルーフ　240
プログラム法　53
プロトコールに基づく薬物治療管理
　　　　　　　（PBPM）　34, 111
プロブレムリスト　184
分割調剤　97
粉　砕　127
分子標的薬　71
分子標的薬剤　70
分包重量偏差　163
分　量　105, 106, 108

へ

閉鎖式接続器具　158, 159
併用薬　238
別規格　141

別剤形　101
変更調剤　141
ベンザルコニウム　216
ベンゼトニウム　216

ほ

膀胱粘膜障害　67
放射性医薬品　196
訪問介護員（ホームヘルパー）　35
保険医署名　141
保険医療機関及び保険医療養担当規則
　　　　　　　（療担規則）　51
保健医療福祉分野公開鍵基盤　244
保健師助産師看護師法　30
保険処方箋　105
保険調剤　99, 104
保険調剤業務　43
保険評価　35
保険薬剤師　42, 98, 99
保険薬局　41, 42, 72, 98, 99
保険薬局及び保険薬剤師療養担当規
　　　則（薬担規則）　42, 51, 99
ポビドンヨード　216
ホームヘルパー → 訪問介護員
ポリ塩化ビニル（PVC）　137

ま

マキシピーム　225
MERS → 中東呼吸器症候群
麻酔薬　211
マスキュレート　225
末梢神経障害　67
麻　薬　193
麻薬及び向精神薬取締法　193
麻薬業務所の名称及び所在地　94
麻薬処方箋　107
麻薬性鎮痛薬　211
麻薬施用者　107

み～も

ミ　ス　233
身だしなみ　11

無菌製剤　56
無菌操作　150, 151
無脈性心室頻拍　7
無脈性電気活動　7

メイラード反応　136
滅菌　219
メトトレキサート　110
免疫反応　70
免疫抑制薬　70
メンタルフィー　36

モバイルファーマシー　104
モルヒネ製剤　84
問題志向型システム（POS）　184
問題志向型診療記録（POMR）　184

や

薬学教育　3
薬学的管理　21, 68, 73, 88
薬学的疑義照会　113
薬機法 → 医薬品医療機器等法
薬剤感受性　71
薬剤感受性試験　71
薬剤管理指導　36, 67
薬剤管理指導業務　59, 72
薬剤管理指導記録　112, 170, 182, 188
薬剤師　21
　　——として求められる基本的な資質
　　　　　　　　　　　　　　　　26
　　——によるトリアージ業務　24
薬剤師外来　31, 61, 90
薬剤師業務　2, 30, 40
薬剤師綱領　22
薬剤師法　30, 32, 232
薬剤情報提供文書　44, 174
薬剤師倫理規定　17, 27
薬剤服用歴　45, 112
　　——の確認　44
薬剤服用歴管理記録簿（薬歴簿）
　　　　　　　　112, 166, 182, 186
薬札　124
薬事委員会　192
薬識　170
薬疹　70

薬袋　44, 124
薬袋番号　124
薬担規則 → 保険薬局及び保険薬剤師
　　　　　　　　　　　療養担当規則
薬店　41
薬物血中濃度　70
薬物乱用防止教育　39
薬物乱用防止指導員　39
薬物療法の実践　34
薬理作用　70
薬歴 → 薬剤服用歴
薬歴管理　33
薬歴簿　112, 166, 182, 186
薬局
　　——の種類　41
　　の求められる機能とあるべき姿
　　　　　　　　　　　　　　　　40
薬局開設者　97
薬局製剤　198
薬局製造販売医薬品　198
薬局等構造設備規則　199
薬局薬剤師　3, 31
Young 式　80

ゆ，よ

有害事象　223
有害事象共通用語基準 v4.0 日本語訳
　　　　　　　　　　　　　　　　86
有害反応　70
有効血中濃度域　70
輸液製剤　155
輸液セット　152
輸液容器　137
輸液ルート　137
指差呼称　242

要介護　51
溶解度　134
養生法 → 生活指導

用法　106, 171
用量　106, 171
抑うつ　70
予防接種　219
4M4E　228

ら～わ

来局者応対　31
ラベル → 薬札
ラポール　32

理学療法士　63
力価の低下　134
リスク最小化計画　202
リスクマネジメント　34
リスボン宣言　18, 27
リファンピシン　110
領収書の発行　45
両性界面活性剤　216
療担規則 → 保険医療機関及び保険医
　　　　　　　　　　療養担当規則
リンゲルマン・ラタネの社会的怠慢
　　　　　　　　　　　　　理論　242
臨床検査技師　63
臨床検体　220
臨床工学技士　75
臨床心理士　63
倫理規範　14

類似剤形　141
類似する別剤形の医薬品　101

レジメン　66, 85, 241
レジメン審査　66
レセプトコンピューター　246
レセプトシステム　240
連結管　152

ワクチン　219

第 1 版 第 1 刷 2017 年 10 月 18 日 発行

スタンダード薬学シリーズ II
7 臨 床 薬 学 I
臨床薬学の基礎および処方箋に基づく調剤

公益社団法人 日 本 薬 学 会
編　集　　公益社団法人 日 本 薬 剤 師 会
一般社団法人 日本病院薬剤師会
一般社団法人 日 本 医 療 薬 学 会

発行者　　小 澤 美 奈 子

© 2017 発　行　　株式会社 東 京 化 学 同 人
東京都文京区千石3丁目36-7 (☎112-0011)
電話 03-3946-5311・FAX 03-3946-5317
URL：http://www.tkd-pbl.com/

印刷 日本ハイコム株式会社・製本 株式会社 松岳社

ISBN978-4-8079-1719-8　　Printed in Japan
無断転載および複製物 (コピー, 電子
データなど) の配布,配信を禁じます.

本書関連書籍

スタンダード薬学シリーズⅡ
日本薬学会 編

1. 薬学総論Ⅰ, Ⅱ

Ⅰ. 薬剤師としての基本事項
本体 4800 円

主要目次：Ⅰ.薬学教育の概要と学習の在り方（薬学教育の概要／学習の在り方）Ⅱ.薬剤師の使命（医療人として／薬剤師が果たすべき役割／患者安全と薬害の防止／薬学の歴史と未来）Ⅲ.薬剤師に求められる倫理観（生命倫理／医療倫理／患者の権利／研究倫理）Ⅳ.信頼関係の構築（コミュニケーション／患者・生活者と薬剤師）Ⅴ.多職種連携協働とチーム医療／Ⅵ.自己研鑽と次世代を担う人材の育成（生涯学習／次世代を担う人材の育成）

Ⅱ. 薬学と社会
本体 4500 円

主要目次：Ⅰ.人と社会に関わる薬剤師 ／ Ⅱ.薬剤師と医薬品等に係る法規範（薬剤師の社会的位置づけと責任に係る法規範／医薬品等の品質，有効性および安全性の確保に係る法規範／特別な管理を要する薬物等に係る法規範）Ⅲ.社会保障制度と医療経済（医療，福祉，介護の制度／医薬品と医療の経済性）Ⅳ.地域における薬局と薬剤師（地域における薬局の役割／地域における保健，医療，福祉の連携体制と薬剤師）

6. 医療薬学Ⅰ〜Ⅶ

Ⅰ. 薬の作用と体の変化および
薬理・病態・薬物治療（1）
本体 4100 円

主要目次：【A. 薬の作用と体の変化】Ⅰ. 薬の作用（薬の作用／動物実験／日本薬局方）Ⅱ.身体の病的変化を知る（症候／病態・臨床検査）Ⅲ. 薬物治療の位置づけ／Ⅳ. 医薬品の安全性 【B. 薬理・病態・薬物治療（1）】Ⅴ. 神経系の疾患と薬（自律神経系に作用する薬／体性神経系に作用する薬・筋の疾患の薬，病態，治療／中枢神経系の疾患の薬，病態，治療／化学構造と薬効）

Ⅱ〜Ⅶは次ページ参照

医療薬学 II〜VII

II. 薬理・病態・薬物治療（2）　　本体 3800 円

主要目次：I. 免疫・炎症・アレルギーおよび骨・関節の疾患と薬（抗炎症薬／免疫・炎症・アレルギー疾患の薬，病態，治療／骨・関節・カルシウム代謝疾患の薬，病態，治療／化学構造と薬効）II. 循環器系・血液系・造血器系・泌尿器系・生殖器系の疾患と薬（循環器系疾患の薬，病態，治療／血液・造血器系疾患の薬，病態，治療／泌尿器系，生殖器系疾患の薬，病態，薬物治療／化学構造と薬効）

III. 薬理・病態・薬物治療（3）　　本体 3400 円

主要目次：I. 呼吸器系・消化器系の疾患と薬（呼吸器系の薬，病態，治療／消化器系の薬，病態，治療／化学構造と薬効）II. 代謝系・内分泌系の疾患と薬（代謝系の薬，病態，治療／内分泌系の薬，病態，治療／化学構造と薬効）III. 感覚器・皮膚の疾患と薬（眼疾患の薬，病態，治療／耳鼻咽頭疾患の薬，病態，治療／皮膚疾患の薬，病態，治療／化学構造と薬効）

IV. 薬理・病態・薬物治療（4）　　本体 5500 円

主要目次：I. 病原微生物（感染症）・悪性新生物（がん）と薬（抗菌薬／抗菌薬の耐性／細菌感染症の薬，病態，治療／ウイルス感染症およびプリオン病の薬，病態，治療／真菌感染症の薬，病態，治療／原虫・寄生虫感染症の薬，病態，治療／悪性腫瘍／悪性腫瘍の薬，病態，治療／がん終末期医療と緩和ケア／化学構造と薬効）II. バイオ・細胞医薬品とゲノム情報（組換え体医薬品／遺伝子治療／細胞，組織を利用した移植医療）III. 要指導医薬品・一般用医薬品とセルフメディケーション／IV. 医療の中の漢方薬（漢方薬の基礎，漢方薬の応用／漢方薬の注意点）V. 薬物治療の最適化（総合演習）

V. 薬物治療に役立つ情報　　本体 4200 円

主要目次：I. 医薬品情報（情報／情報源／収集・評価・加工・提供・管理／EBM／生物統計／臨床研究デザインと解析／医薬品の比較・評価）II. 患者情報（情報と情報源／収集・評価・管理）III. 個別化医療（遺伝的素因／年齢的要因／臓器機能低下／その他の要因／個別化医療の計画・立案）

VI. 薬の生体内運命　　本体 3200 円

主要目次：I. 薬物の体内動態（生体膜透過／吸収／分布／代謝／排泄）II. 薬物動態の解析（薬物速度論／治療薬物モニタリング（TDM）と投与設計）

VII. 製剤化のサイエンス　　本体 3500 円

主要目次：I. 製剤の性質（固形材料／半固形・液状材料／分散系材料／薬物および製剤材料の物性）II. 製剤設計（代表的な製剤／製剤化と製剤試験法／生物学的同等性）III. DDS（薬物送達システム）（DDSの必要性／コントロールドリリース（放出制御）／ターゲティング（標的指向化）／吸収改善）

定価は本体価格＋税

日本薬学会編

2006〜2014年入学者用
スタンダード薬学シリーズ
（緑色のカバー）

編集委員：総監修 市川 厚・工藤一郎

赤池昭紀・入江徹美・笹津備規・須田晃治
永沼 章・長野哲雄・原 博

1 ヒューマニズム・薬学入門
　　　　本体 4200 円

2 物理系薬学
- I. 物質の物理的性質　第2版　　本体 4400 円
- II. 化学物質の分析　第3版　　本体 3600 円
- III. 生体分子・化学物質の構造決定　本体 3400 円
- IV. 演 習 編　　本体 4000 円

3 化学系薬学
- I. 化学物質の性質と反応 第2版　本体 4900 円
- II. ターゲット分子の合成と生体分子・医薬品の化学
　　　　本体 3600 円
- III. 自然が生み出す薬物　　本体 4200 円
- IV. 演 習 編　　本体 3200 円

4 生物系薬学
- I. 生命体の成り立ち　　本体 4100 円
- II. 生命をミクロに理解する 第2版　本体 5500 円
- III. 生体防御　　本体 3400 円
- IV. 演 習 編　　本体 4200 円

5 健 康 と 環 境　第2版　　本体 6100 円

6 薬 と 疾 病
- IA. 薬の効くプロセス（1）薬理 第2版　本体 4200 円
- IB. 薬の効くプロセス（2）薬剤 第2版　本体 3200 円
- II. 薬物治療（1）第2版　　本体 5600 円
- III. 薬物治療（2）および薬物治療に役立つ情報 第2版
　　　　本体 5100 円

7 製剤化のサイエンス 第2版　本体 3200 円

8 医薬品の開発と生産　　本体 3400 円

9 薬 学 と 社 会　第3版　　本体 3600 円

10 実務実習事前学習
- 病院・薬局実習に行く前に　本体 5600 円

11 病院・薬局実務実習
- I. 病院・薬局に共通な薬剤師業務　本体 5100 円
- II. 病院・薬局それぞれに固有な薬剤師業務
　　　　本体 4800 円

2015年4月以降入学者用
2013年改訂コアカリ対応
スタンダード薬学シリーズ II
（オレンジ色のカバー）

編集委員：総監修 市川 厚

赤池昭紀・伊藤 喬・入江徹美・太田 茂
奥 直人・鈴木 匡・中村明弘

1 薬 学 総 論
- I. 薬剤師としての基本事項　　本体 4800 円
- II. 薬学と社会　　本体 4500 円

2 物 理 系 薬 学
- I. 物質の物理的性質　　本体 4900 円
- II. 化学物質の分析　　本体 4900 円
- III. 機器分析・構造決定　　本体 4200 円

3 化 学 系 薬 学
- I. 化学物質の性質と反応　　本体 5600 円
- II. 生体分子・医薬品の化学による理解
　　　　本体 4600 円
- III. 自然が生み出す薬物　　本体 4800 円

4 生 物 系 薬 学
- I. 生命現象の基礎　　本体 5200 円
- II. 人体の成り立ちと生体機能の調節
　　　　本体 4000 円
- III. 生体防御と微生物　　本体 4900 円

5 衛 生 薬 学 ─健康と環境─
　　　　本体 6100 円

6 医 療 薬 学
- I. 薬の作用と体の変化および
　　薬理・病態・薬物治療（1）　本体 4100 円
- II. 薬理・病態・薬物治療（2）　本体 3800 円
- III. 薬理・病態・薬物治療（3）　本体 3400 円
- IV. 薬理・病態・薬物治療（4）　本体 5500 円
- V. 薬物治療に役立つ情報　　本体 4200 円
- VI. 薬の生体内運命　　本体 3200 円
- VII. 製剤化のサイエンス　　本体 3500 円

7 臨 床 薬 学　日本薬学会,日本薬剤師会
　　　日本病院薬剤師会,日本医療学会 共編
- I. 臨床薬学の基礎および処方箋に基づく調剤
　　　　本体 4000 円
- II. 薬物療法の実践
- III. チーム医療および
　　　地域の保健・医療・福祉への参画

8 薬 学 研 究　　本体 2900 円

定価は本体価格＋税，本体価格記載の書籍は既刊 (2017年10月現在)